Anatomy for Anaesthetists

Ninth Edition

麻醉解剖学

第 9 版

编　著　〔英〕　哈罗德·埃利斯
　　　　　　　　安德鲁·劳森

主　译　黄长盛　郭曲练

U0339248

天津出版传媒集团

天津科技翻译出版有限公司

著作权合同登记号:图字:02-2014-492

图书在版编目(CIP)数据

麻醉解剖学/(英)哈罗德·埃利斯
(Harold Ellis),(英)安德鲁·劳森(Andrew Lawson)
编著;黄长盛,郭曲练主译.—天津:天津科技翻译
出版有限公司,2018.4
书名原文:Anatomy for Anaesthetists
ISBN 978-7-5433-3795-4

Ⅰ.①麻…　Ⅱ.①哈…　②安…　③黄…　④郭…　Ⅲ.
①麻醉学-人体解剖学　Ⅳ.①R614　②R322

中国版本图书馆 CIP 数据核字(2018)第 003667 号

Title:Anatomy for Anaesthetists by Harold Ellis, Andrew Lawson
ISBN:9781118375983

Copyright © 2014 by John Wiley & Sons, Ltd.

All Rights Reserved. Authorized translation from the English language edition
published by John Wiley & Sons Limited. Responsibility for the accuracy of the
translation rests solely with Tianjin Science & Technology Translation & Publish-
ing Co., Ltd. and is not the responsibility of John Wiley & Sons Limited. No part
of this book may be reproduced in any form without the written permission of the
original copyrights holder, John Wiley & Sons Limited.

中文简体字版权属天津科技翻译出版有限公司。

授权单位:John Wiley & Sons Limited.
出　　　版:天津科技翻译出版有限公司
出 版 人:刘 庆
地　　　址:天津市南开区白堤路 244 号
邮政编码:300192
电　　　话:(022)87894896
传　　　真:(022)87895650
网　　　址:www.tsttpc.com
印　　　刷:天津市银博印刷集团有限公司
发　　　行:全国新华书店
版本记录:890×1240　32 开本　11.5 印张　320 千字
　　　　　2018 年 4 月第 1 版　2018 年 4 月第 1 次印刷
　　　　　定价:98.00 元

(如发现印装问题,可与出版社调换)

主译简介

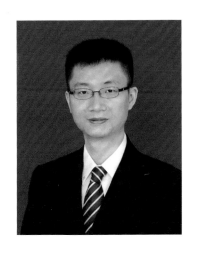

黄长盛，德国医学博士，副教授，硕士生导师。湖南省青年岗位能手，中南大学"升华猎英"人才。目前就职于中南大学湘雅医院麻醉科。现兼任中国抗癌协会肿瘤麻醉与镇痛专业委员会委员，中国研究型医院学会麻醉学专业委员会青年委员，湖南省神经科学学会青年委员等学术职务。主持国家自然科学基金3项，在国内外著名期刊发表学术论文20余篇。带领一个以神经损伤和慢性疼痛机制为研究方向的科研团队，直接或参与培养研究生10余人。

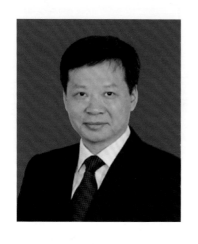

郭曲练,医学博士,教授,一级主任医师,博士生导师。中南大学首届湘雅名医,湖南省医学学科领军人才,"中国杰出麻醉医师奖"获得者。中南大学湘雅医学院麻醉学系主任,湘雅医院麻醉与重症医学教研室主任,湘雅医院麻醉手术部主任,湘雅医院麻醉科主任,湖南省麻醉与围术期医学临床研究中心主任。中华医学会麻醉学分会顾问,中国医师协会麻醉学医师分会副会长,全国高等麻醉学教育研究会副理事长,湖南省医师协会麻醉学医师分会会长,湖南省麻醉质量控制中心主任,湖南省麻醉学专业委员会名誉主任委员,中华医学会麻醉学分会神经外科学组副组长。《中华麻醉学杂志》《国际麻醉与复苏学杂志》副总编辑,国家统编教材《临床麻醉学》第 3 版和第 4 版主编,《临床麻醉学》国家精品课程负责人。主持国家自然科学基金 4 项,获省部级科技成果奖 9 项,发表 SCI 收录论文 60 余篇,培养硕博研究生 100 余人。

译者名单

主　译　黄长盛　郭曲练

译　者　(按姓氏汉语拼音排序)

陈　旦　　陈　园　　程智刚　　丁卓峰

呼家佳　　宦　烨　　黄长盛　　刘　晓

潘韫丹　　王　锷　　王　健　　翁莹琪

许芳婷　　杨　勇　　张　重　　朱小燕

中译本前言

  作为临床医学的基础学科，解剖学无疑是每一位临床医生的必修课。人体解剖学的相关著作卷帙浩繁，种类众多，而《麻醉解剖学》恰恰是为麻醉医生量身打造的。从 1963 年第 1 版的经典问世，到现今第 9 版的精彩纷呈，该系列书籍伴随了几代麻醉医生的成长。

  随着超声、X 线、CT 等影像学技术越来越多地运用于局部神经介入治疗与操作，对于神经及其周围结构解剖学知识的熟练掌握显得日趋重要。第 9 版在之前版本的基础上增加了一些包括疼痛治疗相关的新内容和插图，更加贴近实践应用，对于临床麻醉及疼痛治疗的开展实施具有一定的参考和指导意义。

  本书在翻译过程中参阅了大量国内外相关研究资料和教材，中南大学湘雅医院麻醉科的多位专家和临床医生参与了翻译和校对工作，在此对他们的辛勤付出表示衷心感谢！

  对于本书中可能存在的不当与错误，敬请各位读者和同道不吝指正，提出宝贵意见。

第9版(出版50周年)前言

当我在为1963年出版的《麻醉解剖学》第1版写前言时，从未想过还可以为50年后的第9版撰写前言。解剖在麻醉实践中的作用通常被认为仅仅是安全进行局部神经阻滞所必需的。然而，在理解气道解剖、肺和循环系统功能，以及指导神经肌肉阻滞、长时程疼痛治疗和其他临床麻醉方面也很重要。这本书不是一本局部神经阻滞教科书，因为在此领域已经出现了许多优秀作品。这是一本专为麻醉医生写的解剖教科书，涵盖临床麻醉实践中的特殊注意点。麻醉医生需要了解非常专业的解剖学知识，并且对某些部位，如呼吸通路、大静脉和周围神经的解剖学知识的需求达到甚至超过了外科医生，而其他部位则可忽略。

第1版是和已故的天才医学艺术家Margaret McLarty合作编写的。后来我和Westminster医学院的麻醉学同事Stanley Feldman教授同是作者。William Harrop-Griffiths博士为第8版的外周神经阻滞部分做了很多工作。这次，我又非常荣幸地能与Andrew Lawson博士合作，他在最近两版中为本书增加了疼痛相关解剖章节。他将从专业的角度描述这类临床操作的解剖相关并发症。

我们对第 9 版进行了仔细修订,扩展了相关内容,增加了新的插图，其中包括麻醉医生特别感兴趣的现代成像技术。我们希望本书能像过去的 50 年一样,继续为麻醉医生服务。

Harold Ellis

第 1 版序言

面临高级别考试的麻醉医生,经常碰到这种问题:应该对相关的学科钻研多深? 由于关注重点不同,并没有最终的答案。Ellis 教授是一位数年来一直关注我们学科的外科医生,他大胆制订了他认为年轻麻醉医生应对考试时需要了解的解剖学知识。书中尽量选择常识性的材料及其表述方法,因此许多有经验的麻醉医生喜爱本书,并将其用于临床实践或日常阅读。

我非常荣幸与两位作者一起共事多年,我难以想象还有比他们更合适的人来描述麻醉医生需要掌握的解剖要点。Ellis 教授是一名出色的教师,Mclarty 女士在医学界也很有名气,她在为临床医生强调解剖要点方面很有天赋。我之前促成了他们合作编写一系列论著,最近已在 Anaesthesia 上发表。这些文章很大程度上为这本书奠定了基础。

Robert Macintosh 教授

第 1 版前言

麻醉医生需要了解非常专业的解剖学知识。麻醉医生对某些部位,如呼吸道、大静脉和周围神经的解剖学知识的需求达到甚至超过了外科医生,而其他部位不会如此。这是至今第一本以此为宗旨的教科书。它对应试者很有帮助,我们希望它还能在临床麻醉实践中发挥作用。

Harold Ellis 于伦敦

Margaret McLarty 于牛津

1963 年

第9版(出版50周年)致谢

本教材的最初两版是和技术精湛的 Margaret McLarty 合作编写的。第6版几乎所有的插图都是由 Rachel Chesterton 绘制或重新编辑的;感谢她所做的出色工作。之后即第7、8、9版的插图是由 Jane Fallows 准备的。一些图片是从《临床解剖学》(第13版) 中复制的。感谢 Charles Gaucci 博士、Ron Cooper 博士、Nick Morgan Hughes 博士和 Vlademir Gorelov 博士为本书提供图片。

目　录

第1章　呼吸道、肺、胸壁与横膈 ……………………………… 1

　第1节　口腔 …………………………………………………… 1

　第2节　鼻 ……………………………………………………… 5

　第3节　咽 ……………………………………………………… 14

　第4节　喉 ……………………………………………………… 24

　第5节　气管 …………………………………………………… 43

　第6节　主支气管 ……………………………………………… 48

　第7节　胸膜 …………………………………………………… 50

　第8节　肋间隙 ………………………………………………… 54

　第9节　肺 ……………………………………………………… 61

　第10节　横膈 ………………………………………………… 78

第2章　心脏与颈部大静脉 ……………………………………… 86

　第1节　心包 …………………………………………………… 86

　第2节　心脏 …………………………………………………… 88

　第3节　发育解剖学 …………………………………………… 99

　第4节　颈部大静脉 …………………………………………… 105

第3章　椎管及其内容物 ………………………………………… 113

　第1节　椎骨和骶骨 …………………………………………… 113

　第2节　脊髓被膜 ……………………………………………… 137

　第3节　脊髓 …………………………………………………… 144

第4章　周围神经系统 ……………………………… 155

　　第1节　脊神经 …………………………………… 155

　　第2节　颈丛 ……………………………………… 161

　　第3节　臂丛 ……………………………………… 172

　　第4节　胸神经 …………………………………… 199

　　第5节　腰丛 ……………………………………… 202

　　第6节　骶神经与尾神经丛 ……………………… 212

第5章　自主神经系统 ……………………………… 235

　　第1节　概述 ……………………………………… 235

　　第2节　交感神经系统 …………………………… 239

　　第3节　副交感神经系统 ………………………… 251

第6章　颅神经 ……………………………………… 255

　　第1节　概述 ……………………………………… 255

　　第2节　嗅神经（Ⅰ）……………………………… 258

　　第3节　视神经（Ⅱ）……………………………… 258

　　第4节　动眼神经（Ⅲ）…………………………… 261

　　第5节　滑车神经（Ⅳ）…………………………… 264

　　第6节　三叉神经（Ⅴ）…………………………… 265

　　第7节　展神经（Ⅵ）……………………………… 287

　　第8节　面神经（Ⅶ）……………………………… 288

　　第9节　听（前庭蜗）神经（Ⅷ）………………… 292

　　第10节　舌咽神经（Ⅸ）………………………… 293

　　第11节　迷走神经（Ⅹ）………………………… 297

　　第12节　副神经（Ⅺ）…………………………… 303

　　第13节　舌下神经（Ⅻ）………………………… 304

第7章　其他相关区域 ·· 306

第1节　胸廓入口 ·· 306

第2节　肘前窝 ·· 309

第3节　眼眶及其内容物 ·· 315

第4节　腹壁 ·· 327

第8章　疼痛相关解剖 ·· 335

第1节　概述 ·· 335

第2节　疼痛的分类 ·· 336

第3节　外周感受器和传入纤维 ·· 337

第4节　脊髓和中枢投射 ·· 339

第5节　疼痛信号的调控 ·· 343

第6节　自主神经系统和疼痛 ·· 346

索引 ·· 348

第1章 呼吸道、肺、胸壁与横膈

第1节 口腔

口腔由口腔前庭及固有口腔构成,前者通过空隙与后者相连。

口腔前庭除由唇部与颊部构成外,还包括牙龈与牙齿。其非常重要的一个特征是腮腺管开口(位于)正对上颌第2磨牙的颊黏膜上,呈乳头状突起。通常情况下,口腔前庭各壁在面肌的作用下紧贴在一起,因此,面神经(第Ⅶ对颅神经)瘫痪的特有表现是颊部与牙龈和牙齿分离,口腔前庭扩张,从而导致食物与液体滞留,甚至从中溢出。

固有口腔(图1.1)以上、下颌骨的牙槽弓作为分界,前方为牙齿,上界为硬腭和软腭,下界为舌的前2/3及其向下颌反折的黏膜,后侧为口咽峡。

舌与下颌之间的黏膜床形成中央舌系带,其两侧均为下颌下腺导管(图1.2)。两侧导管向后外侧延伸扩展为舌下襞,其下即为舌下腺(图1.3);这些腺体导管绝大部分以细小开口串联排列于褶皱之上,也有一部分汇入下颌下腺导管(Wharton管)。

通过镜子观察自己的口腔。抬高舌头,然后在一侧的下颌角下方按压下颌下腺,你会发现一股唾液从舌下襞顶端的下颌下腺导管开口流出。同样,用手指向后轻拉面颊,并按压一侧脸颊内的腮腺,可观察到一股唾液从平对上颌第2磨牙的颊黏膜上的腮腺管流出。

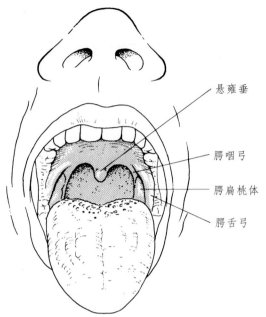

悬雍垂

腭咽弓

腭扁桃体

腭舌弓

图 1.1　舌下压时的口腔视图。

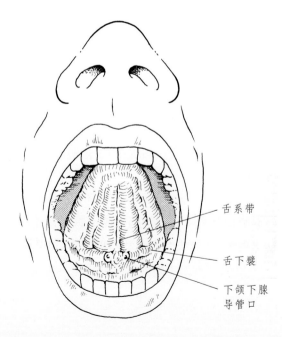

舌系带

舌下襞

下颌下腺导管口

图 1.2　舌上抬时的口腔视图。

腭

硬腭由上颌骨腭突和腭骨的水平板构成。其上覆盖的黏膜是一种特殊的复层鳞状上皮,由于它与骨膜紧密相连,因此这两种在解剖上完全不同的结构却在手术中被视为单独一层,称为黏膜骨膜。由于两侧具有大量的小唾液腺,黏膜骨膜在中线处较薄而外侧较厚,唾液腺混合瘤偶发于此,且易于识别。

软腭悬接于硬腭后缘,如窗帘般垂下,游离壁两侧融入咽壁,中间形成悬雍垂。这层"窗帘"前面正对着固有口腔,以复层鳞状上皮覆盖;后面则为鼻咽的一部分,并覆以纤毛柱状上皮,其下为较厚的被淋巴组织包绕的浆液腺和黏液腺。

软腭的"骨架"是名为腭腱膜的坚韧纤维层,附着于硬腭后缘。腱膜是腭帆张肌肌腱向四周伸展形成的,或者说,事实上它是这些肌腱伸展的一种表现。

软腭共有 5 大肌群:腭帆张肌、腭帆提肌、腭舌肌、腭咽肌和腭垂肌(图 1.3)。

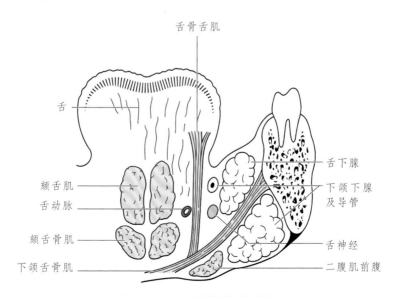

图 1.3 口腔底冠状位剖面图。

腭帆张肌起始于翼突内侧板根部的舟状窝、咽鼓管软骨部的外侧及蝶骨嵴内侧。其纤维逐步下降至咽上缩肌和翼突内侧板,穿咽部后绕翼突钩折向正中线插入腭腱膜。其功能为收缩或舒张软腭。

腭帆提肌起自颞骨岩部底面和咽鼓管软骨部内侧,到达软腭上部并在此处与对侧腭帆提肌融合。其功能为上提软腭。

腭舌肌起自软腭,在腭舌的褶皱中下行并与舌相融。其近似于腭舌褶皱。

腭咽肌由软腭发出,沿腭咽褶皱下行,归并至一侧咽壁,部分纤维插入甲状软骨后缘。其大致相当于腭咽襞。

腭垂肌起源于腭骨鼻后棘的腭腱膜并进入悬雍垂。脊髓副神经的颅神经根通过迷走神经支配该肌,前者受损时可引起悬雍垂脱垂及提起时偏向对侧。

腭帆张肌由三叉神经下颌支经耳神经节支配(见第6章第6节)。其他腭肌则是由迷走神经咽丛支配,后者通过迷走神经传导来自脊髓副神经的脑纤维冲动。

在吞咽和发声时,腭肌协助隔离鼻咽部和口腔,这时它们通过上半部分咽上缩肌的收缩,在咽的背侧壁 C2 的水平产生一个被称为 Passavant 嵴的横嵴。

腭肌麻痹(如一个严重腭裂畸形)会出现典型的鼻音,以及食物经鼻反流。

腭裂

腭部由中央前颌骨和一对外侧上颌骨发展而来,前者通常具有所有的 4 个切牙(偶尔只有两个)。这 3 个进程都有可能发生任意程度的融合失败。可能会出现一个跨越一侧或双侧的前颌骨的完全性腭裂。后者会使前颌骨向前突出产生明显的畸形。后腭的不完全性腭裂可能只涉及悬雍垂(悬雍垂裂),或者软腭,或者波及硬腭后部(图1.4)。

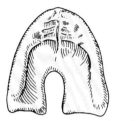
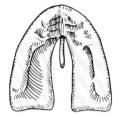

不完全性腭裂

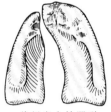

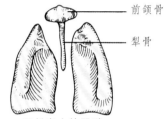

前颌骨

犁骨

单侧完全性腭裂　　　双侧完全性腭裂

图 1.4　腭裂畸形的分类。

第 2 节　鼻

根据解剖特点,鼻子被分为外鼻和鼻腔两部分。

外鼻由骨上框架(由鼻骨、额骨鼻部和上颌骨额突组成)、下部的一系列软骨,以及纤维脂肪组织形成的鼻孔外侧缘小区(鼻翼)组成。鼻中隔软骨是构成这个框架的核心支持。

鼻腔被鼻中隔分为左右两个鼻腔,向前通过鼻前孔对外开口,向后通过鼻后孔通向鼻咽部。鼻前孔以内有一略微扩张的结构,即鼻前庭,其下部被覆硬直的鼻毛。

鼻子的两边都有顶壁、底壁、内侧壁和外侧壁。

顶壁首先斜坡向上并向后形成鼻桥(鼻骨和额骨),然后有一个水平的部分(筛骨筛板),最后是一个斜向下的区段(蝶骨体)。

底壁从两侧向中间、从前向后轻微凹陷。它由上颌骨腭突和腭骨水平板形成。

　　内侧壁(图 1.5)由鼻中隔软骨、筛骨及犁骨垂直板构成。鼻中隔偏曲很常见。实际上,75%的成年人都有一定程度的鼻中隔偏曲。这种偏曲几乎均由创伤引起,童年甚至是出生时轻微的创伤均可造成。畸形常无明显表现,直到恒牙的出现,该区域的快速发育使得曾经不为人知的鼻中隔小错位发展成鼻中隔偏曲,男性比女性更常见。这一性别分布支持了创伤理论。两个鼻孔都有可能堵塞,要么是因为软骨的 S 形畸形,要么是对侧鼻甲代偿性肥大。鼻中隔偏曲几乎总是局限于鼻中隔的前部。

　　外侧壁(图 1.6)有一个骨架,它主要由筛骨迷路鼻部构成上面、下颌骨鼻表面构成下面和前面,以及腭骨垂直板构成后面。另外,还有 3 个涡旋状鼻甲,每个均与外侧壁形成一个弓状骨道。上、中鼻甲都来源于筛骨迷路的内侧,下鼻甲是一个单独的骨。

　　图 1.7 所示为鼻窦和鼻泪管侧壁开孔的分布位置(见本节)。

　　蝶筛隐窝是上鼻甲及蝶骨体前表面之间的凹陷,蝶窦开口于此。

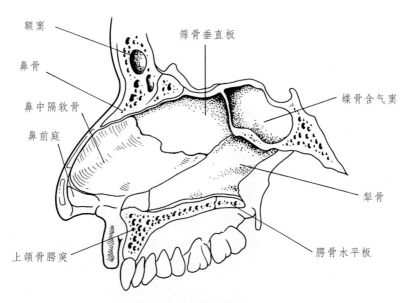

图 1.5　鼻中隔。

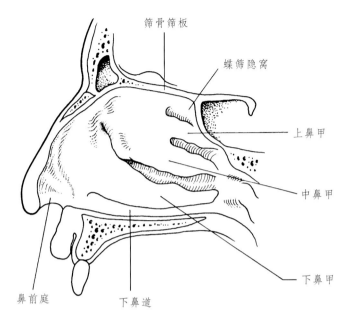

筛骨筛板

蝶筛隐窝

上鼻甲

中鼻甲

下鼻甲

鼻前庭

下鼻道

图 1.6 右侧鼻腔的外侧壁。

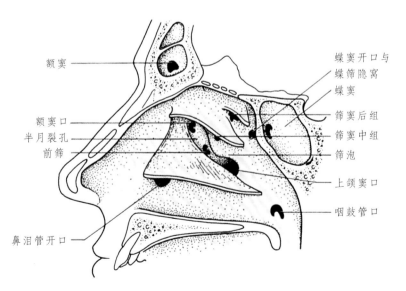

额窦

额窦口

半月裂孔

前筛

鼻泪管开口

蝶窦开口与
蝶筛隐窝

蝶窦

筛窦后组

筛窦中组

筛泡

上颌窦口

咽鼓管口

图 1.7 右侧鼻腔的外侧壁。已除去部分鼻甲。

筛窦后组气房通向上鼻道。筛窦中组气房突起向中鼻道形成一个高度，称为筛泡，顶端为其开口。筛泡下面有一个裂缝，称为半月裂孔，上颌窦开口于此。半月裂孔向前弯曲，在筛泡前的一段通路称为漏斗，为筛窦前组气房开口处。在约50%的病例中，额窦经额鼻管流入漏斗。余下的病例中，该导管开口于中鼻道前端。

鼻泪管将泪液排入下鼻道前下部。

鼻旁窦

鼻旁的含气窦包含上颌窦、蝶窦、额窦和筛窦。这些腔隙实际上来自于鼻腔侧壁外翻形成；这些腔隙不论从分布位置还是大小来说都截然不同，且绝少对称。新生儿即可形成上颌窦与蝶窦；而余下的腔隙则可在7~8岁随着恒牙出现、面部变长而一并形成。鼻旁窦在青春期才能完全发育成熟。

上颌窦（海默尔窦）是最大的鼻旁窦。它呈金字塔形，并占据整个上颌骨体（图1.8）。该金字塔空间以鼻腔侧壁为基础，顶端侧边即为颧突。

该窦底部向下一直延伸至上颌骨的牙槽突位置，位于鼻底部下方1.25cm左右的水平。其底部的凸起至少由第1和第2磨牙根部引起；这种凸起结构数量不定，有可能包括所有起自上颌突的牙齿，例如犬牙、前磨牙和磨牙。上颌窦底板有可能因为一颗或多颗牙根贯穿而穿孔。

上颌窦底部由上颌骨眶板构成，其中包含上颌神经眶下分支的穿行通道。该窦由正中汇入中鼻道；其开口位于窦壁的上部，从机械学角度上来看这个位置毫无效用。因此，该窦的排空全依赖于内衬于窦壁内面的纤毛运动。由上颌窦开口至中鼻道间可能有一个或多个附属结构。

蝶窦并排列于蝶骨体内。蝶窦偶尔会延伸到蝶骨底和鞍突部。两侧蝶窦极少大小相等，且之间的隔膜往往不完整，其开口位于蝶筛隐窝。

额窦占据了眶上部的额骨及鼻根部骨体。通常情况下它们也是不

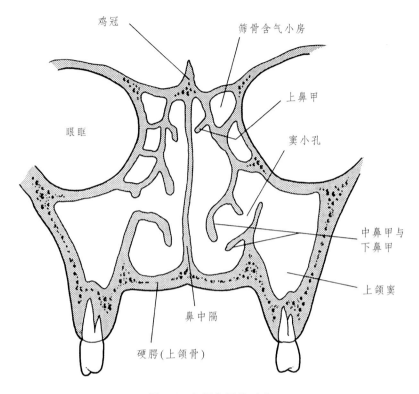

图 1.8 上颌窦冠状面观。

相同的,隔膜同样可能不完整。有趣的是,额窦的范围与眉崤的大小毫无关系。额窦通过额鼻管开口于中鼻道。

筛窦或者气室是由 8~10 个以眶板为侧壁、悬在筛板外缘的小气室构成。因而这些气室占据了鼻腔的上侧壁。小气室可由骨性隔片分为前组、中组和后组。开口位置已在上文提及。

血液供应

鼻腔上部由属于颈内动脉分支的眼动脉的筛骨前后支提供血供。上颌动脉蝶腭支分布于鼻腔下部并与面动脉上唇支的间隔支在隔膜前下部交通。鼻前庭 90% 的鼻出血即发生于此(Little 区)。

丰富的黏膜下静脉丛,包括面部和眼部静脉汇入蝶腭部,并最终与筛窦相连。微小分支经过筛板最终也汇入大脑眶叶下的静脉。这种连接方式也是易引起鼻内和鼻周脓肿或其他感染的高危因素。

神经支配

嗅神经(Ⅰ)支配鼻的嗅部,该区域面积约 $2cm^2$,位于鼻中隔上部及鼻腔外侧壁(见第 6 章第 2 节)。

管理鼻腔的普通感觉神经源于三叉神经(Ⅴ′)第 1 分支和第 2 分支分出的鼻睫神经,上颌神经(Ⅴ″)也有分支分布于鼻腔。这些神经将在第 6 章中详述,但在此处提及更易于总结。

1. 鼻中隔(图 1.9)主要通过翼腭神经节由 Ⅴ″ 发出的分支鼻腭神经支配。后角接受同源的鼻后上内侧神经分支支配,鼻中隔前部则由

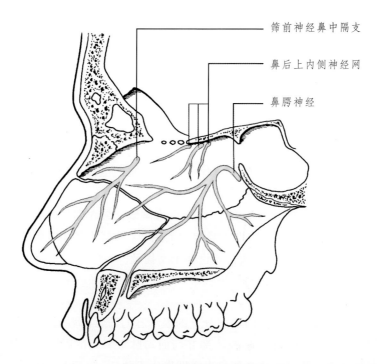

筛前神经鼻中隔支

鼻后上内侧神经网

鼻腭神经

图 1.9　鼻中隔的神经支配。

筛前神经(V′的鼻睫神经分支)的隔支支配。

2. 鼻外侧壁(图 1.10)受其上部的上鼻甲和中鼻甲区域内的鼻后上外侧神经支配。下鼻甲由上牙槽前神经分支(源自眶下管的上颌神经)和腭前神经(大)(源于翼腭神经节)支配。鼻甲前的前侧壁由鼻睫神经的筛前神经支配。该分支随后于鼻骨和上鼻软骨间远离鼻腔成为鼻外神经,支配鼻外部;筛前神经同时支配鼻软骨部的内、外面。

3. 鼻腔前底部由上牙槽前神经支配,后底部由腭前神经(大)支配。

4. 鼻前庭由上颌神经眶下支终末端支配,该支同时支配鼻下方及侧壁皮肤。

5. 鼻旁窦由V′及V″支配。上颌窦完全由上颌神经支配;顶部由眶下支支配,底部由腭前神经支配,内侧壁则由鼻后上内侧神经及腭前神经(大)支配,前、后壁及外侧壁由上牙槽神经分支支配。其他鼻窦由

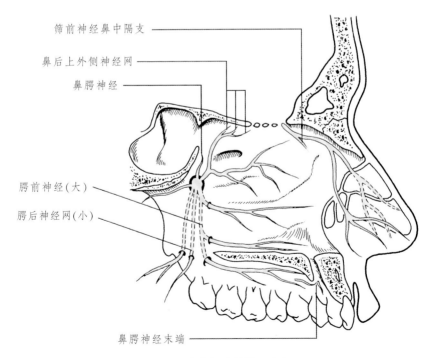

图 1.10　鼻外侧壁的神经支配。

三叉神经(Ⅴ)的眼支支配:筛窦和蝶窦由筛前神经和筛后神经支配,额窦由眶上支及滑车上神经支配。

结构

鼻前庭由复层鳞状上皮覆盖,间以坚硬的毛发、皮脂腺及汗腺。余下的鼻腔,除了少量的嗅区外,还有高柱状纤毛细胞,其间散布着分泌黏液的杯状细胞,并在鼻窦形成连续的上皮黏膜。在上皮细胞的下层则是大量的血管结缔组织,包括密集的淋巴及黏液、浆液腺。厚而润软的黏膜覆盖了绝大部分的鼻中隔和鼻甲。然而,在鼻前庭的中隔部及鼻上部和鼻底部,这层黏膜迅速变薄消失(此时透过黏膜可看到穿行Little 区的血管)。

鼻黏膜及鼻旁窦紧密贴合其下的骨膜和软骨膜,外科手术时,这两层通常被一起掀开,在硬腭部分被称为黏膜骨膜。

鼻的功能

作为呼吸道的一部分,鼻子能够加热、湿润、过滤空气,并担负着嗅觉器官和充当说话时共鸣腔的功能。

鼻腔呼吸是人的先天本能,就如同婴儿天生会喝奶一样。因此,鼻塞可导致全身不适,因而麻醉作用失效后,术后填压鼻子可导致焦虑,而鼻后孔闭锁可导致新生儿发绀。正常的上呼吸道呼气压为 1~2cmH$_2$O(1cmH$_2$O=98Pa),并可因保护正常形式的持续性气道正压而下意识地升高。气管插管可减少这种固有的呼气阻力。

空气进入鼻腔,并非直接进入下一处气道,而是先弧形通过鼻腔的上层区域。当到达鼻咽部时,纵行排列的血管海绵窦如同暖气片一般把空气的温度升高到体温水平。水分部分来自黏液腺和浆液腺,部分来自杯状细胞,但主要来自于黏膜表层的渗出物,使吸入的空气达到近乎 100%的含水量。过滤则由覆盖全鼻腔的黏液层和相关鼻窦来完成。纤毛摆动和吞咽运动如同富有黏性的传送带一样,将黏液扫向咽部。喷嚏反射也有助于清除鼻子刺激物。

鼻黏膜的血供经由反射刺激控制。一般环境的变暖会引起充血,而寒冷刺激导致血管收缩。一个常见的现象就是在温暖的房间里出现鼻塞,而一旦外出接触到冷空气就会好转。

部分 Horner 综合征患者由于颈交感神经阻滞导致控制鼻黏膜的交感缩血管纤维麻痹,而出现同侧鼻道堵塞(见第 4 章第 2 节)。

临床要点

经鼻气管插管

下鼻甲是鼻的主要通气道,因此经鼻气管插管应该通过下鼻甲向后直接进入鼻底。有时下鼻甲后端肥大可导致插管的阻力增大,因为脆弱的鼻黏膜和咽后壁很容易受到撕扯损伤,因而在插管中严禁粗暴操作。曾有一个病例,因为暴力导致气管导管经鼻穿过咽后壁的黏膜进入咽后间隙损伤颈内动脉经眼动脉分支的筛后动脉,导致大出血而无法使用近心端结扎止血。图 1.11 可见经鼻气管插管在通过鼻咽部时导管必须提前弯曲。塑形良好的管道或许盲插也可以成功,但更柔软的导管在通过声带时则需要一定的辅助。Magill

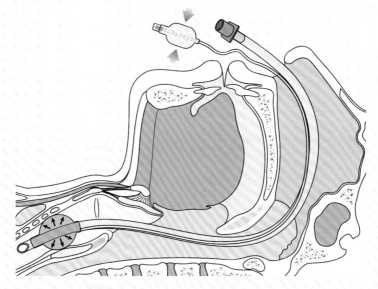

图 1.11　经鼻插管,注意气管导管的弯曲度。

插管钳因此应运而生。合适弯曲度的硬管也许能增加经鼻气管插管盲插的成功概率,但同样也可增加对气管前壁的损伤。有经验的操作者经常一手固定喉部,另一手进行插管操作。插管成功则可经由喉镜下直视或者测量呼吸末二氧化碳确定。

第 3 节　咽

　　咽是上消化道和上呼吸道共用的一段宽大的肌性管道。向前与鼻腔、口腔和喉部自由交通,因而可以很方便地把它分为三部分:鼻咽、口咽和喉咽(图 1.12 和图 1.13)。就范围而言,涵盖从颅骨(枕骨基底部)到 C6 水平的食管起始部。向后则紧靠于颈椎和椎前筋膜。

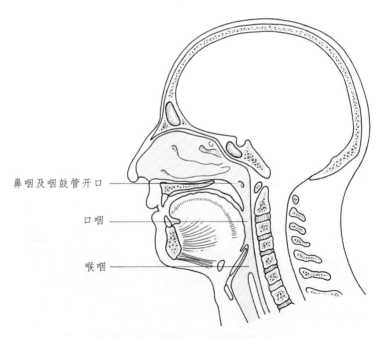

鼻咽及咽鼓管开口

口咽

喉咽

图 1.12　头颈部矢状面的咽部分区。

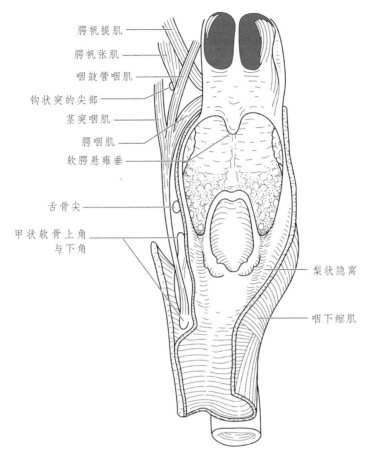

腭帆提肌

腭帆张肌

咽鼓管咽肌

钩状突的尖部

茎突咽肌

腭咽肌

软腭悬雍垂

舌骨尖

甲状软骨上角
与下角

梨状隐窝

咽下缩肌

图 1.13 咽部:移除后壁的由后至前的内面观。图的左边为显露的腭肌。

鼻咽

鼻咽位于鼻腔之后、软腭之上。经咽峡与口咽交通,于吞咽时闭合
(见下文)。鼻咽外侧壁向后约 1cm、下鼻甲正下方处,可见咽鼓管开
口。该处管道的软骨在开口后即形成一个凸起,称为咽鼓管圆枕,在它
的后方,是一个小的陷窝,即咽隐窝。

鼻咽扁桃体(淋巴组织)位于鼻咽的顶后部,它由许多被纤毛上皮
覆盖的淋巴组织构成,紧贴咽上缩肌,无明显纤维包裹。整个淋巴组织

在青少年时期开始萎缩,并在成年早期完全消失。

鼻咽的后上部由蝶窦分隔咽与包含脑垂体的蝶鞍部。此处为垂体手术经鼻路径的主要部分。

口咽

口腔经口咽峡以腭舌弓、软腭及舌背为界与口咽相连(图1.1)。口咽从软腭延伸至会厌顶,其最重要的部分为扁桃体。

腭扁桃体由位于腭舌弓与腭咽弓形成的三角区域(咽喉的支柱位置)内的淋巴组织汇聚而成,连接舌背的基底部(图1.1)。各腭扁桃体的游离缘通常有12~20个扁桃体窝,而其上部则有扁桃体隐窝。游离缘以复层鳞状上皮覆盖:这种鳞状上皮被覆淋巴组织独特的结合使腭扁桃体易于在显微镜下辨认。

腭扁桃体的深部有部分淋巴组织伸入舌背、软腭及喉柱。腭扁桃体的深部以源自下方的咽上缩肌疏松结缔组织增厚的咽腱膜的致密纤维囊分界(图1.14)。在没有炎症的情况下,这一纤维囊可使扁桃体完整摘除。然而,反复的扁桃体炎症使得该纤维囊与下面的肌肉紧密连接,从而需要进行锐性分离摘除扁桃体。

血管、淋巴和神经支配

腭扁桃体最重要的血液供应源自面动脉的扁桃体支,该分支和与其并行的两条静脉穿过上缩肌进入扁桃体下极。另外,舌动脉、腭升动脉、咽升动脉及上颌动脉的分支也参与其血液供应。汇入面动脉的扁桃体支并行静脉也同样与自软腭下降经扁桃体囊外侧壁穿过咽壁入咽静脉丛的扁桃体旁静脉相交通。这一静脉受损正是扁桃体摘除术后偶发静脉出血的原因。值得注意的是,颈内动脉离扁桃体囊仅有2.5cm,扁桃体切除术时避免伤及此处(图1.14)。

淋巴汇入上侧深部的颈部淋巴结,特别是位于面总静脉和颈内静脉的颈内淋巴结(扁桃体淋巴结)。

三重神经支配:

1. 来自咽丛的舌咽神经;

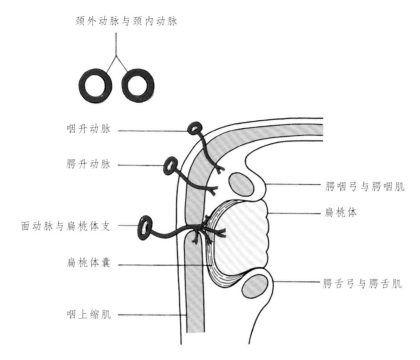

颈外动脉与颈内动脉

咽升动脉

腭升动脉

腭咽弓与腭咽肌

扁桃体

面动脉与扁桃体支

扁桃体囊

腭舌弓与腭舌肌

咽上缩肌

图 1.14　扁桃体及其周围组织的横截面图。

2. 上颌神经的腭后支;

3. 下颌神经的舌神经分支。因此,与神经阻滞相比,扁桃体的神经浸润麻醉更为可行。

腭扁桃体、咽扁桃体以及聚集于咽鼓管旁舌后淋巴结共同形成一个环绕咽入口的连续的环形淋巴组织,我们称之为 Waldeyer 环。

喉咽

咽的第三部分为会厌的顶端直至 C6 水平的环状软骨下端(图 1.12 和图 1.13)。其前方首先是喉口,以杓会厌壁分界,再外层为淋巴组织,最后是环状软骨。喉凸起向内至咽喉中心位置,两侧的壁凹称为梨状隐窝。吞入的异物如鱼骨头等经常损伤此处。

喉上神经的内分支于梨状隐窝黏膜下穿行。以 Krause 钳钳夹羊毛球行梨状隐窝表面的局部麻醉可导致喉声带上麻醉。这是喉镜检查有效补充麻醉剂来行神经阻滞的方式。

咽部结构

咽由四层覆盖:黏膜层、纤维层、肌层和筋膜层。

1. 黏膜层:除鼻咽部由纤毛柱状上皮覆盖外,均为复层鳞状上皮,下衬以大量黏液腺。

2. 纤维层:肌层不足处外层纤维致密(颅咽底筋膜),同样也形成扁桃体囊及后中缝,但其余处纤维层均菲薄。

3. 肌层如前述。

4. 筋膜层即口咽部非常菲薄的纤维囊,称为颊咽筋膜。

临床要点

Ludwig 咽峡炎

口内和扁桃体的感染以及牙齿的脓毒症引起的炎性水肿可经由筋膜层向下延伸发展。炎性水肿扩散为咽筋膜所限,并引起咽喉部组织水肿肿胀。如果未能及早发现并对深部组织进行手术切开引流,可能使患者从吞咽困难迅速进展形成喉梗阻。类似的并发症在口底部手术患者也同样可见,麻醉医生对此类患者应当考虑气管切开术的可行性。

咽部肌肉

咽部的肌肉由咽缩肌和咽提肌组成。咽缩肌包括咽上缩肌、咽中缩肌及咽下缩肌,它们被恰当地比作成 3 个互相契合的花盆。咽提肌包括茎突咽肌、咽鼓管咽肌和腭咽肌。

咽缩肌(图 1.15)广泛起始于头骨、下颌骨、舌骨和喉的两侧,包绕咽喉相会于咽缝,咽缝是贯穿咽后壁全长的结缔组织条索。咽缩肌与枕骨基底部的咽结节相连,并向下与食管壁汇合。

咽上缩肌起源于下颌骨内侧的翼突内侧板下部、翼钩、翼突下颌

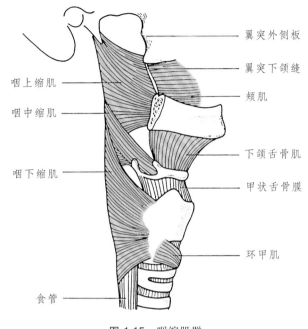

翼突外侧板

翼突下颌缝

颊肌

咽上缩肌

咽中缩肌

下颌舌骨肌

甲状舌骨膜

咽下缩肌

环甲肌

食管

图 1.15　咽缩肌群。

缝及下颌舌骨线后端。咽鼓管经由咽上缩肌上端游离缘与颅底之间进入鼻咽部。

　　咽中缩肌自舌骨小角、舌骨大角上缘和茎突舌骨韧带底部呈扇形发出。

　　咽下缩肌是 3 个缩肌中最厚的一个。它起自环状软骨边缘、环甲肌上方的腱弓以及甲状软骨板斜线。该肌肉可根据功能的不同分为两部分：下部为括约肌，起始于环状软骨环咽肌，肌纤维横向排列；而上部是起始于甲状软骨的斜行排列的肌纤维，起推进作用。目前普遍认为，这两个部分作用失衡可导致甲咽肌强烈蠕动的同时环咽肌发生痉挛，是咽食管憩室发展的病因学基础。这两部分肌肉交界处中线上会形成一薄弱区域——Killian 三角。随着憩室的增大，首先影响脊柱，然后偏转于暴露得更多的左侧(图 1.16)。

　　咽缩肌由咽丛神经支配，咽丛神经通过副神经纤维将信号传递至

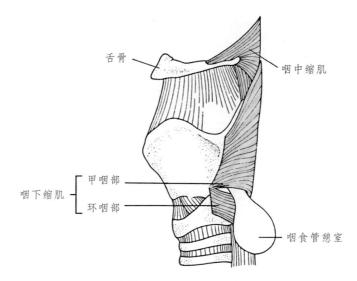

图 1.16　咽食管憩室在咽下缩肌两部分之间形成。

迷走神经咽支。此外,咽下缩肌接受喉上神经外支与喉返神经支配。

吞咽

　　吞咽动作不仅将食物向下运输至食管,也传递来自呼吸道的包含灰尘与细菌的黏液。此外,吞咽时,咽鼓管打开,从而平衡两侧耳膜的压力。吞咽是一个复杂有序的反射。它最初是一个自主行为,完全由咽部刺激所致的非主动反射动作完成。如果咽部被麻醉了,正常吞咽动作便无法完成。延髓中的吞咽中枢位于迷走神经核及呼吸中枢附近,它协作完成这个反射动作。

　　食物最初被咀嚼,并被唾液润滑。众所周知,喉咙干燥时吞下药丸几乎是不可能的。药丸在口底肌群的辅助作用下会被舌抵向上腭,然后通过口咽峡推回。

　　吞咽时,口腔、鼻和喉的开口必须是关闭的,以防止食物或液体通过它们反流。这些开口均有强有力的括约肌保护。

　　软腭上抬,咽上缩肌的收缩嵴即 Passavant 嵴关上,可使鼻咽关闭。同时,腭帆张肌开放咽鼓管开口。因两侧腭舌肌收缩咽峡受阻,从而使后腭弓之间的空间变窄,剩余间隙因舌背侧的挤入而使之闭合。

喉的保护是一个复杂的过程,它不仅包括喉括约肌的关闭,还包括在伸舌后盖住喉咙,并且用会厌来引导药丸离开喉入口。前皮瓣气管造口术可以干预这种机制(Bjork 气管造口术)。气管固定后可能会限制喉的自由度,阻止它在吞咽时抬高,导致液体被误吸入气管。在咽部应用局部麻醉以及对咽部肌肉进行手术干预以后,这种正常的保护反射会消失。阿片类药物、麻醉以及脑外伤会抑制中枢神经的吞咽反射。在这种情况下,可能会使外界异物误吸进入肺支气管,特别是患者处于仰卧位或者做头向上抬的动作时。

喉部的括约肌有三个层面。

1. 杓状会厌襞:作为喉部的入口,与杓会厌及杓间斜肌并列排列。

2. 喉前庭襞:与甲状会厌肌类似。

3. 声带:由外侧的环杓软骨与横向杓间肌闭合。

通过甲状舌骨、茎骨舌骨肌、茎突咽肌、二腹肌和下颌舌骨肌群进行来实现喉部的抬高及向前运动,因而导致舌根此时向后突出。当喉部抬高、入口关闭时,会反射性地引起呼吸抑制。

当食物的前端到达会厌时,它先向后顶到咽壁,然后停止向前。此时,喉部抬高并向前拉伸,拉动会厌使之竖直,引导食物流向梨状隐窝,离开喉口,就像一块瀑布中突起的石头,会使水流分开。这个位置可发生少量液体溢出的情况,经常最远可达到杓状褶但很少超过。最后,当食物团越过会厌后,会厌向后盖住喉入口。在这个阶段,会厌扮演了喉的保护盖的角色,以防止食物的残渣、碎片在气道重新开放时在喉入口处堆积。

随后,环咽肌舒张使食物团穿过咽食管交界处。液体在舌头的推动下,顺利地沿食管向下,半固体或固体的食物则通过食管的蠕动向下运输。食管的运输时间大约在 15 秒,蠕动波到达前,贲门开始松弛。重力对食物团的传递几乎没有影响,无论是躺下或是直立,传递速度几乎一样。当然,当一个人倒立时,吞咽液体或固体也是很容易的。这是一个常见的派对戏法,在此过程中,食管传送食物不可避免引起肌肉活跃。

临床要点

麻醉时的气道

通常认为,当患者仰卧位麻醉时所出现的口咽阻塞是下颌肌肉松弛引起了舌下坠所致(图 1.17)。通过使用口咽气道可减少此类梗阻的发生。而研究表明这一解释可能并不完整。麻醉诱导期间拍摄的 X 线片表明,造成该类气道梗阻更重要的一个原因是软腭塌陷到后方的鼻黏膜上引起的鼻咽通气道阻塞。仰卧位全身麻醉气道阻塞的发生顺序可能如下:

1. 舌抵住上腭导致口腔呼吸道阻塞(因此打鼾);
2. 下坠的软腭导致经鼻气道阻塞。

两者任一情况缓解都可形成一个通畅的气道。

喉罩通气的介绍:经口置于喉口部,并向套囊充气使喉口部密封(图 1.18),提供了一种克服咽喉气道阻塞的有效方法。这一方法使得在全身麻醉时不必再人为地牵拉舌头以缓解后咽梗阻。

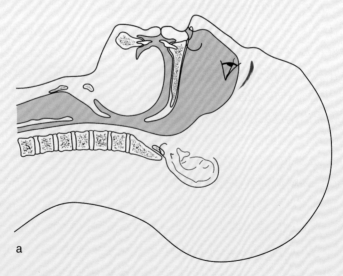

图 1.17　(a)仰卧位清醒患者舌与咽后壁的关系。(待续)

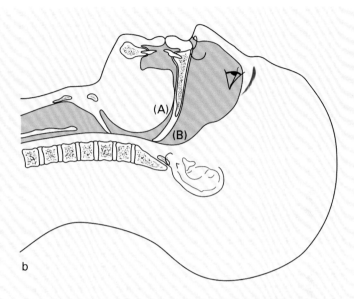

b

图 1.17(续)　(b)麻醉诱导后,舌(A)与软腭(B)均向后移位。

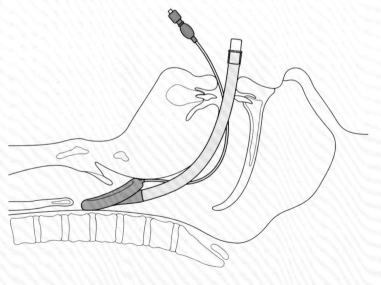

图 1.18　置入喉罩的气道(LMA)。

第 4 节　喉

称职的麻醉医生应掌握喉科医生所必备的喉部解剖专业知识。

从人类进化角度来说,喉本身是上呼吸道的一个为了防止吞咽时吸入食物的保护性阀门;很久以后,喉才逐渐进化为一个发声的器官。

结构上,喉由关节软骨构成一个框架,并由韧带相互连接,通过喉部肌肉的运动形成相应的动作。喉位于 C4-6 的前方(图 1.19),并根据颈椎的位置分离咽喉;其大部分是可见的,因为它的表面仅由中线上的深筋膜及侧面的薄的带状肌覆盖。

喉部软骨(图 1.20 至图 1.23)

主要的软骨为甲状软骨、环状软骨、一对杓状软骨以及会厌;另外,还有小角软骨及楔状软骨。

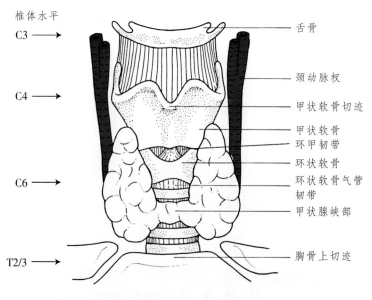

椎体水平

C3 → ……舌骨

颈动脉杈

C4 → 甲状软骨切迹
甲状软骨
环甲韧带
环状软骨
环状软骨气管韧带

C6 → 甲状腺峡部

胸骨上切迹

T2/3 →

图 1.19　喉前面观,显露毗邻的重要体表标志和椎体水平。

　　甲状软骨外形呈盾牌状，由两个片状软骨在中线下方汇合而成，甲状软骨切迹位于两个片状软骨上方。这一结构在男性很明显，称为喉结或"亚当的苹果"，但在女性身上却不明显。片状软骨分为上、下角及后缘的上下极；其下角内侧面的环状面承接于环状软骨。

　　环状软骨形似一枚图章样的戒指；"图章"为一个四方形片状软骨(环状软骨板)，位于一个薄的弓形软骨(环状软骨弓)前方。其环状软骨板的边支撑着两个关节面，一个为甲状软骨下角，另一个邻近上级的关节面为杓状软骨。

　　杓状软骨是一个三面锥体，其中一面位于环状软骨板的上外侧。杓状软骨每一侧有一肌突，附着后面和侧面的环杓肌群；前方有一声带突，其前面附着有声韧带。

　　会厌为一叶状软骨。其下极尖细末端借助甲状会厌韧带连接于甲状软骨背面。其上极在舌骨及舌根后面向上向后拱起，并且悬于喉入口处。会厌的后面是游离的，并在其下部形成一隆起，被称为会厌结节。会厌前面观的上部也是游离的；其表面覆盖的黏膜分别在中线卷向舌形成舌会厌正中襞，向口咽壁两侧卷形成舌会厌外侧襞。舌会厌正中襞两侧形成的谷称为会厌谷；它们可以阻止吞咽下尖锐物体，例如鱼刺。

　　会厌前面的下部通过舌会厌韧带附着于舌骨后方。在婴儿期，会厌游离缘为更深的沟状，有些婴儿的会厌在喉镜检查时外观为 V 形。新生儿长而深的柔软的沟槽状会厌更接近于水生哺乳动物，在哺乳喂养时其会厌更适合保护新生儿的鼻支气管气道。

　　小角软骨是一个位于杓状软骨顶端的小结节。

　　楔状软骨是一个杓状会厌襞边缘内的楔形薄片软骨。

喉部韧带(图 1.20、图 1.22 至图 1.24)

　　喉部韧带可分为外侧群韧带和固有韧带，并通过喉部软骨连接。外侧群韧带包括如下几部分。

　　1. 甲状舌骨膜：可在甲状软骨上缘及舌骨之间伸缩。甲状舌骨膜的前面由致密结缔组织强化固定，称为甲状舌骨肌中韧带，该膜的后

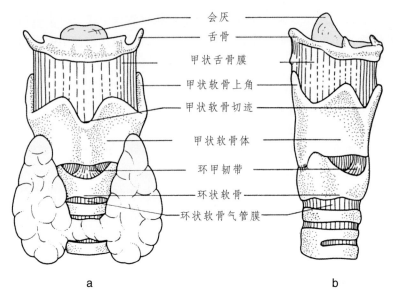

图 1.20　喉的外观图：(a)前面观；(b)前侧面观，并已移除甲状腺及环甲韧带。

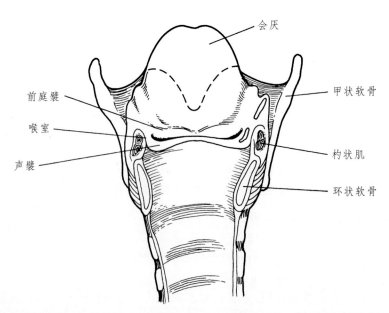

图 1.21　从后面将喉切开，分离环状软骨，以显露真假声带以及二者之间的喉室。

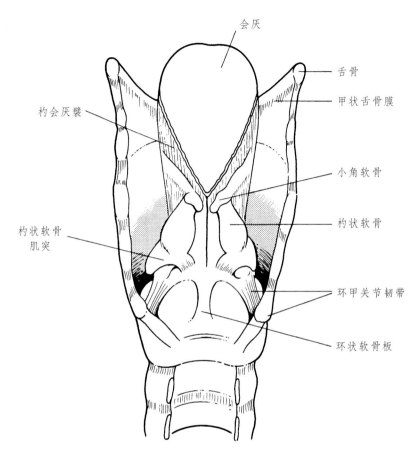

会厌

舌骨

甲状舌骨膜

杓会厌襞

小角软骨

杓状软骨

杓状软骨
肌突

环甲关节韧带

环状软骨板

图 1.22　喉部软骨和韧带的后面观。

缘也加厚形成了甲状舌骨侧韧带,伸缩于舌骨大角尖端和甲状软骨上
角之间。喉上神经内侧支及喉上血管从这层膜穿过。

　　2. 环状软骨气管韧带:是连接环状软骨及第一气管环的韧带。

　　3. 环甲韧带:位于甲状软骨和环状软骨之间。该结构在喉骨性结
构前表面很容易辨认,并且可通过它进行气管内注射药物。它也是喉
梗阻时紧急气管切开的推荐位置(见下文)。

　　4. 舌骨会厌韧带:将会厌连接到舌骨体背面。

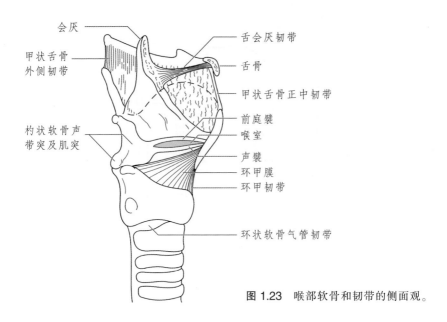

图 1.23　喉部软骨和韧带的侧面观。

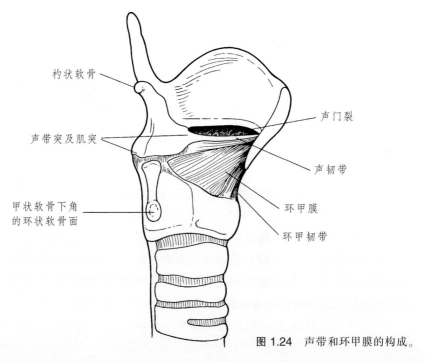

图 1.24　声带和环甲膜的构成。

　　固有韧带由杓状软骨与环状软骨之间、甲状软骨与环状软骨之间的微小滑膜关节囊组成(此处不再详述);而重要的是固有韧带是喉的内部纤维支架结构。

　　如果将喉腔标本一分为二来观察,在一个裂隙样的隐窝间,术语称为"喉室"(图 1.21),可见两个襞:上面的前庭襞和下面的声襞(或称为真假声带)。从喉室的前面观,囊状的喉部在前庭襞和甲状软骨内面延伸为一袋状。喉部黏膜的下面是一层薄的纤维组织,被喉室分为上下两部分。纤维组织的上部,称为"方形膜",构成杓会厌襞,它是喉入口处的纤维支架;方形膜的下缘增厚形成前庭韧带,构成前庭襞,或者称为"假声带"。喉室下方、纤维组织薄片的下部,包含许多弹性纤维,从而形成"环甲膜"(图 1.24)。其向下连接环状软骨上缘,向上连接甲状软骨前面的喉结中点与杓状软骨后的声带突。该膜游离的上缘构成了声韧带,即真声带的构架。环甲膜向前增厚形成环甲韧带,在中线位置连接环状软骨和甲状软骨。

临床要点

气管切开术、微创气管切开术及环甲膜切开术
(环甲软骨切开术)

　　正规的气管切开术操作需要时间及一些外科技术。然而,当初期或急性声门上气道梗阻发生时,时间紧迫,需尽快建立气道。皇家麻醉医师学院的第四次国家审计项目报道环甲膜切开置管术(微创气管切开术)的失败率高达 60%,但紧急外科气道几乎普遍建立成功。因此现在建议麻醉医生和危重症医生应该进行掌握外科扩张气管切开术这一技术的培训。

环甲膜切开术和微创气管切开术

　　患者取仰卧位,颈部位于正中位且没有颈椎损伤,伸展颈部,可在甲状软骨下缘及环状软骨之间触到一凹槽。这一凹槽位于环甲韧带上方。由于时间紧急,环境条件受限,予局麻药皮下浸润,另一只手固定在喉部,在环甲韧带上切开一个 1~2cm 的水平切口。然后用

解剖刀"刺"入韧带。用解剖刀柄将环甲膜上的切口扩大为一个洞,使得解剖刀可在其内旋转。然后从切口处放入一个小的气管导管或气管切开导管,使肺通气。环甲膜切开术操作相当容易,由于环甲韧带是无血管的,理论上应出血最少(图1.25)。

使用 Seldinger 导丝引导技术的小管径气管切开导管或者使用插管器可达到微创的目的,即微创气管切开术。患者的体位同环甲软骨切开术,但较多操作者更喜欢使用环甲韧带上方1cm的垂直切口。可用一根针刺破环甲膜,放入导丝,沿导丝将一插管器插入气管内。或者,在一些设备中,插管器本身可以用来穿刺环甲韧带。然后如图1.26顺着导丝将一4.0mm微创气管切开导管放入气管。微创气管切开导管可用于痰潴留时的吸痰治疗,或者紧急气道(上气道梗阻)时的给氧治疗。在英国,微创气管切开术不再只是用于通气治疗。

气管切开术

气管颈部前方的固有位置关系是实施气管切开术的必要条件。沙袋放于患者两肩下保持其头部完全伸展很重要,并且要维持头与下巴、胸骨切迹绝对在一条直线上。从美观的角度考虑,最好选择环

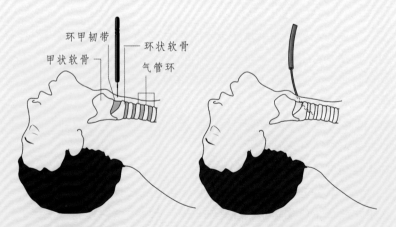

图1.25　环甲膜穿刺的位置:甲状软骨与环状软骨之间的柔软区域很容易穿刺并且血管相对较少。

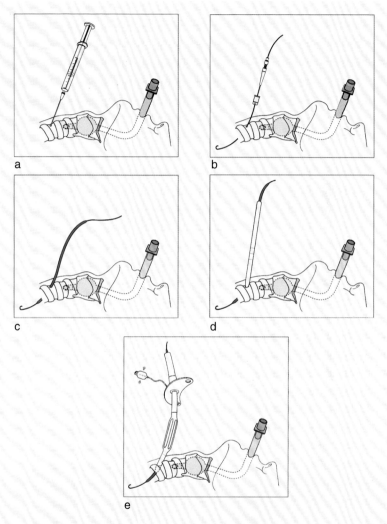

图 1.26　经皮气管切开术。(a)针从第 1 气管环刺下。(b)插入 Seldinger 导丝。(c,d)用探条不断扩大穿刺孔。(e)插入气管导管。

状软骨与胸骨上切迹之间中线上短的横切口。然而,紧急情况时,做一个从甲状软骨下缘至胸骨上切迹的垂直切口,对新手来说更安全。

　　这一操作解剖及手术的最大秘诀在于准确地保持在中线位置，这样就可避开主要的颈部血管。皮肤切口深到筋膜层，分离时要垂直分离，直到将气管前肌肉分离到两侧。用牵开器将这些组织分开就可见到第 1 气管环，并且可以通过小心触摸气管环来确定气管的位置。常向下推动甲状腺峡部以暴露上部气管环；如果看不到，则用钝性分离将峡部抬起，并用血管钳垂直将其分离。在气管上切一个小的垂直切口（图 1.27）。所放入的气管切开导管的最大尺寸应能充分契合气管内径，气管通过气管导管吸气，并且伤口皮肤经 2~3 层缝合后可轻易地闭合。

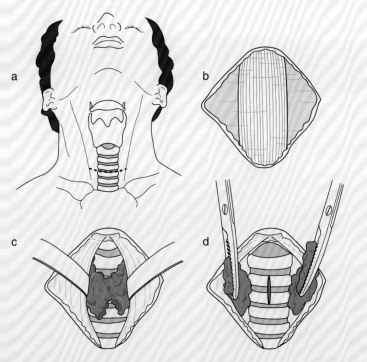

图 1.27　气管切开术。(a)在环状软骨至胸骨上切迹之间做一正中切口。(b)逐层分离覆盖于气管前肌肉的筋膜层。(c)游离甲状腺峡部。要么用血管钳分离，要么将峡部向下推移。(d)气管上做一垂直切口。

经皮气管切开术

目前经皮气管切开术(图 1.26)是大多数重症监护病房(ICU)行气管切开术的一个好办法。它可能由经过适当训练的危重症医生进行操作,比起在手术室,在 ICU 经皮气管切开术更常用。在气管镜的辅助下在第 1 气管环下方插入 Seldinger 导丝后使用改良的扩张探条,或者经球囊扩张,这一过程需准备各种用物。该新技术的预后很好,并且在远期和近期都很少出现并发症。术后瘢痕通常很小,并且美观效果令人满意。正规的外科气管切开术是由耳鼻喉科医生完成的,并且有血管损伤或甲状腺损伤等可预料风险的解剖困难的患者应在 ICU 留观。

患者取仰卧位,颈部伸展,可辨认环状软骨。气管环直接在环状软骨下可触及。通常选择第 1~2 气管环之间的间隙做切口。给予局部麻醉,必要时局麻药中加入低浓度的肾上腺素。在气管上方做一1cm 切口,并且将一个带针的注射器穿过软骨环之间的气管壁。根据气体流通确定气管位置,并顺着针头将导丝放入气管内,然后退出针头。导丝为后续的一系列扩张器或球囊扩张做引导,在气管上扩一个足够大的洞使气管切开导管能通过。最需要注意的是,进行经皮气管切开术时保证充分的通气及氧供。对于许多需要长期进行气道管理的 ICU 患者,这项技术目前已被认为是一个标准技术。

喉部肌肉

喉部肌肉可分为外部肌群和固有肌群。外部肌群连接喉及其周围组织,固有肌群则负责喉软骨之间的相互运动。

喉的外部肌群包括胸骨甲状肌、甲状舌骨肌和咽下缩肌。另外,茎突咽肌和腭咽肌的少量纤维延伸到甲状软骨后缘。

1.胸骨甲状肌由胸骨柄后侧面延伸到甲状腺叶的侧面斜线。它由舌下神经袢支配(见第 6 章第 13 节),并向下牵拉喉部。

2.甲状舌骨肌斜向上通过甲状软骨板斜线到达舌骨大角的下缘。

它是由 C1 纤维传递到舌下神经支配(见第 6 章第 13 节)。它负责向上提拉喉部。

3. 咽下缩肌起始于甲状软骨板斜线、环甲肌肌腱弓和咽侧壁。这块肌肉仅仅只是一块咽部收缩肌,以保持结构完整(见本章第 3 节)。

其他肌肉通过韧带和肌肉与舌骨紧密连接,间接地在喉部的运动中起重要作用。这些肌肉有利于上提和压低喉部;间接的有上提作用的肌肉包括下颌舌骨肌、茎突舌骨肌和颏舌骨肌,间接负责降低喉部的肌肉有胸骨舌骨肌和肩胛舌骨肌。

喉的固有肌群(图 1.28 和图 1.29)有 3 个功能:呼吸时开启声门,吞咽时关闭喉入口和声门,以及说话时维持声带紧张度。其包括环杓后肌、环杓侧肌、杓间肌、杓会厌肌、甲杓肌、甲状会厌肌、声带肌和环甲肌。

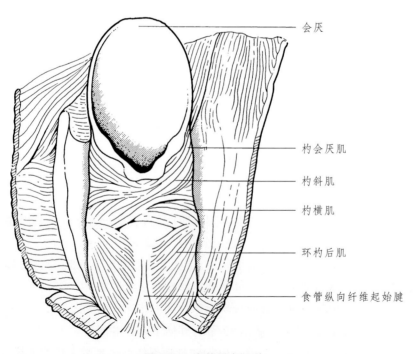

会厌

杓会厌肌

杓斜肌

杓横肌

环杓后肌

食管纵向纤维起始腱

图 1.28 喉的固有肌群。

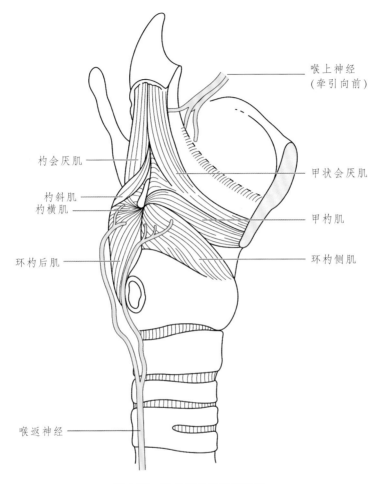

喉上神经
（牵引向前）

杓会厌肌

杓斜肌
杓横肌

环杓后肌

甲状会厌肌

甲杓肌

环杓侧肌

喉返神经

图 1.29　喉的固有肌群侧面观。

　　1. 环杓后肌起始于环状软骨板后侧面,并且附着在杓状软骨肌突的后面。环杓后肌通过使杓状软骨外旋内收肌束从而打开声门,它是唯一有此功能的肌肉。

　　2. 环杓侧肌起自环状软骨弓的上缘,并穿入杓状软骨侧面。通过内旋杓状软骨,使肌束内收,从而关闭声门。

　　3. 杓间肌,唯一不成对的喉部肌肉,附着于两个杓状软骨之间。它的作用是协助关闭声门,尤其是它的后部。这块肌肉由杓横肌和杓斜肌组成;后者继续向上向后延伸为杓会厌肌,其位于杓会厌襞内,在喉入口起到相当微弱的括约肌作用。

4. 甲杓肌起始于甲状软骨板结点的后方,在杓状软骨前外侧面,从声带突尖端背靠着肌突的位置附着到杓状软骨上。通过牵拉杓状软骨使这块肌肉缩短,从而放松声带。甲杓肌的部分纤维在杓会厌襞继续延伸至会厌的边缘形成甲状会厌肌,可协助完成喉入口的收缩舒张功能。

5. 声带肌仅是甲杓肌深部的一些进入声带襞的肌纤维。它可调节声带的紧张度。

6. 环甲肌是唯一一个位于软骨骨架外的喉部固有肌肉,其起始于环状软骨弓外侧面上部。它的肌纤维向上向后附着于甲状软骨板的下缘并延伸至下角前面。环甲肌收缩可将环状软骨弓上部向上提拉至接近甲状软骨。这样可使环状软骨板倾斜,与杓状软骨靠在一起,然后可延长声门前后径,从而拉伸声带(图 1.30)。它是唯一可以调节声带张弛的肌肉。

喉固有肌群的功能可以总结如下。

1. 外展肌束:环杓后肌。

2. 内收肌束:环杓侧肌、杓间肌。

3. 前庭括约肌:杓会厌肌、甲状会厌肌。

4. 调节肌紧张度:环甲肌(紧张)、甲杓肌(放松)、声带肌(适度调节)。

血液供应

喉上动脉是甲状腺上动脉的分支,而甲状腺上动脉则是颈外动脉的第一分支。喉上神经内支与之伴行,并穿过甲状舌骨膜供应喉内部。

喉下动脉来自甲状颈干的甲状腺下支,同时甲状颈干来源于锁骨下动脉的第一部分。喉下动脉伴随着喉返神经入喉。相应的静脉注入甲状腺上、下静脉。因此,喉部的血供来自于喉上、下动脉和静脉,而喉上、下动静脉又来自于甲状腺上、下血管,并且各自伴行着喉上、下神

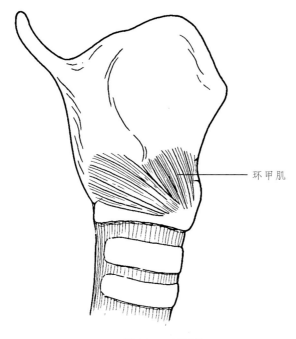

图 1.30　环甲肌。

经及喉返神经。

淋巴回流

　　喉部的淋巴以声带为界分为上、下群。声门上区的淋巴与喉上静脉伴行,并注入颈深上淋巴结。声门下区的淋巴同样伴行着喉下静脉,进入到颈深下淋巴结。下喉部前面部分的淋巴液也回流至小的喉前和气管前淋巴结。

　　声带本身牢固依附于底部的声带膜,因此这个区域没有淋巴回流通道,这就是声带作为淋巴回流上、下区分界的原因。

神经支配

　　喉部是由源于迷走神经的喉上神经和喉返神经支配。

　　喉上神经在颈外、颈内动脉深部穿行,并分为一小的外支,支配环甲肌,以及一大的内支,其穿过甲状舌骨膜支配声带以上的喉内侧的感觉,它可能也发出运动纤维至杓间肌。

喉内神经途经梨状隐窝下方。喉内神经在此很容易被局部麻醉药阻滞,从而达到为喉镜检查和支气管镜检查麻醉的目的。

右侧的喉返神经由迷走神经分出后伴随迷走神经越过右锁骨下动脉,然后勾绕动脉后沿气管、食管沟返回至喉部。左侧的喉返神经从迷走神经发出后伴随其越过主动脉弓,然后神经在主动脉弓下穿行抵达气管-食管沟。一旦喉返神经到达颈部, 左侧和右侧走行一致 (图1.37)。喉返神经支配环甲肌以外的喉内肌运动,同时支配声门裂以下喉部黏膜的感觉。

喉部神经损伤

供应喉的神经与供应甲状腺的血管有着紧密而又重要的位置关系。喉上神经外支下行至咽下缩肌后立即走行于深部,与甲状腺上动静脉伴行,并一起穿过甲状腺上极,若在此位置固定这些血管会损伤该神经。因为喉上神经支配环甲肌,声带唯一的舒张肌,因此将喉上神经描述为"喉的音叉",它受损会出现声嘶。庆幸的是,这种声嘶只是暂时的,可通过增加对侧环甲肌的活动来代偿。

喉返神经,上行至食管-气管沟,与甲状腺侧叶重叠,然后与甲状腺下动脉在食管-气管沟正中,背靠颈总动脉紧密伴行。甲状腺下动脉可以从喉返神经前后穿过,又或者喉返神经可以在动脉的终末分支之间穿行(图1.31)。在右侧,可完全按这三种位置之一定位喉返神经;但在左侧,喉返神经更可能在甲状腺下动脉后方。甲状腺切除术中损伤喉返神经风险极大,尤其是当甲状腺疾病时喉返神经由正常解剖位置发生移位后更容易损伤。

喉返神经麻痹不仅可能是因为甲状腺切除术的术中损伤,还可能是因为甲状腺恶性肿瘤、偶尔的甲状腺良性肿大,又或是肿大的淋巴结,或者颈部外伤引起神经牵拉所致。肺、食管恶性肿瘤,恶性或炎性淋巴结,又或是主动脉弓的动脉瘤,甚至是二尖瓣狭窄时被挤压至左肺动脉(左肺动脉被异常扩大的左房向上推移)和主动脉之间均可能

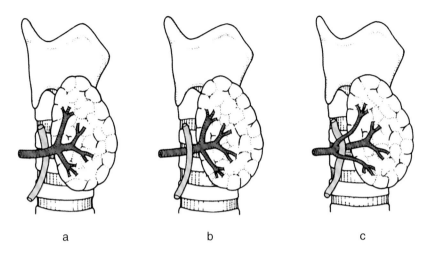

图 1.31　喉返神经与甲状腺下动脉的位置关系。存在 3 种位置关系：(a)喉返神经从动脉下方通过，(b)神经从动脉上方通过，(c)神经从动脉的分支中穿过。在此图中，甲状腺的侧叶被向前提起，正如甲状腺切除术中的操作。

影响左侧喉返神经的胸段。在动脉导管未闭结扎术中偶尔会损伤到喉返神经，因为喉返神经在主动脉弓下返折时会走行于动脉导管的深部（图 2.17a）。

　　左侧喉返神经麻痹的概率是右侧的两倍，因为它的胸内段与许多结构毗邻。值得一提的是，有 25%的喉返神经麻痹是原发性的，这可能是由周围神经炎引起的。

　　损伤喉返神经可导致相应的声带麻痹，且运动减弱，因为该肌肉麻痹向下拖曳而导致相应声带靠近中线，并且较对侧位置水平降低。单侧麻痹可出现轻微的声嘶，经常在对侧正常声带过度内收代偿而消失。然而，双侧喉返神经麻痹可导致完全失声。此外，两侧麻痹的声带一齐振动，尤其在吸气时，会产生一种活瓣样的阻力，同时伴随呼吸困难和标志性的吸气性喘鸣。

　　甲状腺切除术后呼吸道梗阻也可来源于气道软骨(特别是甲状腺癌)的直接创伤引起的气管软化。它可能是由于颈部出血流至深筋膜深部，从而产生外力压迫气管。实际上，如果气管软骨尚未损坏，甲状腺良性肿块压迫气管需要预防性气管内插管的情况还是很少见的。在插管时，气管总是笔直且扩张的。同样，比起压迫完整的气管，出血后血液流至完整的腺体内更可能引起喉头水肿阻塞气道。甲状腺切除术中，当筋膜层被破坏时，出血可能导致气管压迫和喉头水肿而使气道受压。

值得注意的是，甲状腺切除术后24小时喉镜检查经常发现一定程度的假声带水肿，大概是因为术中喉外部创伤损伤了静脉和淋巴回流通道。

临床要点

喉镜检查解剖

在直接喉镜检查时观察喉，然后放入气管导管，前提是使口腔、咽、喉位于同一平面上。颈部弯曲使得咽和喉的轴线在一条线上，但口轴线仍与另外两条成直角；在寰枕关节处头完全后仰才能成功使这三条线汇成直线。这种鼻子向前向上提起的体位，可假想为麻醉医生在手术室工作一整天后深吸到一口新鲜空气的感觉，又或者像是将头凑向前，小啜了一口斟满的啤酒的感觉。

喉镜检查时，麻醉医生首先看到舌根、会厌谷和会厌前表面。然后就可看到喉入口（图1.32），在会厌后表面的前方，明显的会厌结

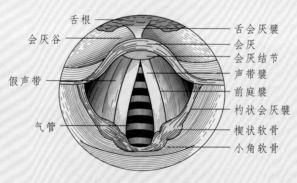

图1.32 喉镜检查时的喉内观。

节处与之分界。可见两侧杓状会厌襞从会厌侧面向后正中运动;襞前面薄，但随着它们向后途经包含楔状软骨和小角软骨处逐渐增厚。声带呈现为苍白、透亮的带状，可从后面的甲状软骨角延展至杓状软骨声带突。两侧声带裂隙打开时呈三角形(尖端向上)，透过裂隙可看到上部的 2~3 个气管环。

气管插管困难

　　某些解剖特征可提示经口气管插管困难。这种情况在下颌骨发育不良、小下颌的患者，尤其是甲颌距离过短的患者更为明显。头部矢状面图(图 1.33)显示会厌"卷"在膨大的舌下，因此在前述的情况下，要将喉镜片插入会厌谷内比较困难。

　　为了评估并记录气道情况，可按喉镜检查时喉内观分级。目前最常用的分级系统是 Cormack 和 Lehane 提出的(图 1.34)。

　　为了预测喉镜检查和气管插管的困难，已提出了各种各样的评估系统。Mallampati 评分根据患者完全张口实际可见的结构情况制订了解剖评估，以评估气管插管困难的分级(图 1.35)。

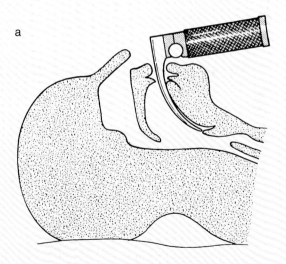

图 1.33　(a)正常人喉镜放入的位置。(待续)

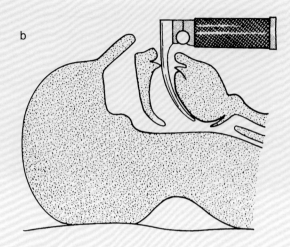

图 1.33(续)　(b)小下颌及下颌骨发育不良患者的问题所在。

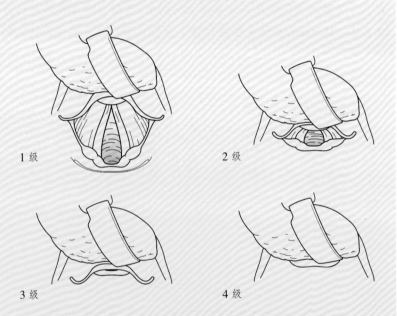

图 1.34　Cormack 和 Lehane 的喉镜检查分级系统。1 级:所有结构均可见。2 级:只能看到声门后部。3 级:只能看到会厌。4 级:看不到任何结构。

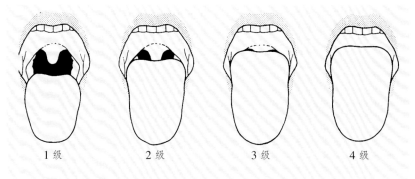

1 级　　　　2 级　　　　3 级　　　　4 级

图 1.35　Mallampati 气道评估系统(1985 年由 Mallampati 提出)。

骨架结构

喉部的黏膜主要是一层纤毛柱状上皮,并有散在的分泌黏液的杯状细胞分布。这层上皮在两个位置变为复层鳞状上皮:声带表面和喉入口。喉入口处继续延伸至食管,也就是包括会厌的前面及其背面的上部分,以及杓状会厌襞的上部。

这层黏膜内也包括大量黏液腺,尤其是会厌上。因此当黏膜表面从会厌软骨上剥离时,可明显看到这些腺体在黏膜上造成的小凹洞。然而声带上是没有腺体的,因为该区域的上皮附着于其下方的声韧带。

第 5 节　气管

气管起始端位于 C6 水平的环状软骨的下端, 向下延伸终于支气管分叉处。在保存于解剖室的尸体标本中,其位于 T4 及胸骨角(Louis 角)水平;在活体立位胸部斜位片中,气管下段可见于 T5 水平,深吸气时可达 T6 水平。

成人的气管约 15cm 长,其中 5cm 位于胸骨上切迹之上,当颈部完全后仰时,这一部分可增长(约 8cm)。气管的直径与人的体格大小相关,气管直径与患者示指直径相同,这一规律具有良好的可操作性。

一连串 16~20 个 C 形软骨通过弹性纤维组织垂直连接维持气管

的开放,后方的气管平滑肌收缩使得气管关闭。气管分叉处的软骨是呈龙骨状的隆突(图 1.36),进行支气管镜检查时可观察到其是一非常明显的矢状嵴。气管隆嵴的锐利边缘变平常常提示是肺门淋巴结肿大或肺部纤维化、肿瘤或者其他疾病导致的肺部解剖结构明显变形。

气管周围位置关系

气管颈段位于正中,胸段由于主动脉弓的存在稍向右偏移。

在颈部(图 1.37),气管前方由皮肤、颈深及颈浅筋膜覆盖,在此也较易触及气管环。甲状腺峡部覆盖在第 2~4 气管环,双侧甲状腺上动脉分支沿其上缘穿入。在颈部下段,胸骨舌骨肌和胸骨甲状肌的边缘与气管重叠,该段气管前方还有甲状腺下静脉(向下汇入头臂静脉)、颈前静脉之间的交通支,以及发源于主动脉弓或者头臂干的甲状腺最

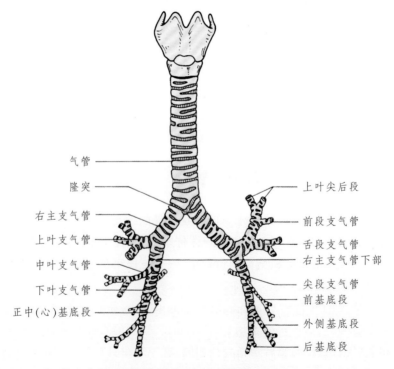

气管
隆突
右主支气管
上叶支气管
中叶支气管
下叶支气管
正中(心)基底段

上叶尖后段
前段支气管
舌段支气管
右主支气管下部
尖段支气管
前基底段
外侧基底段
后基底段

图 1.36 气管和主支气管的前面观。

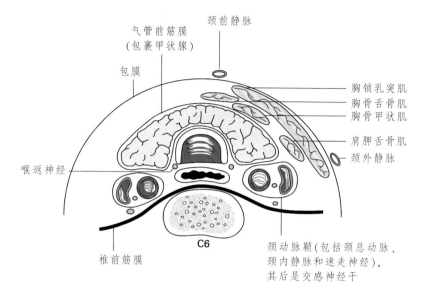

图 1.37　颈部位于 C6 的横截面。

下动脉(如果出现的话)。由于气管与头臂干的关系紧密,在气管切开导管侵袭气管壁时可能会引起突发的大出血, 颈动脉受累则较少见。气管两侧是甲状腺侧叶,位于气管与颈动脉鞘及其内容物(颈总动脉、颈内静脉和迷走神经)之间。气管后面毗邻食管,两侧的喉返神经则位于气管-食管沟内。

　　食管镜检查时可清楚看到无支撑的气管后壁与食管之间的密切关系。当气管内的气管导管套囊充气后,食管前壁受压。因此,使用充气的气管切开导管的患者(尤其是套囊内高压者)可能会感到吞咽困难。在使用硬质食管镜进行食管镜检查时,气管导管套囊过度充气可能会被误认为食管梗阻。

　　气管是颈部表浅结构,所以向正确放置的气管导管的套囊快速充入 5mL 空气,若两指放置在胸骨上切迹上方的气管上,可能有膨胀感。

　　气管胸段(图 1.38)下行经过上纵隔。在气管前面,从上往下的结构依次是:甲状腺下静脉、胸骨柄后的胸骨甲状肌起点、残留的胸腺、头臂动脉和左颈总动脉(分隔气管和左侧头臂静脉)以及主动脉弓。如

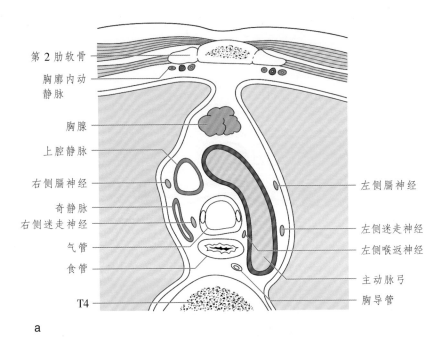

第 2 肋软骨

胸廓内动静脉

胸腺

上腔静脉

右侧膈神经

奇静脉

右侧迷走神经

气管

食管

T4

左侧膈神经

左侧迷走神经

左侧喉返神经

主动脉弓

胸导管

a

胸廓内动脉

上腔静脉

奇静脉

气管

食管

T4

主动脉弓

b

图 1.38 T4 平面的胸段气管及其周围组织的横截面：(a)示意图，(b)T4 的 CT 图像。

同颈段气管,胸段气管后方,始终有食管伴行,左侧喉返神经位于气管–食管沟内左侧缘(图 1.39)。

　　气管右侧与纵隔胸膜相贴,仅在奇静脉与右侧迷走神经所在处分离。气管左侧与胸膜之间有左颈总动脉、左锁骨下动脉、主动脉弓和左迷走神经;这些大动脉自主动脉发出后向着颈根部走行,分散且呈螺

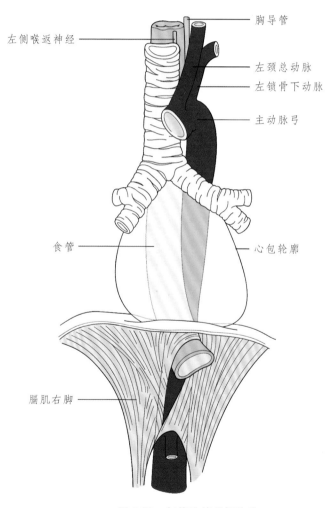

左侧喉返神经

胸导管

左颈总动脉

左锁骨下动脉

主动脉弓

食管

心包轮廓

膈肌右脚

图 1.39　气管及其毗邻关系。

旋状,这使它们与气管之间的相对位置不断发生变化。

大的气管支气管淋巴结位于气管两侧以及两支气管之间的夹角内。

婴儿期这些结构之间的相对关系与成人有所不同;头臂干的位置更高且当它在胸骨上切迹后方下行时与气管交叉。左头臂静脉可能向上投射到颈内,位于颈部气管前方——给窒息的婴儿行气管切开术时若发现组织严重出血膨胀,血液快速涌出是令人恐惧的遭遇。两岁以内的儿童,胸腺较大,位于颈段气管下段的前方。

血管、淋巴及神经支配

气管的动脉供应来自于甲状腺下动脉,静脉回流则是通过甲状腺下静脉完成的。淋巴液流经颈深、气管前及气管旁淋巴结。气管受来自于迷走神经分支的喉返神经支配,除此之外,中间颈神经节支配其交感神经。

第 6 节 主支气管

尸体标本仰卧位时气管于 T4 水平处分为左、右支气管。活体站立位深呼吸时气管分叉位于 T6 水平。

右主支气管(图 1.36)较左侧更短、更宽且更垂直:更短是因为右侧更早发出上叶支气管(距离分叉仅 2.5cm);更宽是因为其供应的肺组织范围更大;更垂直(相比较左侧与垂直面成 45°角,右侧只成 25°角)是因为左支气管在主动脉弓后向旁边扩展直至肺门。显然相较于又窄又倾斜的左支气管,吸入的异物或者支气管吸气导管更容易进入又宽又垂直的右支气管。

右肺动脉首先位于右主支气管下方,然后走行于其前方,奇静脉则跨越肺动脉穿行。

左主支气管(图 1.36 和图 1.39)长 5cm。它在主动脉下方,食管、胸导管及降主动脉前方通过,并且左肺动脉先走行于左主支气管上方,然后再位于其前面。

临床要点

支气管内插管

　　因为右上叶支气管在气管隆嵴下只有一小段距离，所以将导管插入右主支气管时难免会有堵塞下叶的风险。为了克服这一困难，右侧支气管内导管在导管侧面有一侧孔，该侧孔与右上叶开口的位置一致（图 1.40）。左主支气管就不需要特殊处理了，因为气管隆嵴与左上叶支气管之间有 5cm 的距离，为支气管内导管套囊末端留有充足的空间。常规使用纤维支气管镜检查导管位置。

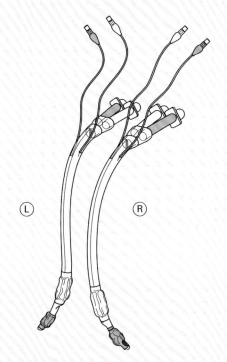

图 1.40　左、右双腔支气管内导管。注意导管右侧套囊末端的开口。

第7节 胸膜

每侧肺在其发育过程中会向体腔内折叠形成一个有两层壁构成的囊腔,内含浆液,此即为胸膜。胸膜包含一层脏层胸膜及一层壁层胸膜。前者包裹肺部本身并穿入肺的裂隙内,后者则包绕着膈肌、胸壁、胸腔顶部和纵隔。两层在反折处交汇,即肺门根部,在此处胸膜垂下成一褶皱,就像一个空的套筒,称为"肺韧带"。在两层胸膜之间是一潜在的腔隙——胸膜腔,其内有薄薄一层浆液,有润滑的作用。

脏层胸膜与其下的肺紧密黏附;若想剥离脏层胸膜可能会撕裂肺实质。相反,壁层胸膜与其覆盖的胸壁之间被一薄层疏松结缔组织分隔,也就是胸膜外筋膜,它能让外科医生很容易地分离壁层胸膜,并且能使胸壁出血很少。

胸膜反折线的体表投影(图 1.41 和图 1.42)

胸膜边缘可按如下标志在胸壁上勾勒出。

1. 胸膜顶在锁骨中 1/3 上方延伸约 4cm。

2. 胸膜的边缘通过胸锁关节后于胸骨后第 2 肋软骨水平(Louis角)与对侧胸膜汇合。

3. 在第 4 肋软骨,左侧胸膜反折到胸骨侧缘,与其下方肺部的心脏切迹相对应,并由此下降直至第 6 肋软骨。

4. 右胸膜边缘持续垂直向下并且延续至稍低于右侧肋骨-剑突角处。

5. 胸膜下缘很容易被发现,它位于第 8 肋间锁骨中线上以及第 10 肋间腋中线上(此处为最低处),最终在后方达到 T12 水平,然后以略低于肋脊角水平的肋缘走行。

壁胸膜下缘未由膈的附着线延伸至胸壁,在此处膈肌反而直接与最下面的肋软骨和肋间隙相连。此外,肺在平静呼吸时并未到达胸膜腔的最低处,但离开了肋骨与膈胸膜相互接触的部位,即呈裂隙样的肋膈隐窝。当深呼吸时肺扩张占据此位置,此时该隐窝提供了容纳空

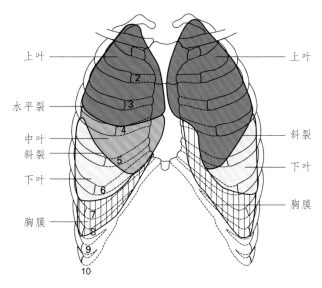

上叶

水平裂

中叶

斜裂

下叶

胸膜

2
3
4
5
6
7
8
9
10

上叶

斜裂

下叶

胸膜

图 1.41　肺及胸膜体表标志的前面观。

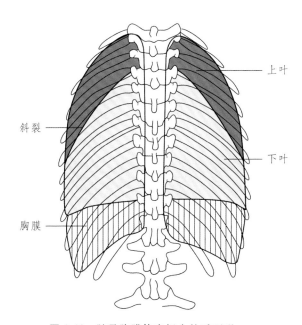

斜裂

胸膜

上叶

下叶

图 1.42　肺及胸膜体表标志的后面观。

间;术中在第 12 肋下操作或通过第 12 肋基底部时,尤其是在显露肾或者肾上腺时,可能会无意间通向此间隙。

临床要点

胸腔置管(图 1.43)

要排出胸膜腔内的气体或液体,例如来自胸膜的血液,经常需要置入胸腔引流管。英国胸科协会推荐当需置入胸腔引流管引流液体时,使用超声引导辨别位置及胸膜增厚情况。实时监测在患者呼吸时可辨认膈肌,因此提高了安全性。在极端的情况下,这种方法可能不可行。置入导管时应按图 1.44 所示由安全三角置入。安全三角

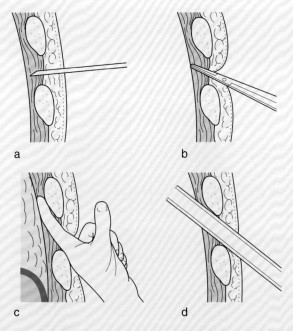

图 1.43　胸腔引流管置入。(a)在一肋间隙内局麻浸润。(b)做一切口之后,钝性分离至胸膜。(c)用一手指伸入切口内游离肺组织。(d)通过切口将胸腔导管置于胸腔内。

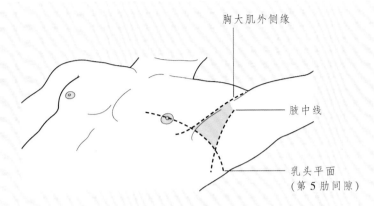

图 1.44　胸腔置管的安全三角。

的边由以下部分组成：背阔肌上缘、胸大肌外侧缘、第 5 肋间隙下缘水平线和腋窝下尖端。患侧的手臂置于头后以暴露穿刺部位。辨清正确的穿刺部位后，必要时局麻皮下浸润(利多卡因加肾上腺素配至 3mg/kg)，然后在皮肤上做一小切口。

　　小口径的导管(8~14F)不需要钝性分离就可以插入。用一支带针的注射器来辨认空气/液体并且通过针头插入一根导丝。使用扩张器扩皮，在超声图像引导下可将小口径的导管置入胸腔内。中号导管(16~24F)可使用 Seldinger 经皮穿刺法或钝性分离插入。

　　使用更大的导管则需要在肋上缘处切开并且使用 Spencer Wells 钳或者类似的工具进行钝性分离。用这种方法就可避开那些紧挨着肋下缘的肋间神经和血管(图 1.45)。用一手指通过胸膜间隙，以确保周围无肺组织粘连，然后用个大止血钳将导管夹住由切口放入胸膜腔(导管尽可能不要有尖锐的套管针)。

　　所有的胸腔/胸膜内导管的位置穿刺后都应该使用胸部超声确认位置。

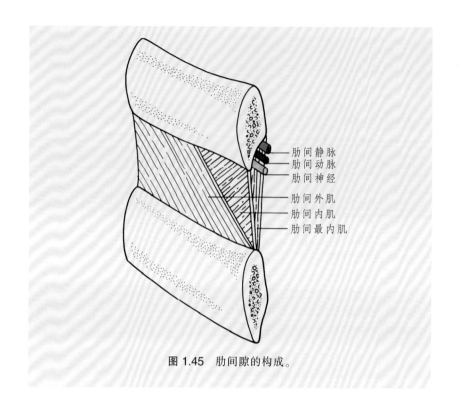

图 1.45 肋间隙的构成。

第 8 节 肋间隙

肋间隙被纤薄而有力的肌肉和腱膜封闭起来,其间有神经、血管和胸壁淋巴管走行(图 1.45)。

肋间肌

与侧腹壁的三层肌肉顺序排列一致, 胸壁的肌肉也由三层组成(图 1.46)。

肋间外肌从上一肋骨下缘到下一肋骨上缘向前下方向走行,后端起始于肋结节,止于前面相邻肋骨的肋软骨结节。肋间外肌在胸骨两侧移行为坚韧的肋间外膜。

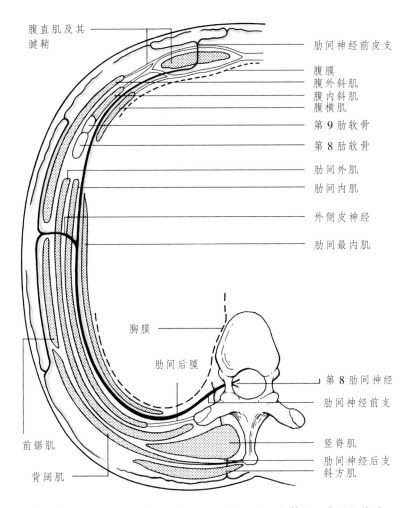

腹直肌及其腱鞘

肋间神经前皮支

腹膜
腹外斜肌
腹内斜肌
腹横肌

第 9 肋软骨

第 8 肋软骨

肋间外肌

肋间内肌

外侧皮神经

肋间最内肌

胸膜

肋间后膜

第 8 肋间神经

肋间神经前支

竖脊肌

肋间神经后支
斜方肌

前锯肌

背阔肌

图 1.46　第 8 肋间神经分布图展示它的胸段、腹段与体壁肌肉层的关系。

肋间内肌起于胸骨(或者下一肋肋软骨的前端),止于后方的肋骨角;在此移行为肋间后膜。肌纤维向后下方斜行。

肋间最内肌是不完整的,其由以下组织构成。

1. 前方的胸横肌(胸锁横肌):它从低位的胸骨到第 2~6 肋软骨呈扇形发散开。

2. 侧方的肋间肌(肋间最内肌):除去与神经血管束分隔的部分,它与肋间内肌共同构成这一层。

3. 后方的肋骨下肌:由靠近低位肋骨角的小片状肌肉组成。它们与肋间内肌沿着同一方向走行,但横跨 2~3 个肋间隙。

这些内层的肌肉通过由胸膜延续来的膜性组织 (Sibson 筋膜)连接成一个整体。

胸内筋膜和腹壁的腹横筋膜一样,是肋间肌和壁层胸膜之间的一层网状结缔组织。这使得外科医生可以轻松地将壁层胸膜从胸壁剥离。

肋间肌在呼吸中的作用

众所周知,肋间肌麻痹会降低平静呼吸时肋骨的活动度,但是肋间肌的确切作用一直存在争议。为了解决这个争议,我们需要动物实验、模型学和几何学的帮助。而肌电图可以帮助我们了解这些肌肉的运动情况。吸气时,肋间肌收缩及其电活动增加,需要做更多呼吸功。在这一时期,肋骨上提外翻使得胸廓前后径及横径增加。用力呼气时低位的肋间肌也会收缩。在这一时期,肋间肌可能通过嵌入来发挥作用;通过腹肌使低位肋骨固定不动,然后低位肋间肌的收缩使肋骨下移,且使胸腔容积减少。此外,在剧烈呼吸时,肋间肌通过收缩来增强肋间隙的强韧度。胸壁强直,例如强直性脊柱炎,会降低患者最大呼吸容积的 20%~30%。

神经血管束

在每一个肋间隙都走行着一丛神经血管束,从上到下由肋间后静脉、肋间后动脉和肋间神经组成,隐藏于上一肋的肋沟中(图 1.45)。随后神经血管束位于胸膜与肋间后膜之间,但从肋骨角处它穿行于肋间肌之间。

胸壁血管

第 3~11 肋间后动脉从胸主动脉直接发出。第 1 和第 2 肋间后动脉来源于最上肋间动脉,它属于肋颈干的一个分支,肋颈干跨越 Sibson 筋膜穿行于第 1 肋颈前方。在此处,交感干位于该动脉内侧,动脉外侧则为 T1 神经根。

每一个肋间后动脉发出一个侧副支,然后每 2 个与上 9 肋的肋间前动脉汇合。

伴行于相应动脉的肋间后静脉却有着相对复杂多变的汇入途径。

两侧的第 1 肋间后静脉汇入椎静脉或头臂静脉。第 2、第 3 及部分第 4 肋间后静脉汇合入肋间上静脉。在右侧,肋间上静脉汇入奇静脉;在左侧,它绕过主动脉弓,从膈神经与迷走神经之间穿行,止于左侧头臂静脉。其下方的 8 根静脉右侧汇入奇静脉,左侧汇入上、下半奇静脉(每 4 根汇入 1 支)。

胸廓内动脉从锁骨下动脉的第 1 支发出,沿着上 6 肋的肋软骨后下行,距胸骨外侧缘一指宽,然后发出腹壁上动脉和肌膈动脉。胸廓内动脉首先垂直于胸膜走行,然后到达第 3 肋软骨时,它越至胸横肌前方走行直到发出分支。

胸穿支穿过每一个肋间隙提供覆盖其上的胸大肌、皮肤以及女性乳腺的血供(第 2~4 穿支成为乳腺的最大供应血管)。其他血管供应纵隔及心包膜,其中一支伴行于膈神经(心包膈动脉)。在上 9 肋的每一个肋间隙,发出两支与肋间后动脉及其侧支汇合的肋间前动脉;其中上面 6 支来源于胸廓内动脉,第 7~9 支来源于肌膈动脉的分支。

胸廓内静脉伴行其动脉,汇入相应的头臂静脉。

淋巴管

淋巴结沿着胸内血管排列;它们起着重要作用,因为它们接收来自乳房的淋巴液,然后再汇入胸导管或者纵隔淋巴管。

胸壁神经

肋间神经是 T1–11 神经的前初级支;走行于上文已提及的神经血管束中。下方的 5 根神经(T7–11)继续向前走行,支配腹壁,如本书其他章节所述(见第 7 章第 4 节),它们在此处的解剖位置位于体壁的第 2 和第 3 层肌肉间,例如在腹内斜肌与腹横肌之间(图 1.46)。这些神经形成的节段性感觉神经支配躯干及上臂内侧,运动神经支配肋间及前腹壁的肌肉。

第 1 支肋间神经与其他肋间神经相比,较为特殊;它是胸廓神经最大的一支,因为它的分支跨越第 1 肋骨颈加入 C8 神经,一起参与构成臂丛神经的最低的神经干。它的肋间神经分支很小并且完全支配运动功能。

其余的每一支肋间神经都有如下分支。

1. 侧支:它起于肋骨角,止于支配的肌肉或者和神经干形成一个回路;完全支配运动功能。

2. 外侧皮支:起于腋中线,然后发出前支和后支。

3. 前皮支:在上 6 肋的每一个肋间隙,走行于胸廓内血管前方,然后到达皮肤表面来支配覆盖其上的皮肤。下 5 根神经穿过腹直肌,支配前腹壁(图 1.47)。

第 2 肋肋间神经的外侧皮支也比较特殊;它形成横过腋窝顶的肋间臂神经并支配上臂内侧至手肘的皮肤。由于不是臂丛的一部分,它在臂丛神经被阻滞时不会受影响,当清醒患者的上肢使用加压止血带时,这一点就显得极为重要。局部麻醉药需要从腋窝沿着上臂内侧缘的皮下扩散才能抑制止血带所带来的不适。

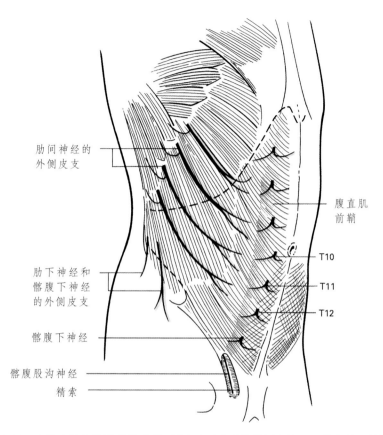

肋间神经的
外侧皮支

腹直肌
前鞘

T10

T11

T12

肋下神经和
髂腹下神经
的外侧皮支

髂腹下神经

髂腹股沟神经
精索

图 1.47　去除皮肤和筋膜的腹壁图。图中显示腹壁的外侧皮神经和前皮神经的终末分支。

临床要点

肋间神经阻滞(图 1.48)

　　肋间神经阻滞可以应用于胸部或上腹部手术患者的术后镇痛或者缓解肋骨骨折的疼痛。也可以应用于慢性疼痛,例如疱疹后神经痛的治疗。患者取坐位、侧卧位或俯卧位,阻滞部位接近于肋骨角

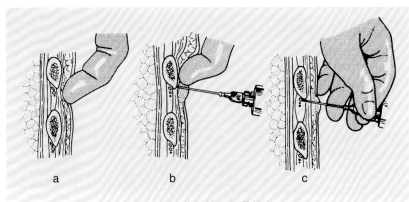

图 1.48　肋间神经阻滞技术。

处。局部麻醉药局部皮下浸润麻醉后,指尖触摸肋骨的下缘并且将皮肤轻轻向头侧推动。从肋骨上向着肋骨下缘进针至皮下。针尖会划至肋骨的下沿,然后向头侧轻轻地进针 3~5mm。嘱患者轻轻吸气,以减少血管腔内容积,注入 3~5mL 局部麻醉药。在注射时必须留意局部麻醉药的注入总量,因为常常需要多次注射,而在这个部位局部麻醉药能非常迅速地被吸收进入血液循环。

纵隔

纵隔是指在两侧胸膜中间的区域。为了便于描述,我们利用心包将其分成四部分(图 1.49):中纵隔被心包及其内容物填充;前纵隔在中纵隔与胸骨之间;后纵隔位于心包至膈肌间的后方;上纵隔在心包与胸廓入口之间。

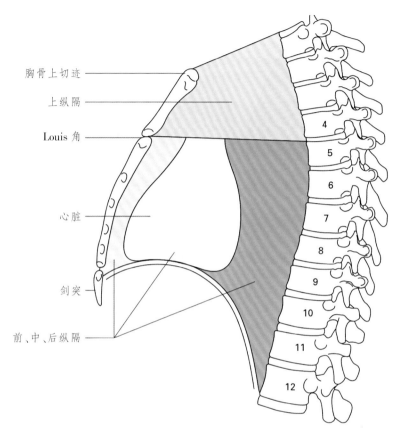

胸骨上切迹

上纵隔

Louis 角

心脏

剑突

前、中、后纵隔

4

5

6

7

8

9

10

11

12

图 1.49　纵隔分区。

第 9 节　肺

　　肺的形状与双侧胸膜腔形状一致，类似果冻与其包装的形状一致。每侧肺都大致呈圆锥形，有一个顶点、一个底面、一个外侧面(或称肋骨面)、一个内侧面以及三个边界线——前缘、后缘和下缘(图 1.50和图 1.51)。除肺门附着处外，每个肺都随意填充于胸膜腔内。右肺更大一些，相较于左肺 570g 的平均重量，右侧的均值为 620g。男性的肺与女性相比要更大、更重。

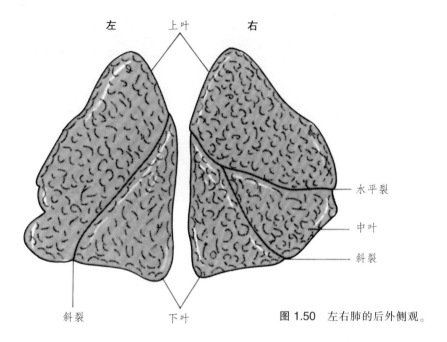

图 1.50　左右肺的后外侧观。

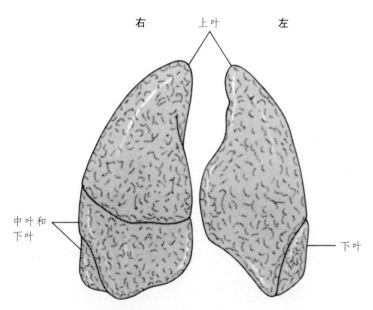

图 1.51　左右肺的前面观。

肺尖向上一直到达颈根部,它的顶点在锁骨的中 1/3 上方 4cm。当在此位置行锁骨上臂丛神经阻滞、锁骨下中心静脉穿刺及颈部穿刺伤时很容易损伤胸膜。因为胸廓入口处有一定的倾斜度,肺尖未在第 1 肋骨颈后上方。肺尖周围走行着锁骨下动脉,它们被颈段胸膜和胸膜外筋膜(Sibson 筋膜)分隔。

肺底的凹面位于横膈穹隆上,因为右侧膈面高于左侧,所以右侧肺虽然大一些,但是却更紧缩一些。肺的肋骨面紧贴着胸廓,在经过甲醛固定过的肺上,可以看到这一结构形成的切迹。

内侧面的一个标志性结构就是肺门(见下文)。中纵隔也位于此处,它在经过固定的肺上留下更明显的切迹;内侧面可被分为后部(脊柱)(它紧邻胸椎)和前部(纵隔)。它在肺门的前下方形成凹陷,即为心脏压迹——正常情况下左侧压迹要比右侧深 (图 1.52 和图 1.53)。

两侧肺内侧的毗邻关系是不同的。在右侧纵隔面(图 1.54),心脏压迹由右心房和部分右心室形成。此外,这个面也与上下腔静脉、奇静脉(它绕过肺门)、食管右侧缘、气管、右侧迷走神经和膈神经紧邻。

左侧纵隔面与左心耳和心室、主动脉弓和降主动脉、左锁骨下和颈总动脉、左头臂静脉、气管和食管、左侧迷走神经和胸导管紧邻(图 1.55)。

肺的前缘很薄,填充于心包膜和胸壁之间。在左侧,这个缘形成一个明显的心脏压迹;在这里右心室的一部分与胸壁相贴,中间仅隔着心包膜。

肺的体表投影没有壁层胸膜那么大(图 1.41 和图 1.42),并且它随着呼吸相的不同,变化很大。肺尖紧贴胸膜顶,右肺前缘的体表标志对应右侧纵隔胸膜。然而,在左侧,前缘有一个明显的切迹(心脏切迹),位于第 5 和第 6 肋软骨后方。肺下缘在剧烈的呼吸时会产生 5~8cm 的偏移,但是在居中位置时(吸气和呼气之间),肺下缘在锁骨中线第 6 肋水平,腋中线位于第 8 肋水平,靠近后方的脊柱时位于第 10 肋水平。

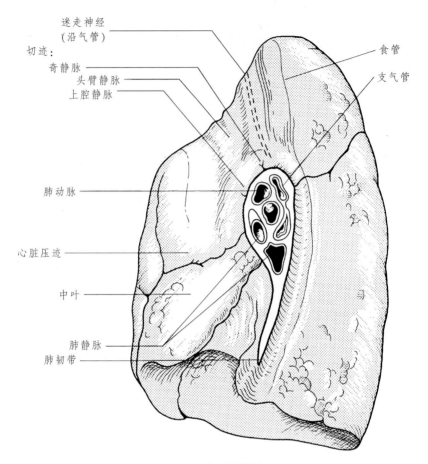

迷走神经
（沿气管）

切迹：

奇静脉

头臂静脉

上腔静脉

食管

支气管

肺动脉

心脏压迹

中叶

肺静脉

肺韧带

图 1.52　右肺的纵隔面。

肺叶（图 1.50 和图 1.51）

　　每侧肺都被斜裂分割，右侧肺则被水平裂进一步分割。因此，右肺分 3 叶，左肺分 2 叶。右侧斜裂起自脊柱后方第 5 肋水平开始。大致沿着第 5 肋而略低于它的方向走行，止于第 5 肋间或第 6 肋的肋骨与肋软骨连接处。左侧斜裂的起点更加多变，从第 3~5 肋的任何水平，但此后的走行大致类似右侧。当举臂过头时，肩胛骨的脊柱缘对应于斜裂，这是个非常实用而且精确的体表标志。

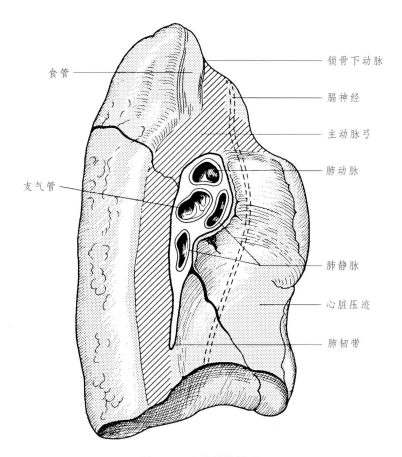

图 1.53　左肺的纵隔面。

　　水平裂是一条从右侧第 4 肋软骨直至腋中线第 5 肋骨或肋间的斜裂的水平线。这些裂隙变化无常。多数情况下,水平裂缺失或不完整。水平裂经常与其上的部分融合,因此下叶的上段常与相邻的上叶融合。但有时是相反的,某个支气管肺段(见下文)被肺以外的结构压得很深,从而产生了异常的肺间裂。例如舌段上缘就经常被左上叶的前缘嵌入;有时会使左肺形成一个中叶。右肺尖被奇静脉弓分开,完全被胸膜的"隔膜"分隔,从正中被分成奇叶或小叶。它可以很大并且完全独立,或者可能仅仅被奇静脉在上叶压出一个轻微的凹陷。

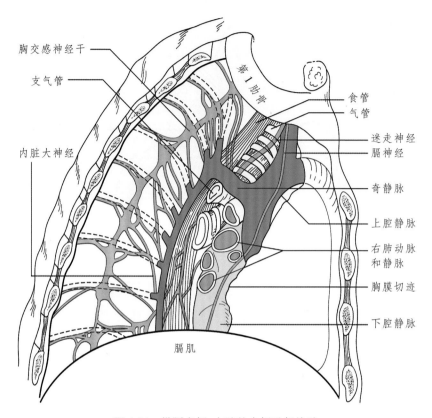

胸交感神经干

支气管

第 1 肋骨

食管
气管

迷走神经
膈神经

内脏大神经

奇静脉

上腔静脉

右肺动脉
和静脉

胸膜切迹

下腔静脉

膈肌

图 1.54　纵隔右侧：右肺的内侧毗邻关系。

肺根与周围的联系(图 1.52 和图 1.53)

　　肺根，或者说是肺门，是肺通过胸膜鞘来运输如下组织的结构：肺动脉、两条肺静脉、支气管、支气管血管、淋巴管、淋巴结和自主神经。以上每一个结构都会在其他地方重点描述，但是在此我们必须要讨论一下它们与肺门的关系。利用它们的逻辑关系比死记硬背要好记得多。

　　支气管都位于心脏和大血管根后面——因此支气管会位于肺血管后面。肺动脉沿着心房上缘走行，每侧的两根肺静脉汇入左心房——因此动脉必须位于静脉之上。支气管血管紧邻支气管的后表

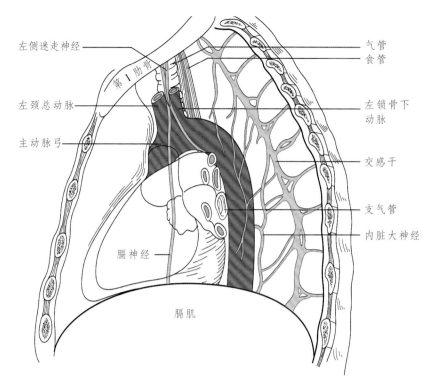

左侧迷走神经

第 1 肋骨

左颈总动脉

主动脉弓

膈神经

气管
食管

左锁骨下
动脉

交感干

支气管

内脏大神经

膈肌

图 1.55 纵隔左侧:左肺的内侧毗邻关系。

面,它们在肺门处也是这样的位置关系。最后,这个复合体被前面和后面的肺神经丛夹在中间。

最后一个值得注意的是,在右肺门另有一个上叶支气管,仍然走行于肺血管的(动脉上)后上方。

肺根与周围结构的关系可以总结为如下几点。

1. 在左侧:前面为膈神经;后面为降主动脉和迷走神经;上面为主动脉弓;下面为肺韧带。

2. 在右侧:前面为上腔静脉与膈神经;后面为迷走神经;上面为奇静脉;下面为肺韧带。

支气管肺段(图 1.56 至图 1.58)

自从认识到肺在功能上并不只分到上述的肺叶,而是细分到拥有各自的细支气管、各自的肺动脉的血供以及与邻近节段不同的肺实质,肺解剖学的概念就已经被更新了。肺切除术、体位引流以及胸部 X 线很大程度上是基于这些解剖节段的细分。

双肺支气管肺段的排列只是稍有不同,除了左侧的舌支起于上叶支气管而右侧中叶分支来源于右主支气管的下面部分外,其基本构造是一致的。

在以下的描述中,括号中的数字与图 1.56 至图 1.58 对应。

右肺

右主支气管,在走行约 2.5cm 后,于右侧发出上叶支气管。上叶支气管走行 1cm 后,按顺序分出 3 支或两个非常邻近的双支,从而形成三段支气管:尖段支气管(1),向上及外侧走行;后段支气管(2),向后、外侧及稍向上走行;前段支气管(3),向前面、稍向下外侧走行。主支气管继续走行一段距离(3cm)后,发出向前方和下方的分支,即为中叶支气管。它有 1~1.5cm 长,分为外侧段(4)和内侧段(5)。

位于上叶支气管和中叶支气管之间的一段支气管还没有一个明确的命名,提到它时最好简单称之为"右主支气管的下段"。右肺动脉的主干就是在此横跨,因此过去被称为"动脉下支气管"——与之相反,右上叶支气管在动脉上方,在旧版解剖中被称为"动脉上支气管"。

在中叶支气管的起始部位对侧稍下(或者有时在同一水平)发出下叶尖段的支气管(6)。它的主干直接向后走行不超过 1cm 的距离,然后就分为上、内、外三支。当患者卧于床上,该段支气管直接从下叶支气管的主干向后发出,因而此处经常是误吸物及滞留分泌物的聚集处。

在下叶上段(尖段)支气管下方 1.5cm 处发出内基底(心脏)段支气管(7),它从下叶支气管主干的内侧发出。然后,逐次发出以下基底支气管:

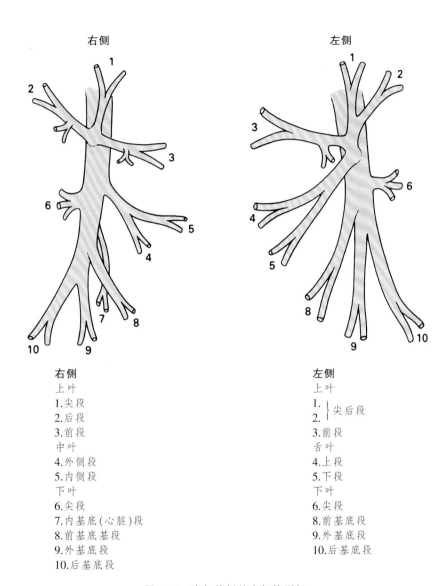

右侧　　　　　　　　　　　　　　　　左侧

右侧
上叶
1.尖段
2.后段
3.前段
中叶
4.外侧段
5.内侧段
下叶
6.尖段
7.内基底(心脏)段
8.前基底基段
9.外基底段
10.后基底段

左侧
上叶
1.

2.　}尖后段
3.前段
舌叶
4.上段
5.下段
下叶
6.尖段
8.前基底段
9.外基底段
10.后基底段

图 1.56　支气管树的支气管图解。

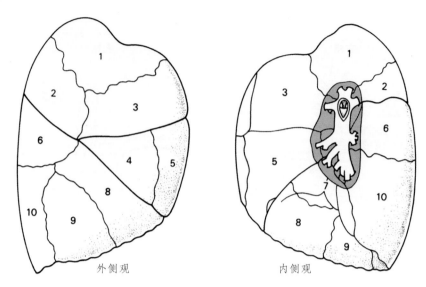

图 1.57　右肺分段。图示的数字详见图 1.56。

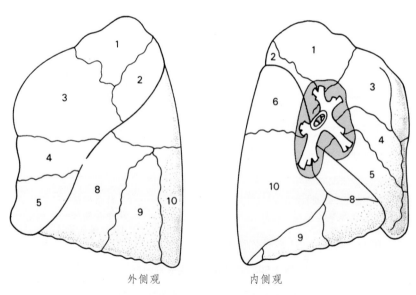

图 1.58　左肺分段。图示的数字详见图 1.56。

1. 前基底段支气管(8)，向下、前及外侧走行；

2. 外基底段支气管(9)，向下、外侧走行；

3. 后基底段支气管(10)，为最大的分支，沿着下叶支气管主干的走行方向，向下向后走行。

左肺

左主支气管在走行 5cm 后发出左上叶支气管。左肺动脉在其上环绕，因此它没有右肺的"动脉上支气管"这一结构。上叶支气管向外侧走行约 1cm，然后分为上、下(或舌)两支。上段很快再分为上叶尖、前、后段，这与右侧一样，除右侧尖段及后段支气管经常直接从一个主干发出，术语叫尖–后段支气管(1 和 2)，前段支气管(3)单独走行后立刻发出此支。有时，这三支与右侧一样各自独立发出。

左上叶支气管的下段支气管进入左肺尖段，它是延续左上叶前下部分的一个舌样突出结构。舌段支气管向下、向前且略向外走行 1~2cm 后分为上段(4)和下段(5)两个分支。舌叶的这种分为上段和下段的分支非常特别，与右侧中叶分内侧段和外侧段形成对比。上叶前缘的一个压迹经常作为舌叶上极的标志(图 1.58)。

舌段支气管向下的走行方向解释了为什么舌段肺叶和左下叶经常被侵袭，容易感染或发生支气管扩张。

左下叶支气管的分布与右侧一致，除了没有内基底(心脏)段支气管。

支气管镜下解剖

支气管树节段解剖的认识与支气管镜的出现息息相关(图 1.59)。

支气管镜下的气管为一白色反光的管道，在软骨环处为白色，而中间则为淡红色。这个管道在跨越主动脉弓时可被一定程度地压扁，并且可以透过气管壁观察到主动脉的搏动。气管分叉，或者说隆突，在气管中线稍偏左处，因为右主支气管走行更加垂直水平面；气管隆嵴是一短而锐利明亮的矢状嵴。

支气管镜更容易进入右主支气管，因为它较粗且相对垂直。首先，

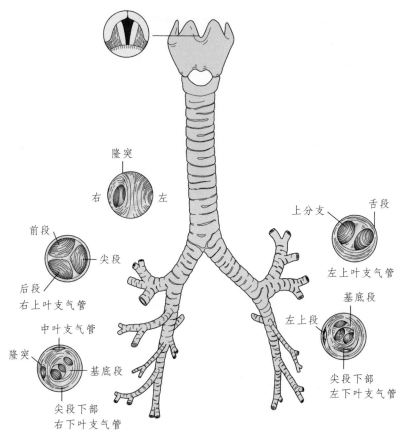

图 1.59　支气管树的支气管镜解剖图。

在右主支气管的外侧壁上可以看到右上叶支气管的开口。此时镜检可以显示典型的三个等大的分支开口，呈现独特的三角形外观。通过主支气管开口，能看到它的前、后及尖段分支开口。继续前进，因为中叶支气管的前段开口进入视线，可以看到一个水平嵴，那是中叶支气管的前端开口。在此以下，穿过下叶支气管。在后面可以看到尖段支气管的开口，然后心脏段的开口出现在内侧，最后紧靠成群的从上到下的依次为前基底段、外基底段和后基底段支气管的开口。

　　将支气管镜退至气管，沿着左主支气管前进，第一个要点就是左主支气管走行较长距离后其外侧壁上才会出现左上叶支气管开口。上叶支气管迅速分为舌段支气管和左上叶固有支气管。沿着下叶支气管走行,后方的尖段分支出现在视线中;越过它后是聚集成簇的前、外及后基底段支气管的开口。

肺和支气管树的结构

支气管壁的基本组成部分包括黏膜层、基底膜、弹性结缔组织构成的黏膜下层、非横纹肌肌肉层及包含软骨的外部纤维层。

气管和大的支气管的被覆上皮有若干层。基底层:它覆于基底膜上,中间层是梭形细胞,表面则是一层柱状纤毛细胞,其间分布着分泌型杯状细胞。在慢性炎症时,纤毛上皮细胞被无纤毛的复层上皮取代。在长期的气管插管及气管造口术后也可能出现此种化生。在更好的支气管,上皮细胞变成立方状且具纤毛,杯状细胞却非常少。肺泡沿着一层上皮细胞排列,该上皮细胞十分纤薄,常规制备的组织标本中经常看不到,除非有细胞核的出现。电子显微镜和特殊染色法已证实尽管距离细胞核只有 $0.2\mu m$ 的厚度,该上皮层实际上是完整的,并且覆于完好的基膜上。肺泡气和血液在肺毛细血管树内被一个非常完整的膜隔开,该膜具有 4 层:毛细血管壁、毛细血管基底膜、肺泡基底膜和肺泡上皮。肺泡壁的扁平上皮细胞中间是一些大而具有空泡状外观的细胞。这些就是 II 型肺泡壁细胞,它分泌表面活性物质——作用于表面的脂蛋白复合物(磷酸脂蛋白),可以防止含气的肺泡坍陷。尽管表面活性物质早在 2~3 周的胎儿肺中就已出现,却直到成熟期数量才会大量增长。表面活性物质的生成情况可通过羊水中的卵磷脂来推断。表面活性物质缺乏,或者是由于胎儿未成熟,或者因为基因异常而导致,是新生儿呼吸窘迫综合征的主要原因。

支气管树的黏膜下层由纵行排列的弹性纤维组成,它产生的弹性反冲力在气体传导系统中贡献巨大。该层也具有丰富的毛细血管网及淋巴组织。同时,黏膜下层产生弹性回缩力驱使肺远离胸壁而产生了胸膜腔的负压。随着患者年龄的增大,弹性回缩力也逐渐减退。因此它导致老年患者胸膜腔内压进一步降低,同时也使肺泡顺应性减退以及功能残气量减少。

在弹性纤维层的深面是非横纹肌肌肉层。支气管树的肌纤维构成一个"测量网"。短程线是指在一个面上两个点之间的最短距离(例如在一个球面上连接两点的弧线),这是一个在气管内产生或承受压力使肌纤维难以沿表面滑动的最佳工程学设计。支气管分支逐渐变细,肌肉层的相对厚度会逐渐增加,在终末支气管所占比例最大。肌肉层围绕着延伸至心房的肺泡管的管口形成一括约肌,在此上方则无肌纤维的存在。

肺泡外的主支气管上的软骨环,在肺内形成分支后被不规则的软骨盘替代,它们嵌入支气管的外部纤维层中。在每一个支气管分叉处,都有一个鞍形的软骨片来稳固分叉处的两个分支。

软骨环逐渐变细而不完整,最终完全消失于管径约 0.6mm 的细支气管。

空气间隙(图 1.60)

支气管树的终末部分依次如下:

1. 细支气管;
2. 呼吸性细支气管;
3. 肺泡管;
4. 前房;
5. 气囊(或肺泡囊);
6. 气房(或肺泡)。

细支气管是支气管的分支,从这里开始管壁的软骨消失;细支气管管径通常为 0.6mm 左右。它们的管壁主要由相对较厚的支气管肌肉组成,通过含有极少量杯状细胞的立方纤毛上皮连接。在上皮细胞层与肌肉层之间有一层薄薄的弹力层。呼吸性细支气管的管壁形成小肺泡或气房,衬有无纤毛的立方上皮。呼吸性细支气管的终末分支术语称为肺泡管。从每一个肺泡管的终端再分出 3~6 个球形腔。这些就是前房,它们再依次发出若干气囊,气囊壁上布满极薄的气房或肺泡。

每一个细支气管与它的分支一起被称为初级肺小叶。

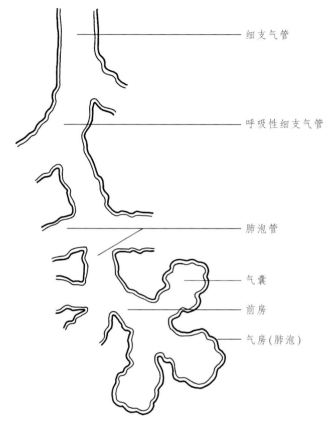

细支气管

呼吸性细支气管

肺泡管

气囊

前房

气房(肺泡)

图 1.60 终末支气管解剖图。

肺的血供

肺动脉供应毛细血管丛与肺泡建立直接的联系,并且与肺泡气体交换相关。供应至肺、淋巴结、支气管和脏层胸膜的血液全部由支气管动脉提供。较大的支气管壁的静脉回流由支气管静脉完成,细支气管的静脉及肺泡毛细血管的回流由肺静脉完成。因此,尽管支气管和肺动脉之间没有直接关联,但由支气管动脉运送到肺的大量血液是由肺静脉来完成回流的。

肺动脉和它的分支与支气管树的分支一致,因此每一个气囊都拥有自己的小分支,然后再分成毛细血管,形成全身最丰富的血管网。肺静脉的血流部分来自肺动脉的毛细血管,部分来自支气管动脉。不同于肺动脉与支气管分支走行的紧密关系,静脉属支走行于肺段之间,这为外科医生施行肺段切除术提供了非常有价值的界标。在每一个肺段的尖端,该肺段的肺静脉与该肺段的动脉伴行走行至肺门。

在左心房两侧有两支肺静脉干独立汇入。在左侧,上叶和下叶各自有一支肺静脉干;在右侧,上叶和中叶共享上肺静脉干,下叶血流则汇入下肺静脉干。

支气管动脉之于肺就像肝动脉之于肝:它们供应肺间质——支气管、肺、脏层胸膜和肺淋巴结的血液。

支气管动脉在数量和来源上都有很多变异;通常有三支,右肺一支,左肺两支。左支气管动脉通常来源于降主动脉的前方。右支气管动脉则更加多变,它可以来自主动脉、第 1 肋间动脉、第 3 肋间动脉(是主动脉发出的第 1 肋间动脉的分支)、胸内动脉或右锁骨下动脉。偶尔三支动脉都来源于主动脉的一个干。

动脉紧靠它们各自的支气管后壁走行。它们沿着支气管的分叉走行,支配远至细支气管的各级支气管的血液供应,一旦管壁出现肺泡,它们则会迅速消失;这样每一个呼吸上皮都有来自肺动脉树的血液供应。

支气管静脉每侧也通常有两支;右侧汇入奇静脉,左侧汇入半奇静脉的上部或左上肋间静脉。它们仅仅汇集支气管树前 2~3 个分叉的血液;支气管动脉在更远处汇入肺静脉的最小分支。

Cordis minimae 支气管的血流与心脏的最小静脉属支(Thebesian 静脉)组成一个生理性分流,通过它使心脏内的静脉血与动脉血混合。在急性肺部感染和支气管扩张的情况下,支气管血流会增加,且不可避免地增加分流作用。正常情况下,这种静脉血分流至左心的分流量应该低于 1%~2% 的心输出量,这就是所谓的“生理性分流”。在正常个体中,肺内极小的通气/血流比例失调会使该分流增加,最大可达 5% 的心输出量。

支气管壁之间血管的有序排列有着一些实际意义。来自支气管动脉的动脉丛走行在支气管肌肉层的外面；血管穿过肌肉层，在黏膜下层形成毛细血管网。而静脉小属支则是相反的，它们穿过肌肉层到达其外的结缔组织并汇入静脉丛。因此，血液必须反复通过支气管肌肉层进入和离开位于黏膜下的毛细血管网。支气管壁的水肿在阻塞压力较高的动脉血流前会阻断压力低的静脉回流血液，结果导致静脉回流受阻，使黏膜更加肿胀，因而加重支气管闭塞。

淋巴管

脏层胸膜的淋巴液由浅淋巴丛收集；而沿着肺血管走行的深层淋巴丛收集支气管的淋巴液，但不包括肺泡管以外更远端的气腔的淋巴液。这两个淋巴丛都汇入位于较大的支气管分叉处的支气管肺淋巴结。然后，淋巴液汇入气管支气管淋巴结，再逐一汇入右侧或左侧支气管纵隔干。右侧支气管纵隔干可以汇入右侧淋巴管，而左侧可以汇入胸导管。而更常见的是，它们直接开放，各自汇入每侧的颈内静脉和锁骨下静脉的汇合处。

神经支配

交感神经(T2–4)和副交感神经(迷走神经)纤维在肺根形成一个后肺丛。然后神经纤维绕过肺根形成前肺神经丛。来自这些神经丛的神经纤维沿着血管和支气管进入肺。

黏液腺由刺激分泌的副交感神经支配。支气管肌肉接受来自交感神经系统的扩张支气管(抑制)的神经纤维和来自迷走神经的收缩支气管的神经纤维支配。支气管血管受交感收缩血管神经支配，而在薄壁的肺血管床中却没有相关神经支配的证据；它很少受交感神经刺激的影响，而主要是受被动控制，例如右心室的压力。

传入神经纤维对于牵拉很敏感，其主要通过迷走神经从肺传至延髓呼吸中枢。

呼吸道的发育

在胚胎早期(胚芽 3mm 时)，在前肠中间腹部出现一个憩室，术语

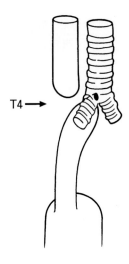

图 1.61　先天性气管食管瘘的常规解剖：上段食管有一个盲端；下段食管在第 4 胸椎水平与气管相通。

为喉气管沟。它逐渐加深，边缘由尾部逐渐融合，使得憩室与原始的食管在喉口以外处分隔开来。同时，这个憩室向尾端延伸出两个主支气管，进一步增殖形成两侧肺的原基。永久性气管食管瘘可能被视为一类胚胎异常，表明前肠与呼吸道在发育时关系密切；气管食管瘘经常合并食管闭锁，瘘管位于闭锁段下方（图 1.61）。

第 10 节　横膈

横膈是胸腔和腹腔之间重要的肌性间隔，它是哺乳动物的一个特征性解剖结构。

解剖学特征（图 1.62）

横膈膜由外层的肌肉和中央稳固的三叶形肌腱束构成，前者在心包膜纤维上方交互融合。肌肉来源于腕钩、弓状韧带、肋缘和剑突。

膈脚起源于腰椎；左侧来自于 L1–2，相对大的右侧来自于 L1–3。

弓状韧带位于中间，它是连接两侧腕钩的一个纤维弓，内侧是越过腰大肌的增厚筋膜，外侧是越过腰方肌的较厚筋膜，止于外侧第 12 肋的尖端附近。

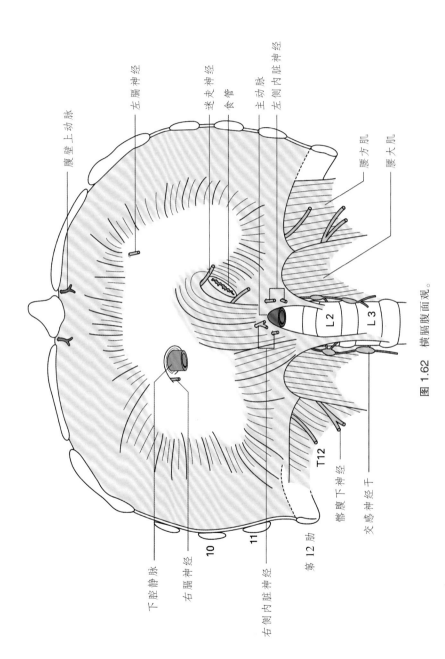

左膈神经

迷走神经

食管

主动脉

左侧内脏神经

腹壁上动脉

腰方肌

腰大肌

L 2

L 3

T12

髂腹下神经

交感神经干

图 1.62 横膈腹面观。

下腔静脉

右膈神经

10

右侧内脏神经

11

第 12 肋

肋缘处横膈起自下 6 肋软骨的尖端。

剑突处的横膈由起于剑突后方的两片构成。

横膈孔（图 1.62 和图 1.63）

3 个主要开口分别有以下组织结构通过：

1. 下腔静脉，位于 T8 水平；

2. 食管，连同迷走神经和左侧胃血管的食管支，位于 T10 水平；

3. 主动脉、胸导管和奇静脉，在 T12 正中弓状韧带后方。

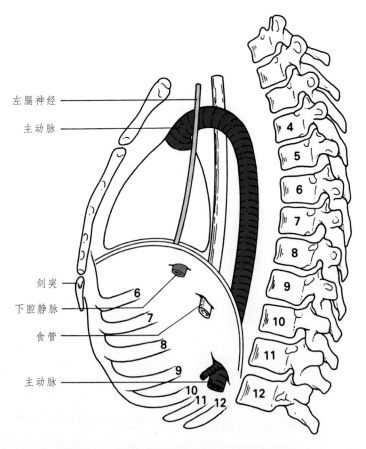

图 1.63　横膈膜侧面观显示穿过横膈的重要结构。

　　此外,交感干在正中弓状韧带后方走行,内脏神经穿过膈脚,半奇静脉从左膈脚处通过,腹壁上动脉在剑突和横膈肋骨起点之间穿行,然后进入后腹直肌鞘,下部肋间神经和血管在交错的横膈和腹横肌以及淋巴管之间进入腹壁,这些淋巴管来自横膈和纵隔的腹膜后组织。

　　食管裂口被来自右膈脚的肌肉纤维形成的悬韧带加固,也许可以维持食管接口处的稳定性。不少情况下,左膈脚也提供肌纤维来组成这个悬韧带,有时甚至仅有它单独构成。

神经支配

　　膈神经(C3-5,见第 4 章第 2 节)除了支配有 T11 和 T12 神经分布的膈脚外,主要支配横膈运动。膈神经截断后会使相应侧膈完全萎缩。膈神经也从横膈中央传送本体感受纤维,尽管这些肌肉的外周有来自低位胸神经的感觉支配。

　　右侧膈神经穿过中心腱到达下腔静脉旁边(有些纤维可能实际上伴行静脉穿过静脉孔)。左侧神经穿过肌肉到达距心包附着处约 1cm 处。每侧神经的末端纤维均支配该肌肉的腹侧。

呼吸肌横膈

　　横膈穹隆顶在锁骨中线上达第 5 肋水平,即乳头下 2.5cm 处。右侧膈比左侧高,两侧穹隆都起于水平位置。侧卧时,位于上面的穹隆会降到相对另一侧更低的水平,并且它的运动范围也相对减少。妊娠晚期、大量腹水或肥胖、气腹或是腹部巨大肿物的患者的横膈是上抬的,这些情况都导致不同程度的呼吸受限。

　　在吸气时,横膈垂直向下运动(穹隆要远远多于中心腱),活塞式的运动可以增大胸腔容积。其辅助作用是使下位肋缘上提外翻,致使胸腔底增大。

　　在呼气时,横膈处于舒张状态;在用力呼气时,前腹壁肌肉收缩增加的腹内压推动膈肌上抬。

　　据估计,横膈的运动在潮气量中占据 60%~75% 的作用;在平静呼吸时,它可能是吸气相唯一发挥作用的肌肉。然而,有趣的是,双侧膈神经被阻滞后膈神经完全麻痹的情况下,只要肺是相对正常的,呼吸几乎不会受到影响。在平静呼吸时,横膈的运动幅度为 1.5cm。在深呼吸时,则增加到 7~13cm。

除了作为呼吸肌发挥重要功能外,横膈还在排便、排尿、呕吐和分娩时帮助增加腹内压,以及在"贲门括约肌"的机制中发挥作用(见后文)。

横膈和"贲门括约肌"

在贲门食管连接处,存在一特殊的括约肌机制,它使食物和液体很容易进入到胃,并防止其轻易地反流回食管,甚至是在倒立状态或者在用力吸气时 [这时在胃内和食管内有一个约 80mmHg (1mmHg= 0.133kPa)的压力差],但是在呕吐和嗳气时会扩张。

尽管目前已有大量的研究报告,但这个括约肌的本质还是没有得到准确的认识。它可能是以下机制的综合作用:

1. 食管下段的生理性括约肌;

2. 贲门黏膜襞的活塞样作用;

3. 食管胃角倾斜处瓣膜样作用;

4. 膈肌悬韧带维持贲门的正常解剖位置以及下段食管的弹簧夹样作用;

5. 腹内压挤压腹内食管壁使之闭合的正压作用。

尽管在解剖学上看不到有一个实际存在的括约肌结构,生理性括约肌可由食管下段的高压区推断出来,而它在食管肌肉分离处就消失了,就如 Heller 的贲门失弛缓症术中那样。贲门黏膜襞如同一个楔形活塞围绕肌肉环内,增强该括约肌功能。

围绕于下段食管的横膈的腕钩悬带,对于维持横膈下的贲门-食管连接的正常位置非常重要。如果裂孔过大而松弛,胃有可能向上滑入胸腔("滑动性食管裂孔疝"),而正常的食管与贲门间的瓣膜样成角会变直。

当横膈在吸气末收缩时,在食管还有一个的弹簧夹机制——这个时相胸膜腔内压最低,腹内压最高,这种状态下液体最容易被高压推到贲门以上。横膈是贲门括约肌结构很重要的部分但不是必需的,因为如果生理性括约肌功能是正常的,滑动性食管裂孔疝一般不会伴有反流。同样,一些食管裂孔正常的患者却经常会出现反流,可能因为生理性括约肌存在一些功能缺陷。

膈的发育

膈在胚胎期是由以下几部分组成的(图 1.64):

1. 原始横膈,它组成中心腱;

2. 食管背侧的肠系膜;

3. 来自于体壁的一个外周缘;

4. 胸腹膜,它闭合原始胸膜与腹腔之间的沟通。

原始横膈在早期发育中属于中胚叶,位于胚胎末端的头之前。随着头逐渐伸展,这个中胚层团向腹侧和尾侧运动,准确地到达膈的前端。在这个移动过程中,颈椎肌节和神经提供各自肌肉和神经的支持,

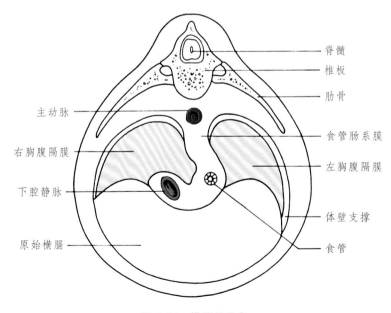

图 1.64 横膈的发育。

这也解释了为什么膈神经会从颈部一直延伸到横膈。

尽管横膈发育复杂,但先天性膈异常却并不常见。然而,横膈的发育缺陷可能会导致多种膈疝的发生率增加。这些疝的位置可能如下:

1. 通过 Morgagni 孔——在剑突和肋骨起始处之间的前方;

2. 通过 Bochdalek 孔——在胸腹膜管的后方;

3. 通过完全性的中心腱缺失(有时候这种疝可能是源于创伤);

4. 通过先天性的巨大食管裂孔。

更常见的是后天获得性裂孔疝,分为滑动性疝和食管旁疝。这些通常见于中年患者,病因是其食管裂孔开始变得薄弱而宽大(图 1.65)。

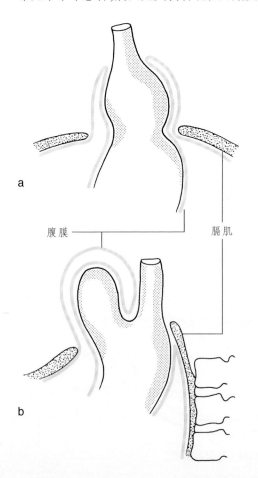

腹膜   膈肌

图 1.65 (a)滑动性食管裂孔疝和(b)食管旁疝。

在滑动性疝中,患者仰卧或俯卧位时,胃上部及食管下段向上通过松弛的裂孔滑入胸腔。在食管旁疝中(要少见得多),贲门仍在它的正常位置而贲门–食管连接也完整,但是胃底在食管前端向上通过裂孔,因此它也被称为围食管疝。

(许芳婷　陈园　刘晓　翁莹琪 译)

第2章 心脏与颈部大静脉

第1节 心包

心脏与大血管根部均被圆锥形纤维心包包绕，心包顶点在 Louis 角水平(胸骨柄与胸骨体连接处)，此处心包与大血管外膜融合。心包前表面由疏松纤维组织即胸骨心包韧带固定于胸骨后方。下基底部与膈中心腱相融合。因此,心脏的位置取决于膈肌的位置,深吸气时心脏被拖拽向下呈垂位,而怀孕、腹胀时及矮胖体形因膈的高位而致相对的横位心。同理,心脏卧位时位置较高,直立位时位置较低。

心包前方有胸骨体、双侧第 3~6 肋软骨和双侧少量肺缘。侧方为纵隔胸膜和膈神经,后方与食管、降主动脉、支气管、T5-8 椎体相邻。

纤维性心包腔内为浆膜性心包,与体内的其他浆膜结构(如胸膜、腹膜和睾丸鞘膜)类似,它们都源于胚胎时期,内脏内陷(如心脏)入浆液囊而形成的双层膜结构。脏层膜或心外膜紧贴于心脏表面,壁层膜贴于纤维心包上;另外,脏层和壁层间为心包腔,正常情况下心包腔无内容物。

壁层膜包绕着大血管根部并转折延续形成脏层膜。脏壁双层的转折在心脏后方形成一些标志性的心包窦和隐窝(图 2.1)。

1. 横窦:后方位于上腔静脉和左心房之间,前方位于肺动脉和主动脉之间。

2. 斜窦:为左右肺静脉、右下侧的下腔静脉所围成的左心房和心包之间形成的一个隐窝。

这些窦的组成和关系容易用胚胎发育学来解释。原始管状胎心 S 形扭转而形成横窦(图 2.2),心室和动脉干(后分裂为主动脉和肺动脉

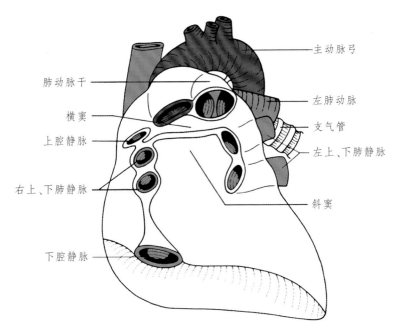

图 2.1　心包横窦和斜窦。该图为已去除前方心脏心包囊的前面观。

主动脉弓

肺动脉干

左肺动脉

横窦

支气管

上腔静脉

左上、下肺静脉

右上、下肺静脉

斜窦

下腔静脉

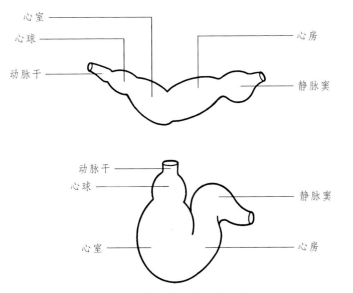

心室

心房

心球

动脉干

静脉窦

动脉干

静脉窦

心球

心室

心房

图 2.2　原始心管弯曲发育过程。

干)转位于心房和腔静脉前方,由此产生了中间的横窦。胎儿的背侧心系膜为一条单独的肺静脉,接受双肺血流并排血入左心房。这条肺静脉干在发育过程中被逐步吸收进入心房,最终在心外膜区域剩下两左两右肺静脉,而斜窦则是位于后方心包和前方左心房之间残留的一个隐窝。

第 2 节　心脏

　　心脏为不规则的圆锥体,倾斜位于纵隔中央。右缘主要由右心房构成,左缘由部分左心耳和大部分左心室构成,下缘大部分由右心室构成,小部分由右心房下部和左心室的心尖部构成。

　　心脏的前表面大部分由右心室构成(图 2.3),冠状沟为其与右心房的分界线,前室间沟为其与左心室的分界线。下面或膈面由被后室

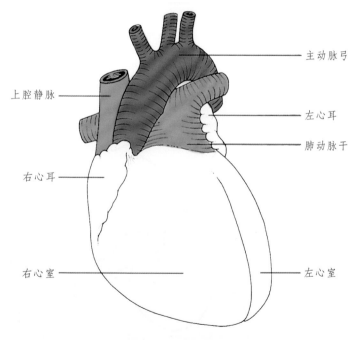

图 2.3　心脏前面观。

间隔分开的左右心室和与下腔静脉相连的部分右心房组成。基底面或后面为四边形,大部分由左心房和肺静脉开口、小部分由右心房构成(图 2.4)。

心脏的室腔

右心房(图 2.5a)于其后上方连接上腔静脉,于下方连接下腔静脉和冠状窦,于前方接纳心前静脉(回流心前区大部分血液)。以上下腔静脉间几乎呈垂直向下走行的纵行肌嵴为界嵴 (在心房外表面相对应的为一条浅沟——界沟)。界嵴为心房光滑后壁和粗糙前壁的分隔标志,心房光滑后壁起源于静脉窦,粗糙前壁延伸至起源于胎心房的心耳。

下腔静脉和冠状窦开口处都有基本的瓣膜保护结构;下腔静脉瓣

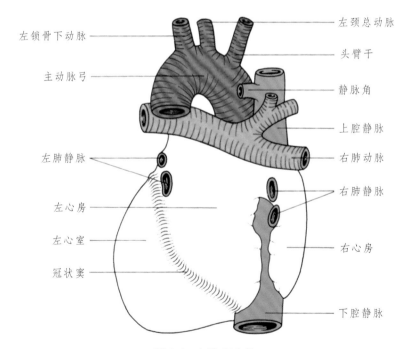

左锁骨下动脉
主动脉弓
左肺静脉
左心房
左心室
冠状窦

左颈总动脉
头臂干
静脉角
上腔静脉
右肺动脉
右肺静脉
右心房
下腔静脉

图 2.4　心脏后面观。

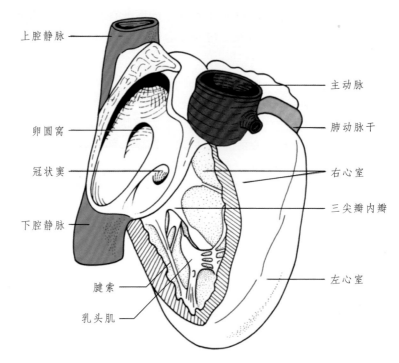

上腔静脉

主动脉

卵圆窝

肺动脉干

冠状窦

右心室

三尖瓣内瓣

下腔静脉

左心室

腱索

乳头肌

a

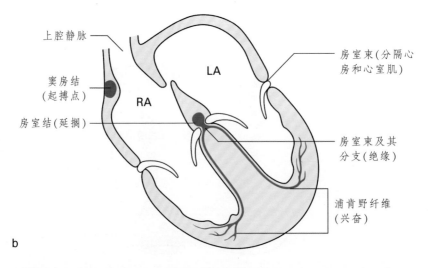

上腔静脉

房室束(分隔心房和心室肌)

窦房结(起搏点)

LA

RA

房室结(延搁)

房室束及其分支(绝缘)

浦肯野纤维(兴奋)

b

图 2.5　(a)右心房和心室底面观。(b)心传导系。LA,左心房;RA,右心房。

膜向上延续至房间隔的卵圆窝缘,其上有一浅凹陷称为卵圆窝,为胎儿时期卵圆孔闭合后的遗迹。

右心室以近乎垂直于三尖瓣的位置与右心房相通(图 2.5a),通过肺动脉瓣与肺动脉干相通。三尖瓣可容纳三指,为三片月牙形的瓣叶(分别为隔瓣、前瓣和后瓣),它们以基底附着于三尖瓣纤维环。肺动脉瓣同样为三片瓣叶,分别为后瓣、右前瓣和左前瓣。

位于房室口和肺动脉出口间的一个肌性嵴,称室上嵴,它将心室血流的流入、流出道隔开。心室流入道内壁以大量不规则隆起的肌性结构(即肌小梁)为特点,由几个肌小梁形成乳头肌,突向心室腔,发出的腱索与三尖瓣瓣膜的游离缘相连。心脏隔缘肉柱是一由室间隔越过心室腔到达心室前壁的肌束,因其承载了支配心室肌的房室束右支而成为较重要的解剖结构。

心室流出道,又称漏斗部,内壁光滑,直接向右上行后与肺动脉干相连。

相对于右心房,左心房体积较小且壁较厚。左心房后壁的上方有 4 条肺静脉的开口,其间隔面有一浅凹陷,与右心房的卵圆窝相对应。在右侧,室腔内壁大部分较光滑,仅左心耳由于其内壁的梳状肌而呈现大量凹凸不平的嵴。

左心室通过二尖瓣与左心房相通(图 2.6),二尖瓣口可容纳两指,前瓣瓣叶较大,后瓣相对较小,游离缘与乳头肌发出的腱索相连。除了位于主动脉出口下方的纤维前庭,左心室内壁以大量粗大肉柱为特点。

主动脉出口为三片半月形瓣膜组成的主动脉瓣(右后瓣、左后瓣和前瓣),紧邻瓣膜的上方为扩张的主动脉窦。在左前窦和左后窦上可见左右冠状动脉口。

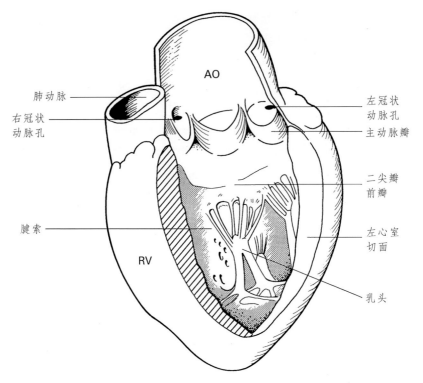

图 2.6 左心室底面观。AO,主动脉;RV,右心室。

临床要点

经食管超声心动图和肺动脉导管

经食管超声心动图(TEE)在手术室和 ICU 的应用日益广泛。其为重症专科医生及麻醉医生提供有关心脏结构、功能、实时形态和室壁运动的信息。同时,其对于左心房血栓的敏感度极高且可提供与主动脉和肺动脉功能状态相关的信息。TEE 常用于高风险心脏手术中,例如冠状动脉旁路移植术、瓣膜置换术及胸腹主动脉瘤手术(图 2.7a,b)。

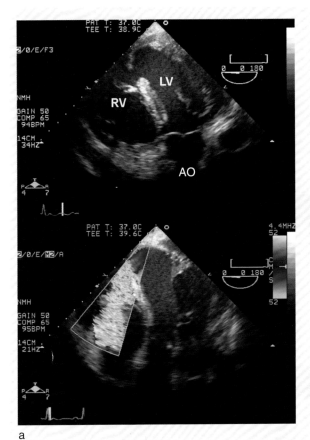

a

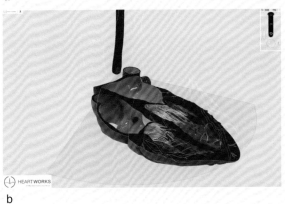

b

图 2.7　(a)经食管超声心动图的彩色心脏图像。AO,主动脉;LV,左心室;RV,右心室。(b)经食管超声心动图探头所示的心脏三维图像。(©Heartworks. Reproduced with permission from Inventive Medical Ltd.)

　　肺动脉导管的应用即便已不如从前,但其仍在 ICU 及部分特定手术中扮演着重要角色。肺动脉导管经上腔静脉进入右心,最终到达肺动脉(图 2.8)。

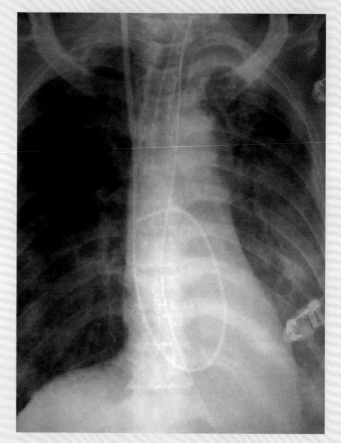

图 2.8　胸片示肺动脉导管位置。

心传导系

　　心传导系由窦房结、房室结及其束支中特殊分化的心肌纤维组成(图 2.5b)。正常心脏跳动的产生始于窦房结(又称"心脏起搏器"),其位于界嵴上方,以及上腔静脉在右心房开口处的右侧。因此,心脏冲动经心房肌扩散传递至冠状窦口上方房间隔内的房室结中。心搏冲动通过特殊分化的房室束(希氏束)传导入心室。房室束在室间隔膜部与肌部相接处分为左右束支,后者分别各自穿行于心内膜下以快速兴奋所有心室肌组织。

窦房结接近 65% 的血供来自右冠状动脉,剩余的来自左冠状动脉的回旋支。

房室结 80% 的血供来自右冠状动脉。

心脏的血液供应

心肌组织的动脉血供来自左右冠状动脉(图 2.9)。

右冠状动脉起自主动脉前窦,向前穿过肺动脉干和右心房,继而在右侧的房室沟下行,至心脏后方后仍沿房室沟下行,直至与左冠状动脉汇合后走行于下方的室间沟。它发出沿心脏下缘而行的边缘支以及沿下室间沟而行的室间支,室间支于近心尖部与左冠状动脉相

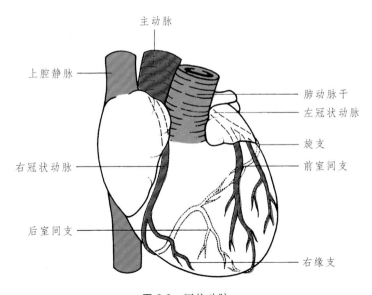

图 2.9 冠状动脉。

吻合。

　左冠状动脉较右冠状动脉粗,起自主动脉左后窦。先于肺动脉干后方走行, 随后穿越肺动脉干左侧, 继而沿房室沟左半部分前行,绕过心左缘(旋支),最终止于下室间沟。其最重要的分支为前室间支,供应左右心室前面的血供,于近心尖部与右室间支相吻合。

　心脏大部分静脉血(图 2.10)通过静脉回流,它收集冠状动脉血流并开口于右心房。剩余的血流则通过小静脉(心最小静脉)直接注入心腔。

　冠状窦位于后冠状沟,向右心房开口,直接注入下腔静脉口的左侧。其接纳如下血液回流:

　1. 位于前室间沟的心大静脉;

　2. 位于后室间沟的心中静脉;

　3. 位于心脏下方与边缘支伴行的心小静脉;

　4. 于左心房背部斜行向下并开口于近冠状窦左侧缘的斜静脉。

　心前静脉横跨前室间沟及其内走行的右冠状动脉,引流心脏前表面的大部分血流并直接注入右心房。

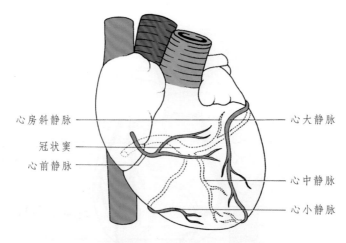

图 2.10　心脏的静脉血流。

神经支配

心脏的神经支配起源于迷走神经(心肌抑制)、颈段以及上胸段交感神经节(心肌兴奋)发出的深、浅心脏神经丛(见第 5 章第 2 节)。

体表标志

心界的体表投影可用四点连线形成的不规则四边形来表示（图 2.11）：

1. 左侧第 2 肋软骨,距胸骨边缘约 1.25cm；

2. 右侧第 3 肋软骨,距胸骨边缘约 1.25cm；

3. 右侧第 6 肋软骨,距胸骨约 1.25cm；

4. 左侧第 5 肋间隙,距正中线约 9cm(心尖冲动最明显的部位)。

心脏左缘几乎由左心室组成；下缘由右心室和左心室心尖部组成；右缘由右心房组成。

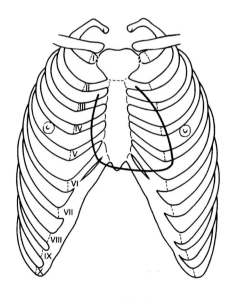

图 2.11　心脏体表标记。

临床要点

心脏及大血管的影像学解剖:后前位胸片(图 2.12)

在后前位拍摄的胸片上，大部分纵隔阴影由心脏及大血管组成。通常心脏投影的横径不超过胸廓最大横径的 1/2，但由于其值可随诸如体形和心脏位置等变化而改变，此类因素需纳入诊断考虑中。同时心脏投影也随心脏位置的改变而呈现多形性，如直立位时的长狭心，所谓的水平位时的矮胖心。

心脏投影的右缘从上至下分别为右头臂静脉、上腔静脉、右心房。心脏投影的左缘、心脏上方有一个标志性的突起——主动脉结，代表着主动脉弓的"端点"。主动脉结之下，由肺动脉干(或右心室漏斗部)、左心房的心耳和左心室构成。心脏下缘与膈肌投影在中央融合，两侧的心影与膈肌影分离而构成心膈角。

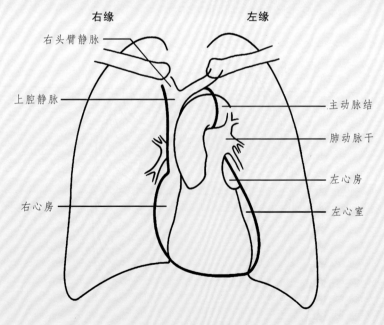

右缘　　　　　　　　左缘

右头臂静脉

上腔静脉　　　　　　　　　　　　　　　　　主动脉结

　　　　　　　　　　　　　　　　　　　肺动脉干

　　　　　　　　　　　　　　　　　　　左心房

右心房　　　　　　　　　　　　　　　　　左心室

图 2.12　胸部后前位片。纵隔影的左右缘着重标出。

第 3 节　发育解剖学

心脏的发育

原始心脏初为单管结构,后迅速出现沟,由后向前划分出静脉窦、心房、心室和心球。随单管的扩张和扭转,接受静脉血流的尾端转至头端背面,头端则与新发的动脉相连(图 2.2)。随后静脉窦被吸收入心房,心球也开始纳入心室,故而在发育完全的心脏中,心房和大静脉位于心室和大动脉根部的后方。

原始单心房腔和单心室腔的分界处组织增生形成背、腹心内膜垫并在中线相融合,由此房室管分隔成为左房室孔(二尖瓣)和右房室孔(三尖瓣)。

由原始心房分隔后形成两个心房是一个复杂且重要的过程,同时也是理解先天性间隔缺损的基础(图 2.13)。原发隔或第 1 房间隔,在

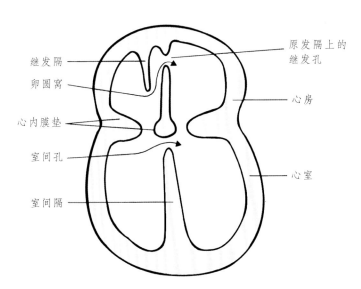

图 2.13　心脏的发育。可见原发隔和继发隔,二者组成了房间隔,以及类似瓣膜结构的卵圆窝。

原始心房后上方向下与心内膜垫融合。在融合完成前,在原发隔的上部形成一个孔,称为原发隔上的继发孔。

继发隔或第2房间隔,在第1房间隔的右侧,它也是不完整的;其下方的游离缘向下延伸使得新隔与原发隔上的继发孔重叠,继而关闭继发孔。

隔上重叠的两个缺孔组成了瓣膜样的卵圆孔,在胚胎时期可以形成由右心房向左心房血液分流。出生后,此孔通常完全闭合,徒留右心房间隔壁上的卵圆窝。近10%的成年人中,探针仍可以慢慢通过卵圆孔,虽然他们的卵圆窝在功能上已经处于封闭状态。

心室的分隔由心尖部向心内膜垫长出的肌性隔开始。心室肌性分隔未使心室完全分隔,其上方有一游离边缘,行成一个暂时性的室间孔。同时,单一的动脉干被一螺旋状隔分隔为主动脉和肺动脉干(造成这两条动脉的相对的螺旋形走行),它们向下生长并与心室隔的上游离缘相连。室间隔膜部的形成使心室的分隔完成,隔左侧的血流流入主动脉,隔右侧的血流则流入肺动脉干。

原始静脉窦被吸收并入右心房,故回流到静脉窦的腔静脉经各自开口最终流入心房。成人心房的光滑内壁部分来源于静脉窦,而梳状小梁部分对应原始心房衍生的部分。同样,成人左心房也有双重来源。原始单个肺静脉主干被左心房并入吸收,成为左心房的光滑内壁部分,此处有肺静脉的4个独立开口;而左心房的小梁部分则为原始心房壁的结构。

主动脉弓和其分支的发育(图2.14)

由心球发出总的动脉干,称为动脉干,它发出6对动脉弓,相当于鱼的腮裂供应动脉。这些动脉向背侧弯曲至咽两侧,并参与形成两条纵行的背主动脉,远端与降主动脉相连。

第1和第2对动脉弓退化消失。第3对动脉弓最终发育为颈总动脉。右侧第4对动脉弓发育为头臂动脉和右锁骨下动脉;左侧的则分化为主动脉弓,发出左锁骨下动脉,远端与降主动脉相连。第5对动脉弓发育不完全且很快消失。动脉干纵向分裂分出升主动脉和肺动脉干

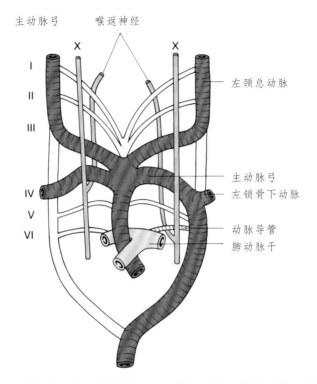

主动脉弓　　喉返神经

左颈总动脉

主动脉弓
左锁骨下动脉

动脉导管
肺动脉干

图 2.14　原始主动脉弓及其衍生支。主动脉弓消失的部分以白色标识。

时,第 6 对动脉弓(与其他几对不同)保持与肺动脉干的连接,并形成左右肺动脉。左侧第 6 对动脉弓保留其与背主动脉的连接,形成动脉导管(成人为动脉韧带)。

　　主动脉弓的这种非对称性发育解释了两侧喉返神经行程不同的原因。在胎儿早期,迷走神经位于原始咽的外侧,各个主动脉弓将神经隔开。喉返神经于主动脉弓尾部的中间穿过,支配着喉部发育。随着颈部的伸长和心脏向尾端的迁移,喉返神经渐渐伸长且被下降的主动脉弓牵拉向下。在右侧,第 5 对动脉弓和第 6 对动脉弓的远端被吸收,使得该侧喉返神经勾绕着第 4 对动脉弓,即右锁骨下动脉。在左侧,喉返神经环绕第 6 对动脉弓远端(动脉韧带),其动脉远端明显缩小,被主动脉弓叠压在后方(图 2.17a)。

胎儿血液循环(图 2.15)

胚胎的血液循环是一个性质简练的显著例子,即由胎盘获得的富氧血分流入脑和心脏,而氧合相对较差的血液则供应次要结构。

富氧血(大部分血流绕过肝脏静脉导管)由胎盘经脐静脉注入下腔静脉,随后流入右心房。由于下腔静脉口覆盖瓣膜,故仅有少量含氧血和去氧血在右心房相混合,富氧血直接通过卵圆窝进入左心房,同时来

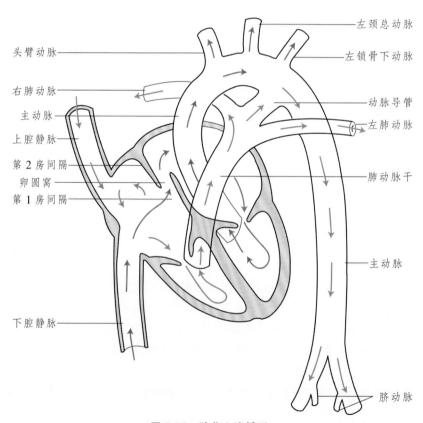

左颈总动脉
头臂动脉
左锁骨下动脉
右肺动脉
动脉导管
主动脉
左肺动脉
上腔静脉
第 2 房间隔
肺动脉干
卵圆窝
第 1 房间隔
主动脉
下腔静脉
脐动脉

图 2.15 胎儿血液循环。

自上腔静脉的去氧血通过三尖瓣直接进入右心室。含氧血(含有一小部分来自肺部的去氧血)由左心房进入左心室,随后进入升主动脉,经椎动脉、颈动脉和冠状动脉以供应脑和心脏发育所需的血液。

由于胎肺无功能,来自右心室的大部分血液由肺动脉干经动脉导管注入降主动脉。降主动脉血液供应腹腔脏器及下肢,并经由髂内动脉发出的脐动脉分流回胎盘进行气体和物质交换。

出生时,肺的扩张导致肺动脉血流的增加。胎儿的肺血管在此瞬间舒张,大大降低了肺血管阻力。肺动脉的血流阻力降低,而体循环系统的血流阻力增高。这导致右心房压力下降,左心房压力上升。两心房压力的改变,将原发隔和继发隔相贴附,并最终关闭卵圆孔。同时,血液的氧张力增加致使动脉导管的肌壁主动收缩,进而使动脉导管分流功能停止,并在随后的 2~3 个月完全闭锁。类似的,分离脐带后 3~4 周脐血管闭锁和血栓形成,虽然出生时还可经这些血管进行输液。

先天性心脏和大血管畸形

心脏和主要动脉复杂的发育过程可致诸多的先天性畸形,可以是其中一个或者多个结构的畸形。

右位心,其器官及其血管的位置宛如正常解剖的镜像,它可能伴有腹腔所有器官的转位(反位)。

隔缺损包括持续性的卵圆孔未闭(约 10% 的成人可发生)和房间隔或室间隔缺损。继发孔型房间隔缺损处位于心房壁较高位者,较易通过手术进行修补。原发孔型房间隔缺损位于房室交界处,可能合并有室间隔的膜部缺损,使外科手术处理更加困难。

偶尔,室间隔缺损面积巨大,导致两心室可合并为一个腔室,形成只有 3 个腔室的心脏。

先天性肺动脉狭窄常见类型有肺动脉干、瓣膜或者右心室漏斗部的狭窄。若合并室间隔缺损,右心室将代偿性肥厚(迫使血流通过狭窄的肺动脉)导致右心室高压,使血液经缺孔分流入左心;这种右向左分流使去氧血和含氧血混合,从而导致出生时患儿发绀。

最为常见的先天性畸形导致的发绀为法洛四联症(图 2.16)。动脉干螺旋中隔的不均等分隔导致肺动脉干的狭窄和主动脉开口骑跨于两侧心室间。异位的动脉干中隔不能连接室间隔,导致室间隔缺损。肺动脉狭窄导致代偿性右心室肥大,压力增高。大量来自右心室的不饱和血液经室间隔缺损处分流入左心室并直接注入主动脉将导致发绀。

先天性动脉导管未闭（图2.17a）是一种相对较常见的先天性缺陷。若该缺陷未被纠正,则左心将进行性肥大并合并肺动脉高压。

主动脉缩窄(图2.17b)被认为是动脉导管闭合时主动脉发生了异常的缩窄所致。这可能是由于左锁骨下动脉至动脉导管的主动脉广泛阻塞,动脉导管开放维持肢体下部的血液供应;患儿多合并其他类型的畸形,且多在幼时死亡。主动脉缩窄多发生于动脉韧带或未闭的动脉导管处的较短的血管段。在上述情况下,下肢血液循环的维持依靠肩胛骨周围与肋间动脉相连的侧支血管,以及胸廓内及腹壁下动脉之间的交通支。临床上,可触及肩胛骨周围扩张的血管;肥大充盈的肋间动脉可导致肋骨下缘出现切迹。

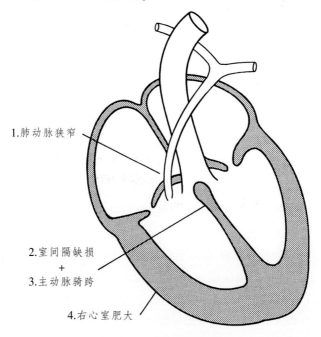

1.肺动脉狭窄

2.室间隔缺损
+
3.主动脉骑跨

4.右心室肥大

图2.16　法洛四联症。

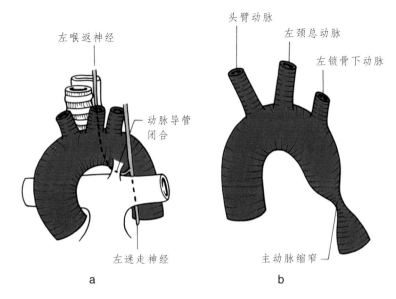

图 2.17　(a)动脉导管闭合与左喉返神经的位置关系。(b)主动脉缩窄。

　　原始主动脉弓的异常发育将导致主动脉弓右位或成双。异常的右锁骨下动脉可能来源于背主动脉并在食管后方穿过——是一种导致吞咽困难的罕见病因(吞咽困难畸形)。

　　主动脉干与肺动脉的分隔不完全在临床上较为罕见,导致主肺动脉窗,即罕见的两侧心脏间的先天性瘘管。

第 4 节　颈部大静脉

临床要点

　　中心静脉压的测量、全肠外营养、经皮心脏介入术(如起搏器)的应用使经颈部大静脉、上纵隔穿刺置管成为医院的日常操作技术。因此,有关颈内静脉、颈外静脉、锁骨下静脉和头臂静脉的详细知识显得相当重要。

颈内静脉起源于颅骨颈静脉孔(与乙状窦相续),终于锁骨胸骨端背后,并在此与锁骨下静脉汇合成头臂静脉(图2.18)

颈内静脉先沿颈内动脉后沿颈总动脉(在颈动脉鞘内)下行。在颈内静脉的上半部分,在颈前三角处其位置十分表浅,位于搏动明显可触见的颈外动脉的表面,随后向内走行于胸锁乳突肌深面。颈深淋巴结链沿颈内静脉排列,若发生炎症或恶性肿瘤,淋巴结将紧贴于静脉上。迷走神经位于动静脉间的后方处。颈交感神经沿颈动脉鞘后方上行。这两根血管和两根神经组成一套不可分割的结构,其中任意一个均与另外三者密切相关(图1.37和图6.33)。

以下分支直接汇入颈内静脉:

1. 咽静脉丛;
2. 面总静脉;

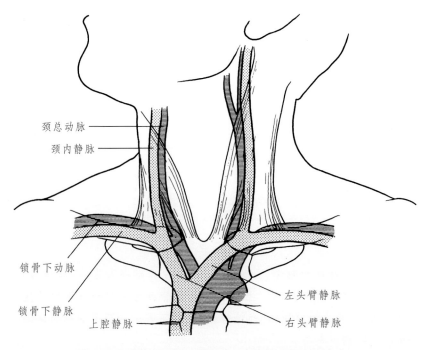

图2.18 颈部大血管与胸廓入口及胸锁乳突肌的关系。

3. 舌静脉；

4. 甲状腺上、中静脉。

头面部表浅静脉分布有一些变异，但是在通常情况下，颞浅静脉和上颌静脉汇合成下颌后静脉（图 2.19），穿行于腮腺时分为两支，后支汇入颈外静脉，前支与面静脉汇合组成面总静脉，直接开口于颈内静脉。

颈外静脉横穿胸锁乳突肌浅筋膜，穿过颈后三角顶部，随后在锁骨上 2.5cm 处穿入深筋膜，注入锁骨下静脉。当血管穿透深筋膜时，静脉被固定而处于开放状态，若此处撕裂，空气易被吸入导致空气气栓。

颈前静脉沿颈正中线的两侧下行，穿过甲状腺峡部，左右颈前静脉发出分支于胸骨上方交汇，之后继续向外走行，于胸锁乳突肌深处汇入颈外静脉。

锁骨下静脉为腋静脉的延续，起始于第 1 肋骨外侧缘，终于前斜角肌内缘——于此处与颈内静脉汇合组成头臂静脉（图 2.18）。其行程较短，横穿第 1 肋表面并在其上方形成浅沟（图 7.1）。它弯曲向上走

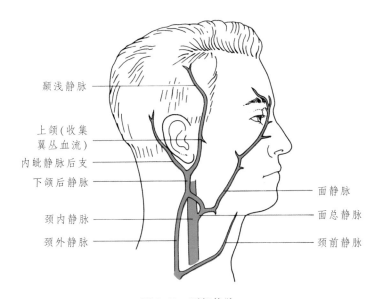

颞浅静脉

上颌(收集
翼丛血流)

内眦静脉后支

下颌后静脉

颈内静脉

颈外静脉

面静脉

面总静脉

颈前静脉

图 2.19　颈部静脉。

行,随后向内,向下并轻度向前走行终于胸锁关节背侧。左锁骨下静脉接纳胸导管。静脉前方为锁骨和锁骨下肌肉。

　　头臂(无名)静脉(图2.20)于胸锁关节后方由颈内静脉和锁骨下静脉汇合而成。两侧的头臂静脉均位于颈总动脉外侧、前斜角肌前方。收集每侧锁骨下动脉相应第一段分支血流,如椎静脉、甲状腺下静脉和胸廓内静脉。上述血管两侧不对称。

　　右头臂静脉长约3cm,于胸骨柄右缘后方垂直下行。右侧膈神经沿其外侧表面下行,将其与胸膜隔开。

　　左头臂静脉长约6cm,于胸骨柄后方斜行下降,在第1肋软骨下缘与右头臂静脉汇合而形成上腔静脉。左头臂静脉于左颈总动脉、气管、头臂动脉前方跨过主动脉弓上方。除了与右头臂静脉相同的属支外,左头臂静脉还接收胸腺静脉和左肋间上静脉。

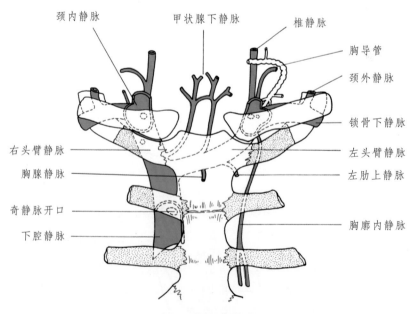

图2.20　颈部大静脉及其属支。

[注:胸膜顶上覆有胸上筋膜(Sibson 筋膜),它向上突起高于中 1/3 段锁骨约 2.5cm。我们可以在胸片上看到这一突起面,为胸廓入口标志性的斜坡结构。颈内静脉和头臂静脉后方紧靠胸膜(图 6.35)。在此区域穿刺时,应考虑穿破胸膜和因此发生气胸的风险。]

临床要点

中心静脉导管

中心静脉导管已常规应用于高风险手术和 ICU,同时在普通病房和加护病房的应用也日益普遍。中心静脉导管可以安全容易地建立大静脉通路。其有利于中心静脉压的测量管理、右心导管的置管、肺动脉导管的置管 (测量心输出量和混合静脉血氧饱和度;SVO_2)、快速输血和长时间静脉营养或药物治疗。

手术室和 ICU 应用多腔静脉导管。中心静脉置管多选取颈内静脉和锁骨下静脉,也可选取长导管经由肘前窝置入。但若发生导管自身对折或反向误入颈内静脉,则难以顺利置入中心静脉。

锁骨下静脉和颈内静脉置管术可带来并发症,并且这些并发症有明确的发病率甚至死亡率,尤其是对于经验匮乏的置管者。经抗凝治疗者,可发生巨大血肿。以下并发症均见报道:气胸(盲穿时发生率为 3%)、血胸、空气栓塞、导管栓塞、血栓性静脉炎、误入右心室、刺破气管导管套囊、穿入颈总动脉(盲穿时发生率为 9.4%)、颈动脉血管痉挛或血栓、动静脉瘘、心包积血所致的心包填塞和斜颈(婴儿远期并发症期)。导管的局部移位可致液体和药物进入颈部或胸部组织,进而导致周边组织的化学性损伤。

中心静脉导管置入术的一个主要且常见的并发症为导管相关脓毒症,超过 10% 的患者可能发生脓毒症,且其死亡率达到 20%。因此,行置管术时必须完全遵循无菌操作(除却极端恶劣环境)。

由于上述原因,我们在进行静脉穿刺置管时,必须了解可能发生的各种并发症,并只在有明确临床指征时才行该操作。所有在用的导管均不透射线,若需长期留置静脉导管则需行影像学定位。另外,许多导管有抗菌涂层。

中心静脉置入成像术

　　二维超声成像技术被推荐用于中心静脉导管穿刺术,如图 2.21 所示, 二维成像可显示针尖的实时定位且识别穿刺点周边组织结构。经锁骨下静脉和颈内静脉穿刺置管术均可辅助应用这一技术。选用右锁骨下静脉为穿刺静脉时,通常应用短导管(15cm),以减少误入右房的可能性。静脉无搏动性,血液颜色偏暗沉,以此可与动脉相区分。选用以上任一路径行导管置入术时,导管的尖端应置于上腔静脉位于右心房的开口处。

锁骨下静脉置管术

　　经锁骨下静脉行中心静脉置管对于长期隧道式置管者较为合适,如 Hickman 导管。其发生感染的风险低于经其他路径(如经颈内静脉路径,尤其是经股静脉路径)穿刺术;穿刺时无需患者头偏向对侧;若导管需长期留置,此穿刺点更令患者舒适且易于导管保持原位。有证据表明,经此路径穿刺可降低其他主要并发症的发生率。目前最常用的是经锁骨下路径行静脉穿刺置管。进针点位于锁骨下方中内 1/3 交点处。针尖朝向胸骨上切迹,可辅助应用超声成像技术

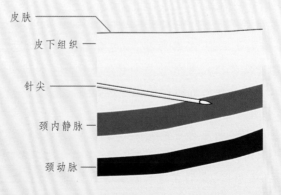

图 2.21　经颈内静脉穿刺置管时超声示意图。

进针直至回抽出静脉血。经针尖置入导丝,经扩张管扩开皮肤皮下后置入导管(图 2.22)。多于锁骨下方 1~2cm 处寻找锁骨下静脉。然而,经锁骨下路径行超声定位并不容易,且行机械通气的患者更易发生气胸;若误入锁骨下动脉则难以施压对动脉行压迫止血。有报道称,经左锁骨下静脉穿刺可能损伤胸导管。

颈内静脉置管术

　　经颈内静脉行中心静脉置管术常用于 ICU 患者及需要短期中心静脉置管且不能经锁骨下静脉路径穿刺的患者。颈高位和低位路径前文已描述,但低位路径应用更为广泛(图 2.23)。患者取仰卧位,头偏向置管的对侧。在保证安全的情况下,患者可取 10°~20° 头低位使颈静脉充盈。取胸锁乳突肌中点,即胸锁乳突肌所附着的乳突和胸骨端间的中点为穿刺点。可在肌肉内侧缘触及内侧的颈动脉搏动。静脉位于动脉外侧,通常在肌腹下方,且有经验的操作者可触及其柔和的、"流水"样的感觉。因此,取颈低位穿刺时,它在胸锁乳突肌的胸骨头和锁骨头间的沟穿过。普遍应用实时超声引导穿刺置

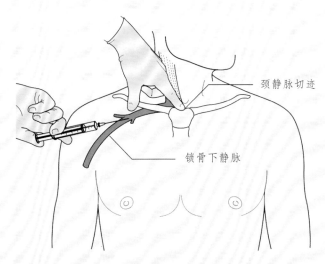

颈静脉切迹

锁骨下静脉

图 2.22　锁骨下静脉穿刺的解剖学标志。

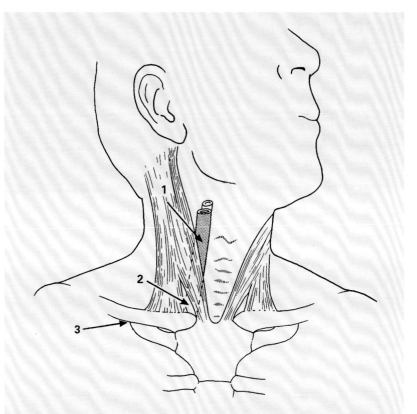

图 2.23　颈部静脉穿刺置管选取点：1.颈内静脉高位；2.颈内静脉低位；3.锁骨
下静脉。

管。注射器针头以 30°~40° 角刺入皮肤，通常针尖朝向同侧乳头，全
程抽吸明确针头已进入静脉。成人颈内静脉通常位于皮下 1~2cm 深
处。导丝经针头进入静脉后，置管方法与锁骨下静脉穿刺法相同。

（陈旦　潘韫丹　译）

第**3**章　椎管及其内容物

第1节　椎骨和骶骨

椎骨是重要的骨性标志,麻醉医生进行硬膜外隙和蛛网膜下隙阻滞时常用触诊手指、探针对其进行定位。除了识别这些标志之外,熟悉穿刺针进入椎间韧带的感觉、掌握神经组织和硬脑膜鞘与骨性结构关系这些知识也是很有必要的。一些麻醉医生已经开始使用超声引导和X线扫描辅助进行脊髓注射。

椎骨

椎骨由 7 个颈椎骨、12 个胸椎骨、5 个腰椎骨、分别包含 5 个和 4 个融合节段的骶骨和尾骨组成。

成人脊柱呈现 4 个弯曲:颈段和腰段的弯曲是凸向前的 (脊柱前凸);胸段和骶段是凸向后的(脊柱后凸)。脊柱前凸是姿势性的,脊柱后凸是由骨自身实际结构产生的。胎儿只有一个向后凸的弯曲;新生儿可以抬头时产生颈段代偿性弯曲,随后可以坐和站时产生腰段弯曲。

尽管每个椎骨有其各自的特点,但是它们都是以中段胸椎骨代表的基本模型所构筑的(图 3.1):包含传递主体重量的椎体,包围和保护椎管内脊髓的椎弓(或神经弓)。椎弓包括椎弓根、每边各一个的椎弓板、背侧棘突。每一个椎弓板依次有一个横突和形成关节面的上下关节突。椎弓根是有切迹的;每一对相邻的切迹形成椎间孔,脊神经从椎间孔中发出。

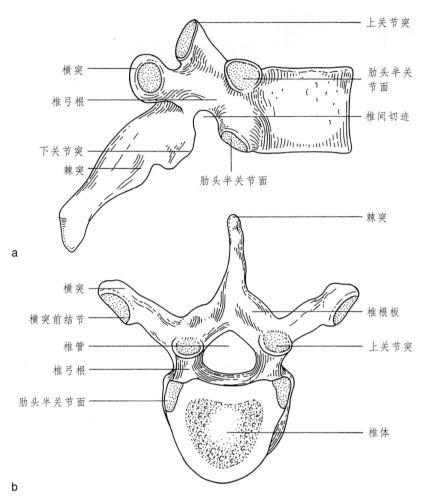

图 3.1 典型的胸椎侧面观(a)和上面观(b)。

脊柱的每一个单独组成部分将在下面进行详细介绍。

颈椎

典型的颈椎是 C3–6(图 3.2)。它们都有一个小的扁平椎体和相对大的三角形椎孔。椎弓根向侧边和后方延伸,其上下切迹呈水平位。上

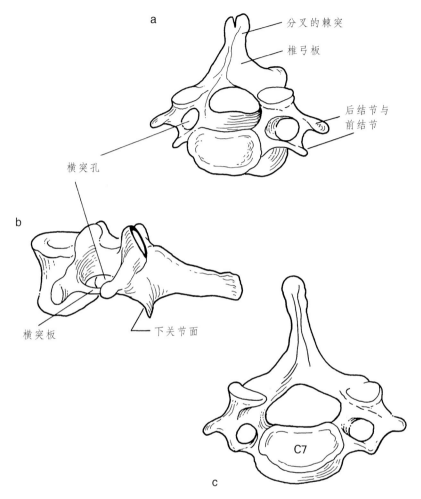

图 3.2 颈椎的上面观(a)、下面观(b)和 C7(c)。

下关节面在椎弓根和椎弓板之间的关节柱上，上关节面朝上朝后，下
关节面朝下朝前。横突很短(但是颈部较细者可以从侧面轻易触摸
到)，其中有横突孔，脊椎血管从横突孔穿过；它包含一个前根和一个
后根，最终在侧面形成一个结节，并且在横突孔外侧通过肋横突板相
互连接。前根和肋横突板与肋骨是同源，而且像肋骨一样，与椎体的侧
面相连。C6 的前结节较大(Chassaignac 结节)，它在胸锁乳突肌内侧可

以触到,并且可以通过它压迫其前方的关系结构——颈总动脉。典型的颈椎棘突是短而分叉的。

寰椎,C1(图 3.3),无椎体;包含一个前弓和一个后弓,是通过支撑上下关节面及横突(长但无结节)的厚的侧块而连接的。上关节面明显内凹,与枕结节形成关节。前弓在前面有一个结节,后方表面与 C2 的齿状突(齿状突起)形成关节面。后弓的上表面紧邻上关节面的后方有条深而宽的沟。椎动脉从中通过,沿后弓向上、向内进入枕骨大孔。此外,沟内还有枕下神经(C1)的后支,其在椎动脉后方发出后进

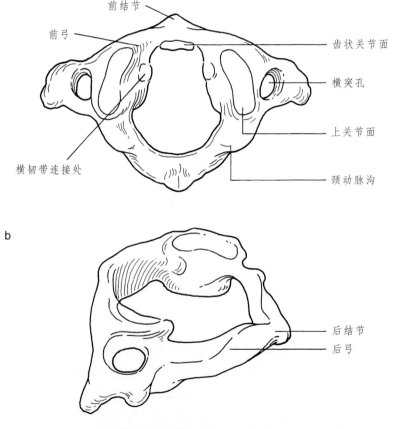

a

前结节

前弓

齿状关节面

横突孔

上关节面

横韧带连接处

颈动脉沟

b

后结节

后弓

图 3.3　寰椎的上面观(a)和斜面观(b)。

入枕下三角支配邻近肌肉(图 3.4)。寰椎没有棘突,由一个小的后结节代替。

　　枢椎,C2(图 3.5),椎体上方有独一无二的齿突或称齿状突起。这个齿突靠着 C1 前弓的关节面,二者被一个小囊分开。上关节面较大,呈椭圆形,朝上、朝外,位于椎体的边缘。但是下关节面与典型的颈椎类似,位于椎弓根并朝下、朝前;横突较小,尚未分化出结节;椎弓较厚,棘突又大又坚硬,呈分叉状。

　　隆椎,C7(图 3.2c),因其坚硬、不分裂的棘突而命名。移动手指沿着颈背沟向下,这个脊椎是第一个可以被清楚触及的,尽管在其下面紧接着的 T1 棘突更加突出。横突较大,但它的前结节较小,有时会缺如。横突孔也小,这是因为它只传递副椎静脉,而椎动脉从 C6 进入横突孔。

　　需要注意的是,C3–7 的前支是在关节面的前方发出,并在那里从椎动脉后方穿过。然而,C1 和 C2 在它们相应关节面的后面出现,枕下神经(C1)的前支在椎动脉的内方前行(图 3.4)。

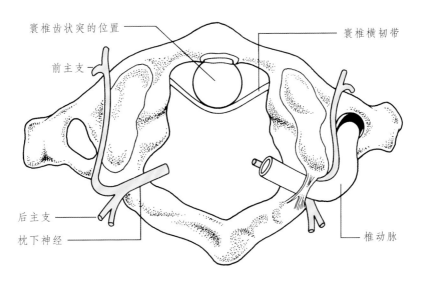

图 3.4　椎动脉、枕下神经和寰椎的关系。

a

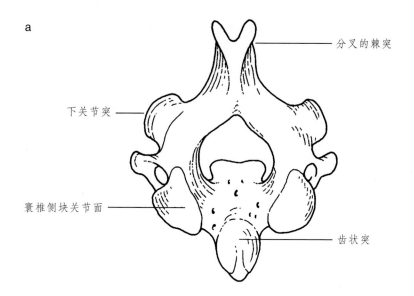

分叉的棘突

下关节突

寰椎侧块关节面

齿状突

b

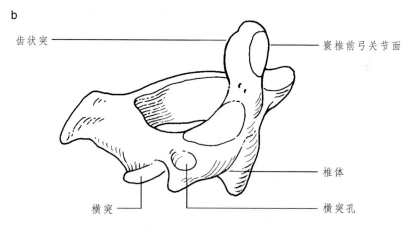

齿状突

寰椎前弓关节面

椎体

横突

横突孔

图 3.5 枢椎的上面观(a)和斜侧面观(b)。

颈神经一共有 8 对：C1-7 在它们对应椎骨的上面发出，但是 C8 是在 T1 的上面发出；其余的脊神经均在对应椎骨的下面发出。

胸椎(图 3.1)

典型的胸椎椎体是心形，上两个椎体表现为从颈椎的过渡，而下方胸椎与腰椎有一些相似。

　　T5-8 椎体的左边较扁平；这种不对称是由于降主动脉的压迫而产生的,这 4 个椎骨可被该段动脉的动脉瘤损坏。典型的椎骨 T2-8 承载肋骨头的上下半关节面:上半关节面在椎体侧面的上边界,在椎弓根底部;下半关节面在下边界,椎下切迹的前面。椎间孔是圆形的,直径相对偏小。椎弓根径直向后,它们的椎上切迹除了 T1 外,均不明显,但是下切迹较深。椎板较宽并且从上到下相互重叠。横突是大的,向后、侧方向走行,一般有一个关节面在尖端与相应的肋骨相关节。上关节面朝后、朝外,下关节面相对朝前、朝内。

　　胸椎棘突较长。T1 棘突几乎水平向后,容易在隆椎下面触及;事实上,它是最容易触及的脊椎棘突。中位胸椎的棘突在尾部成角,因此当从正中入路行胸椎硬膜外穿刺时,为了在棘突之间通过,有必要使穿刺针向头侧成角。这与腰椎形成鲜明对比,后者的棘突上缘与椎体、背部皮肤几乎呈 90°。T11 和 T12 的棘突是近水平的且是短而方的,类似腰椎。

非典型胸椎的特点(图 3.6)

　　T1 有一个颈椎型的椎体、一个明显的上切迹、一个完整的关节面与第 1 肋骨相对应(因为 C7 上明显没有对应的半关节面)和一个小的下半关节面;棘突是呈水平的。

　　T9 通常是典型的,但是常常不能与第 10 肋骨头相关节,因此本图所示标本只有一个上半关节面。

　　T10 只与第 10 肋骨头相关节,因此只有一个上半关节面(或一个完整的关节面,如果 T9 没有对应的半关节面)。其横突上没有关节面。

　　T11 只与它自己的肋骨头相关节,在其椎体上边界附近有一个圆形关节面。横突较小且无关节面。

　　T12 有一个很像腰椎的椎体,并在其上边界有一个完整的关节面。其横突小,没有关节面,但是像腰椎一样有上、下侧结节。下关节面朝外;棘突是水平的,类似腰椎。

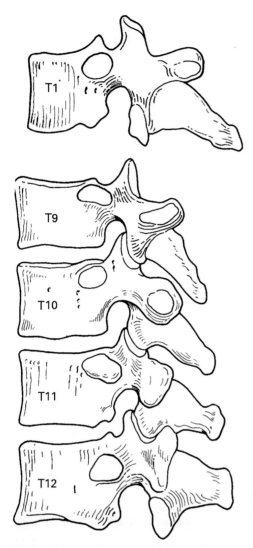

图 3.6 "非典型"胸椎的侧面观
(T1,T9–12)，该标本上 T9 只有
一个第 9 肋的上半肋头关节。

腰椎(图 3.7)

腰椎椎体较大呈肾形;锥孔大致呈三角形,大于胸椎但小于颈椎。
椎弓根较厚,有浅的上切迹。横突是细长的;从 L1 到 L3 长度增加,然
后又变短,所以第 3 横突是最长的;每一个横突基底部的后下面有一

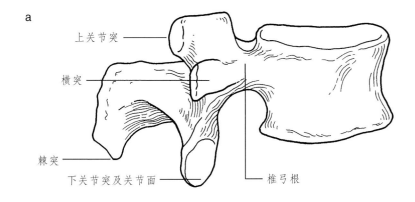

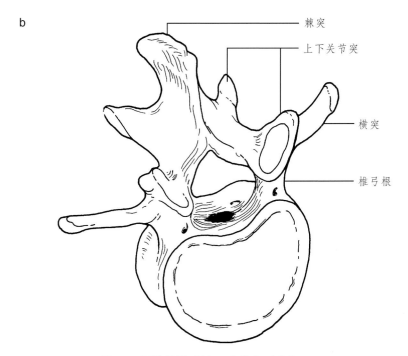

图 3.7 腰椎的侧面观(a)和前上面观(b)。

个副突,并有一个乳状突毗邻上关节突。椎板是短、宽、坚硬的,但它们并不像胸段那样互相重叠。上关节面朝后、朝内,下关节面相对朝前、朝外。腰椎棘突是水平的长方形。

形成腰骶角的 L5(图 3.8)椎体是楔形的,前面比后面厚很多。横突尽管短,但是厚而坚硬,从椎弓及椎体侧面发出。

如果从后面观察形成关节的脊柱,会发现椎板和棘突相互重叠、交叉,以至于除了腰椎下段,其余椎管完全被藏起。脊柱向前弯曲则腰椎间隙将增大;应用该方法,使腰椎穿刺成为可能(图 3.9)。

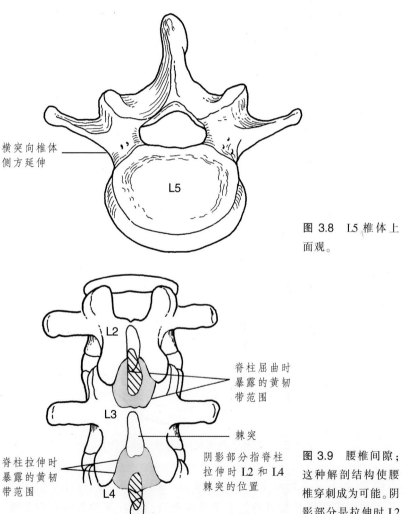

横突向椎体
侧方延伸

L5

图 3.8 L5 椎体上
面观。

L2

脊柱屈曲时
暴露的黄韧
带范围

L3

棘突

脊柱拉伸时
暴露的黄韧
带范围

阴影部分指脊柱
拉伸时 L2 和 L4
棘突的位置

L4

图 3.9 腰椎间隙;
这种解剖结构使腰
椎穿刺成为可能。阴
影部分是拉伸时 L2
和 L4 棘突的位置。

临床要点

脊髓注射

　　来源于脊髓的慢性疼痛的常规镇痛技术是椎间关节的去神经支配法。首先通过局部麻醉阻滞内侧支,如果效果满意,则进一步行射频消融(图 3.10)。

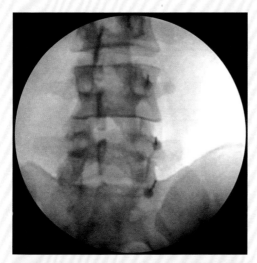

a

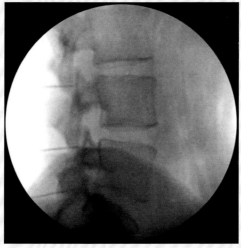

b

图 3.10　进行椎间关节内侧支阻滞时的前后位扫描 (a) 和侧位扫描 (b)。

腰椎穿刺和脊髓麻醉

腰椎穿刺(或脊髓麻醉)通常取侧卧位或坐位。无论选择哪一种体位,要告知患者尽可能地弯曲脊柱,从而增大腰椎棘突间的间距。连接髂嵴最高点的线(嵴间线,图 3.11)通常经过 L4 椎体,因此是一个有用的体表标志。嵴间线之上通常紧临 L3/4 间隙,嵴间线之下通常是 L4/5 间隙。选择合适的椎间隙是很重要的,因为脊椎穿刺针不能进入一个可能损伤脊髓的水平。在成人中,脊髓通常终止于 L1 水平。然而也可能止于 L2 甚至 L3(图 3.28)。用于诊断或麻醉原因的腰椎穿刺针,除特殊情况外,不应从 L3/4 间隙以上进入。英国大部分剖宫产手术都使用脊髓麻醉技术(常与鞘内海洛因结合使用)。

腰椎穿刺一般于中线操作。在局部麻醉浸润后,腰椎穿刺针依次通过以下结构(图 3.12):皮肤、皮下组织、棘上和棘间韧带、黄韧带和硬脊膜。在刺穿硬膜过程中,常有突破感。拔除穿刺针芯后,穿刺针内将有脑脊髓液流出。

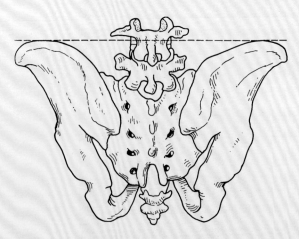

图 3.11 双侧髂棘的连线(嵴间线)是 L4 椎体的重要标志。

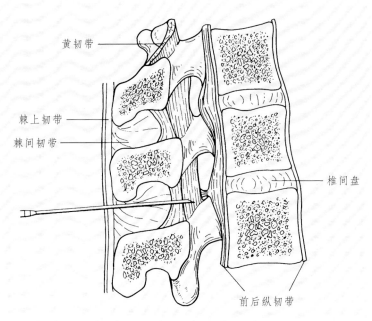

黄韧带

棘上韧带
棘间韧带

椎间盘

前后纵韧带

图 3.12　腰椎穿刺的解剖示意图。

　　侧入路或旁正中入路的脊髓麻醉或硬膜外麻醉在一些中心机构比较常见。这种方法对那些难以弯曲脊椎或者那些棘上或棘间韧带钙化使得穿刺针难以穿过的患者特别有用。这些同样可以用于高位胸部硬膜外技术，因为不需要一个陡峭的头侧成角(如在正中位时所需要的)。尽管有不同的方法，但通常如下：穿刺针进入点在棘突下缘外侧 1.5cm 处(图 3.13)。穿刺针向头侧成角且略微向内。如果碰到椎板，穿刺针稍向头部方向偏移，直至通过黄韧带。然后进一步到达硬膜外隙或蛛网膜下隙。

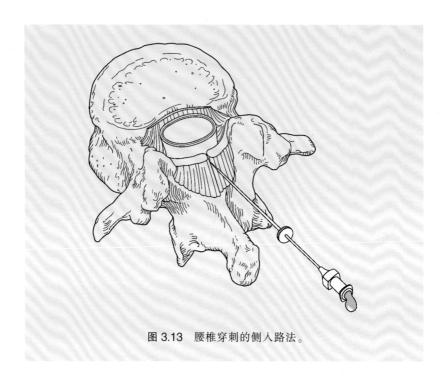

图 3.13　腰椎穿刺的侧入路法。

骶骨(图 3.14)

骶骨由 5 节融合的椎骨组成。呈楔形,并明显呈现前凹和后凸。

前表面有 4 个横线(划分融合椎体之间的界限),终止于相应的 4 对骶前孔,后者的侧方是融合的侧块。裂孔的排列几乎与垂直线相平行,因侧块大小自上而下迅速缩小形成了骶骨的楔形。上 4 对骶骨脊神经的前主支从前面裂孔发出, 在侧块上产生了明显的神经槽。

骶骨的后表面由融合的形成骶管顶盖的椎弓构成。它有一个融合棘突形成的骶正中嵴,棘突表现为小的刺状结节。在嵴的侧面是融合的椎板,在椎板旁边有一个由融合的关节面所构成的关节嵴,关节面呈小结节状;每一个关节嵴终止在骶角下面。最后一个骶椎的椎弓(或更多)是缺失的,留下骶骨裂孔。关节结节的侧面是 4 个骶后孔,位于其对应的前裂孔的正后方,在侧方紧邻侧块。骶神经的后支从骶后孔

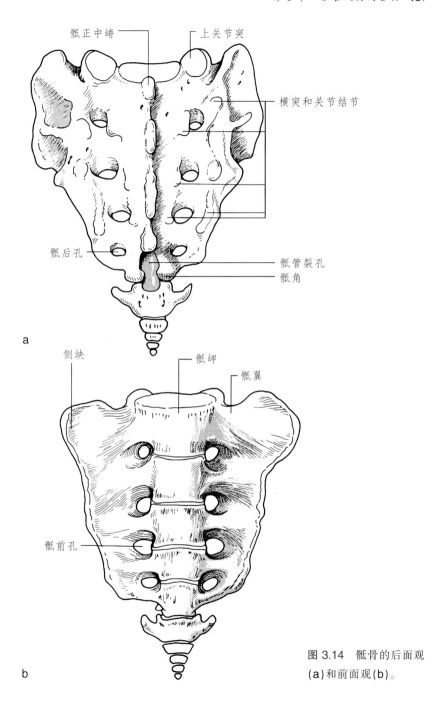

图 3.14　骶骨的后面观 (a) 和前面观 (b)。

type。

出现。这些神经较小又相对不重要,参与骶骨、尾骨上的小区域皮肤的神经支配。

这些骶骨裂孔的侧边是一个骶外侧嵴,由融合的横突形成,顶端形成了成排的横向结节。骶后孔与骶管的硬膜外隙相连续。

临床要点

通过这些裂孔注射小剂量局部麻醉药可实施部分单侧骶神经阻滞。局部麻醉药的注射由骶神经根刺激或压缩产生的疼痛可以减轻。如果疼痛是由恶性疾病引起的,并且局部麻醉药注射能临时减轻疼痛,那么可以进行神经毁损性治疗。

骶后孔位于距离后正中线大约 2cm 的位置。最容易发现的裂孔是 S2,其位于髂后上嵴内侧、下方大约 1cm 处,而髂后上嵴位于骶骨浅凹处也因此容易识别。S1 的小孔位于韧窝上方、内侧 1cm,S3、S4 的裂孔分别位于 S2 体表标志的垂直下方 2cm、4cm(图 3.15)。

尽管骶骨裂孔在临床上可以识别,但是精确定位仍然推荐使用图像增强仪。

侧块的上外侧面有一个大耳状面(与髂骨的对应关节面构成关节连接),在其背后一个大粗糙区域是坚韧的骶髂后韧带的连接处。

骶骨的上表面(或基部)表现出一个相对改良椎骨的特征。椎体的截面是椭圆形,它的前边界形成骶骨岬。骶管在截面上是三角形,由很短的椎弓根和很长的椎板组成。上耳状面朝后、朝内与 L5 的下关节面相关节。

侧块的上表面被称为翼,被骶神经丛的腰骶干(L4–5)压出沟槽。

骶管裂孔是位于骶骨下端背侧的倾斜三角形裂隙,有相当大的实用价值;硬膜外隙终止于此,因此裂孔形成了一个方便进入这个腔隙的门户。骶管裂孔是 S5 椎板的融合不全所形成的,而比这个更大的缺陷将在脊椎异常部分描述(见本节)。它的上界是 S4 的融合椎板(如果裂隙更大则是更高的节段),其位于对应的骶骨棘突。侧界位于

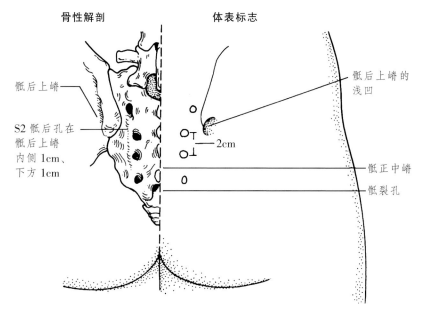

图 3.15　骶后孔的体表标志。

S5 缺损叶片的边缘，其下面有骶骨角；下界是 S5 椎体的背侧面。

　　骶管裂孔通常位于尾骨尖向上 5cm 处、臀沟最高点的正下方。在临床实践中，更容易通过直接触诊骶骨角之间形成的凹陷来定位它。裂隙的顶盖是骶尾后韧带（1~3mm 厚）、皮下脂肪和皮肤；它的定位难易程度与脂肪厚度呈反比。

　　尾骨包括 4 个融合的退化椎骨，而第一个经常形成为一个独立部分。第一节段有发育不完整的横突、上关节突；之后的节段被称为尾骨角。

临床要点

骶管麻醉

硬膜囊终止于 S2(图 3.17 和图 3.28)。硬膜外隙延续到该点以下,可以通过骶(尾)裂孔进入。局部麻醉药注入这个平面最开始将会影响骶神经根,为会阴提供麻醉和止痛。大剂量的局部麻醉药将会扩散到低位腰神经根。儿科麻醉医生偶尔使用这个硬膜外隙入路将硬膜外导管送到腰椎甚至胸椎区域。这个技术在成人使用也有报道。

骶管麻醉技术依赖于识别尾骨裂孔。患者取侧卧或俯卧位。髂后上棘和尾骨裂孔形成一个近似等边三角形,可以识别尾骨裂孔。在体形偏瘦的患者身上,骶骨角位于臀沟顶端距尾骨尖约 5cm 的相邻指节(图 3.16)。针头,通常用 21G 皮下注射针,与皮肤成大约 45°角引导刺入,穿透后骶尾韧带进入骶管。一旦穿过韧带,将针尾压低使针与皮肤近乎平行。继续沿着骶管向前进然后注射药物。就像图 3.17 展示的,针头可误入很多位置:如皮下;骶管内或外的骨膜下;硬膜外静脉内;如果进针太深可到硬膜内。因此,在注射前需回抽,以排除位于血管内或蛛网膜下隙,并且确认注射容易实行。在增强造影引导下操作时通常注射不透射线的造影剂来确定位置。

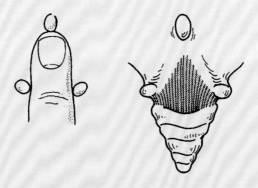

图 3.16　骶角定位骶管裂孔。

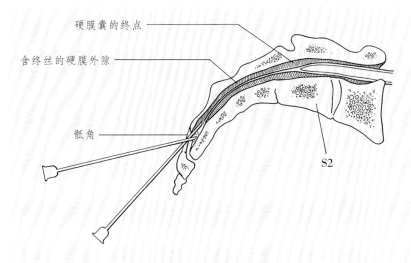

图 3.17　骶椎的纵切面:硬膜囊终点和骶管阻滞示意图。

图中标注:
硬膜囊的终点
含终丝的硬膜外隙
骶角
S2

椎体异常

对于麻醉医生来说,掌握脊柱解剖变异的意义并非局限于学术价值上,因为解剖变异可导致脊髓和硬膜外阻滞实施困难,甚至无法实施。

了解该部位的胚胎学知识,可以更加容易地掌握发育异常。中胚层体节集聚在原始脊索和神经管周围。每个椎体是由两个相邻体节中每一个的一半融合而成,因此椎骨发育成节段性。椎体和两边椎弓各有一个骨化中心,有时椎体包含两个并排的骨化中心,从而导致难以融合。

椎体缺陷包括额外的椎体发育或半椎体——后者会引起先天性脊柱侧凸、前侧脊柱裂,尤其好发于颈椎和腰椎部位——由于椎体两个中心的融合失败,椎体或下位骶骨、尾骨(通常与大小便失禁有关)的缺失。还可能发生两个或以上的椎骨融合,可能是完全或部分;特别常见于骶骨区,L5 部分或全部与骶骨融合(L5 骶骨化)。相反,S1 与其余骶骨会部分或完全地分离(S1 腰椎化)。

脊柱裂

神经弓缺失是由于双个椎弓中心融合失败,从而导致脊柱裂。通常脊柱裂往往与神经异常没有联系(隐性脊柱裂),尽管在有些病例中会有覆盖的酒窝样凹陷、脂肪瘤或一撮长毛来提醒下方有骨性异常。更罕见的是,出现一个或几个椎弓的严重缺陷,联合脊髓和表面被膜的突出。

可出现以下异常(图 3.18):

1.隐性脊柱裂——只有椎弓融合失败,脊膜和神经组织正常;

2.脊膜膨出型——脊膜通过后脊椎的缺损向外膨出,无神经组织参与;

3.脊髓脊膜膨出型——神经组织(脊髓或根)突入或附着至硬膜囊内;

4.脊髓突出型 (先天性椎弓不连)——神经管融合失败产生一个

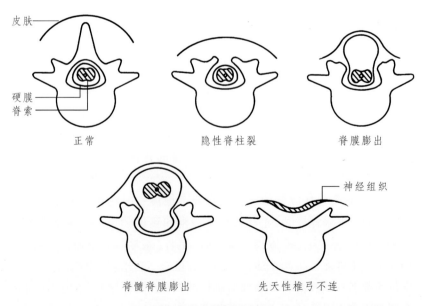

图 3.18 脊柱裂的分类。

开放的脊板位于缺损处，其中央即一个红肿的颗粒区域产生脑脊液，此型难以生存。

脊柱裂可以发生在脊柱的任何部位，但是多数缺损发生在 L5 和上段骶骨区,L5 发病率是 6%,上两个骶段是 11%。

尽管骶管裂孔典型的位置是在 S4 的下 1/3 椎体水平，但是事实上只有 35% 的人完全符合。在 20% 人的身上,位置更低,甚至降到 S5 的下边界;在 45% 人的身上,位置偏高,到达 S2 的下 1/3。在很少时,骶管在整个长度上都是开放的。偶尔,在骶管后壁的上下界之间有缺损;此外,可在中线或一侧或双侧有较大缺损。即使有正常的裂孔,在骶骨上半部分的棘突和椎板也会有缺损。

以下 3 个异常会使骶管全部或部分消失。在骶管后壁会有横行皱褶与骶骨体相应节段的前方突起相连接;骶骨椎体的突起突入骶管或者骨性生长过度消除骶管裂孔。

脊椎前移(图 3.19)

L5 神经弓的缺损使整个脊柱列和 L5 的椎体、椎弓根、上关节突,在骶骨上向前滑动,而其椎板、棘突、下关节突与骶骨的连接不受影响。偶尔 L4 也可发生这种缺损。

缺损的病因理论认为这是由于神经弓中有两个融合失败的骨化中心;两个部分只通过纤维组织保持联系,随后的伸展会导致腰椎滑脱发生。

椎间韧带(图 3.20)

单个的椎体间通过椎间关节面和韧带的复杂系统相互连接。相邻的椎骨只能发生轻微屈曲、伸展和旋转,这些关节微小的活动叠加在一起构成了脊柱作为一个整体的巨大活动度。

椎间盘是椎体间的主要连接部分,占据了脊柱长度的 25%。每个椎间盘将上下两个椎体连接在它的透明软骨上,在前方和后方它们与前纵韧带和后纵韧带相连。椎间盘由外周的纤维环和中间的髓核构成,纤维环是呈同心圆排列的纤维组织和纤维软骨,髓核是柔软的有

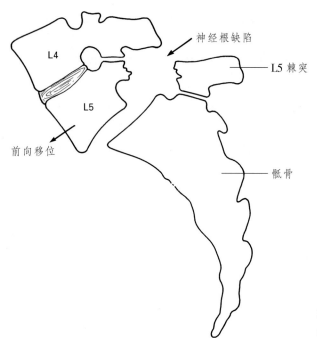

图 3.19 腰椎滑脱
缺陷的示意图。

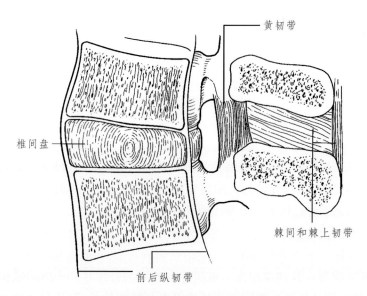

图 3.20 腰椎的纵面观显示主要椎间韧带。

弹性的组织,是胚胎时期脊索的遗迹。在胸段,椎间盘的厚度相同,所以该处的脊柱弯曲是由椎体形态造成的,然而,在颈段和腰段,椎间盘是楔形的(尤其是 L5/S1),因此形成了这两部分的弯曲。老年人椎间盘的萎缩和椎骨的骨质疏松导致了身高缩减和脊柱的后凸畸形。

前纵韧带从 C2 到骶骨上端覆盖于椎体前面,且从上往下逐渐增宽。它紧贴椎间盘和椎体的前部。

后纵韧带随着椎体后表面延伸开来,贴附于与前纵韧带相对应的位置上。

黄韧带由垂直排列可伸缩的弹性纤维构成,此种纤维连接上下椎板并且从上往下逐渐增厚。正是这个原因,硬膜外穿刺针刺入黄韧带时,连于穿刺针的注射器的弹性反冲感腰段比胸段更为明显。老年人黄韧带常会失去弹性,并可能出现钙化的情况。

棘间韧带连接相邻棘突的中轴,纤细而薄弱,在颈段尤为如此。

棘上韧带是连接 C7 到骶骨棘突尖的一束强壮纤维组织,老年患者的棘上韧带可能硬化,导致正中入路腰穿可能有些困难。

项韧带包括一个表浅的部分,即代表着棘上韧带的向上延续,其从 C7 延伸到枕外隆凸。从这个表浅部分开始,纤维层延伸到与枕骨和颈椎棘突相附着。

枕–寰–枢韧带(图 3.21)

一组复杂的关节结构连接着颅骨与上面两个椎骨,包括枕骨、寰椎、枢椎的关节面和齿突与寰椎前弓的连接处。我们靠寰枕关节完成"点头"动作,用寰枢关节完成"摇头"动作,前者还可做一定程度的侧斜。

一组更复杂的韧带将这些关节连接在一起。由于需要大幅度的活动,这个针对高度活动关节的一般法则仍然适用,那就是靠近旋转轴的韧带短而强壮,而外周的韧带,即连接椎弓和关节突的韧带,比较薄弱。

后纵韧带向上延续为强壮的覆膜,从枢椎直到枕骨,覆盖寰椎。

前纵韧带在中线向上延伸为直达枕骨的条索,在两侧则分散开形

a

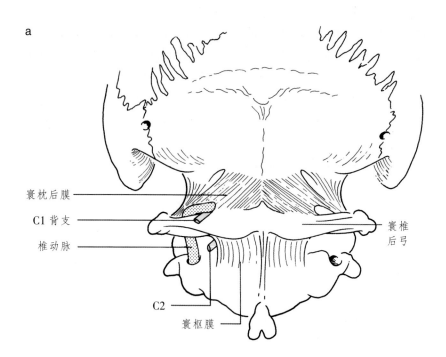

寰枕后膜

C1 背支

椎动脉

寰椎
后弓

C2

寰枢膜

b

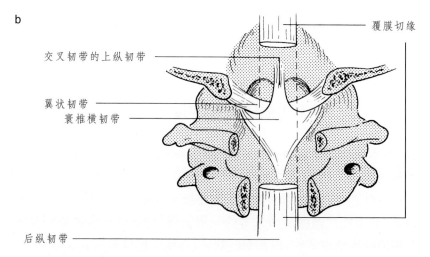

覆膜切缘

交叉韧带的上纵韧带

翼状韧带

寰椎横韧带

后纵韧带

图 3.21　枕寰枢连接：(a)后面观；(b)移除上段颈椎和枕骨后部分的示意图。

成前寰枕膜。寰椎横韧带连接寰椎侧块的内侧,并且使齿突紧紧贴合于前弓后面;另外,它还有薄弱的纤维从横韧带向上与枕骨相连,向下连接于枢椎体,构成的复合体称为交叉韧带。

短而有力的翼状韧带连接于齿突尖端和枕骨髁的内侧,有助于防止颅骨过度旋转。副翼状韧带从枢椎体延伸到寰椎侧块。齿突尖韧带是连接齿突尖与枕骨大孔前缘的一小束纤维,是脊索向上延长的残余部分。

后寰枕膜,同黄韧带,从寰椎后弓延伸到枕骨,椎动脉向上、向前穿过后寰枕膜到达枕骨大孔。

关于项韧带,前面已经进行了描述(见上文)。

骶尾连接

骶骨和尾骨的相邻面有个薄纤维软骨环。后骶尾韧带连接它们交角,并展开形成薄膜覆盖骶管裂孔,封闭骶管。

前骶尾韧带由几束覆盖于骶骨和尾骨前面的纵行纤维构成。

侧骶尾韧带在两侧连接骶骨下角和尾骨横突, 在 S5 神经走行于骶尾交角时覆盖 S5 神经。

第 2 节　脊髓被膜

脊髓有三层被膜——硬脊膜、蛛网膜和软脊膜(图 3.22)。

硬脊膜

覆于脑表面的硬脑膜是一种双层薄膜,两层之间有静脉窦。脊髓周围的硬脊膜是由硬脑膜内层延伸而来的,是致密的纤维组织。硬脑膜外层则终止于枕骨大孔,与颅骨骨膜融合,因此可以被椎骨内侧骨膜所替代。

硬膜囊通常终止于 S2 水平,偶尔终止于 L5,有时也可达 S3。因此在尾注时可能会变成意外的鞘内注射。硬膜囊延伸为终丝的被膜,终止于尾骨背面的骨膜。硬膜囊在颈段和腰段变宽,与脊髓的颈膨大和

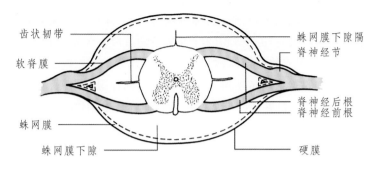

图 3.22 脊髓及其被膜横断面示意图。

腰膨大相对应。它在椎管内相当宽松,内有硬膜外脂肪缓冲,但在以下几处与周围骨性结构连接紧密:

1. 在上,枕骨大孔边缘和 C2–3 椎体后方;

2. 在前,与后纵韧带间有少量纤维组织;

3. 在侧方,随着前根、后根融合延伸为脊神经的神经外膜;

4. 在下,以终丝连接于尾骨。

然而,硬膜囊后方是完全游离的。

蛛网膜

这是衬于硬脊膜内的一层精细的薄膜,延伸到每个神经根。它向上与脑蛛网膜相连,这层蛛网膜覆于脑表面并延伸至两个脑半球间的纵向裂隙。

软脊膜

它是三层被膜的最内层,是一层血管结缔组织膜,紧紧贴于脑和脊髓表面,并伸于沟裂之中。软脊膜在脊髓前正中裂增厚为软脊膜前纤维。在两侧,软脊膜形成齿状韧带。齿状韧带为软脊膜向两侧伸出的三角形结构,与硬脊膜鞘紧密相连,总共有 21 个,位于脊神经前后根之间,最下一根终止于 L1 神经根与 T12 神经根之间。最下面的齿状韧带分成两半,中间有 L1 神经根穿过。

蛛网膜下隙后间隔由软脊膜从脊髓中央后沟发出至中间的硬脊膜。

在脊髓的下端,软脊膜向下延伸形成终丝,由硬膜囊包裹,止于尾骨背面。

脊髓被膜相关的腔隙结构

包括蛛网膜下隙、硬膜下隙和硬膜外隙。

蛛网膜下隙内充满脑脊液,其间有蛛网膜下隙后间隔和齿状韧带穿过(图 3.22)。

蛛网膜下隙与软脊膜的血管旁组织交通,伴行穿入脊髓,它的细小分支分布在单个神经细胞的周围(Virchow-Robin 间隙),并被认为是脊髓麻醉进入脊髓的通路。间隙是否存在尚有争议,其可能是在组织标本固定过程中缩水引起的。

硬膜下隙是位于硬脊膜与蛛网膜之间的潜在腔隙,中间只有一层浆液。它很少引起临床医生的重视,除非在硬膜外镇痛或麻醉时意外在此放置导管。硬膜下局部麻醉常被认为是不均衡的,常常是单侧的和广泛的。

硬膜外隙位于椎管内除了硬脊膜及其内容物以外的部分,此隙上端起自枕骨大孔,下端终于骶管裂孔。内含脂肪、神经根、血管和淋巴管。后方有椎板和黄韧带,侧面由椎弓根和椎间隙组成。前隙由椎体、椎间盘和后纵韧带组成。人体黄韧带的厚度为 2~5mm,并被棘突分为两部分,各自从相应椎板发出。

硬膜外隙节段性结构已经被对比造影和 MRI 所证实, 每个节段的楔形空隙在中线特别明显。在注射对比剂后的侧面成像扫描示硬膜外隙呈锯齿形。这些研究提示其尾侧间隙比头侧大 3~4 倍。然而,MRI 提示每个节段中硬膜外隙的中下端约 4mm 厚而中上端约 6mm 厚,这个发现与之前的尸解测量结果一致。这种差异可能由于注入液体后导致硬膜外隙变形所致。一些研究也认为这是由于正中的背侧硬脊膜产生了褶皱。所以这种差异可能是由注射造影剂导致压力改变引起,而在 MRI 上则无法观察到。此外,纤维索杂乱地连于硬脊膜和黄韧带之间(可能会影响硬膜外导管的置入)。

　　在同一层面,硬膜外隙的体积远大于蛛网膜下隙。因此,在腰椎区域,通过硬膜外途径需要 1.5~2.0mL 局部麻醉药才能够阻滞一个脊髓节段,而蛛网膜下途径仅需 0.3mL 就可以取得同样的效果。脊神经从椎间孔进入椎旁隙时都要带走小部分硬膜外隙内的脂肪小叶组织,并在硬膜外隙与上下左右相交通。事实上,在相邻的椎旁隙内它们并没有直接相交通。

　　硬膜外隙是一个负压环境。硬膜外和椎旁隙的相交通解释了这一现象。在胸段,椎旁隙与胸膜腔仅隔一层壁层胸膜,因此胸膜腔内的压力会影响椎旁隙(图 3.23)。深呼吸会增加硬膜外隙内的负压,而咳嗽则可以对硬膜外隙产生正压力。压力变化在胸段很显著而在其他部位

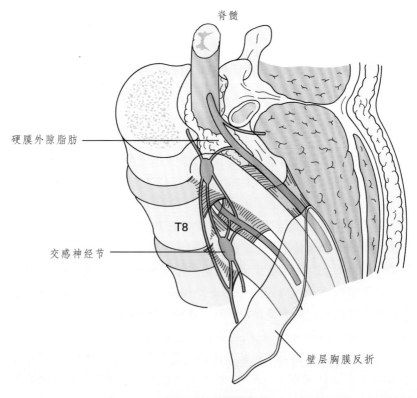

脊髓

硬膜外隙脂肪

T8

交感神经节

壁层胸膜反折

图 3.23　硬膜外隙。

由于脂肪组织的缓冲会减弱很多，所以在颈段和骶段一般测不到负压。然而，有人认为硬膜外隙的负压也可能是因为钝针压迫硬脊膜导致其体积增大产生的。

穿刺针可以通过椎板间或者骶骨裂孔进入硬膜外隙(见第 3 章第 1 节)。椎管在横断面呈三角形，因此，这个空间在背侧正中线是最深的。在腰椎段，椎板到脊髓背侧的距离大约为 5mm。皮肤到腰椎段硬膜外隙的距离是 2~7cm，大多数人变化范围在 3~5cm。

硬膜外隙(图 3.24)含有丰富的静脉网络。它们主要呈垂直走行并形成四个主干：2 条在后纵韧带侧方，2 条在该韧带后锥弓前方。这些主干在每个椎体水平通过形成静脉环而广泛吻合。同时，它们也收集椎体静脉血。椎体静脉从椎体的后面发出，并且与那些序贯穿过椎间和骶孔的椎静脉、颈升静脉、颈深静脉、肋间静脉、腰静脉、髂腰静脉以

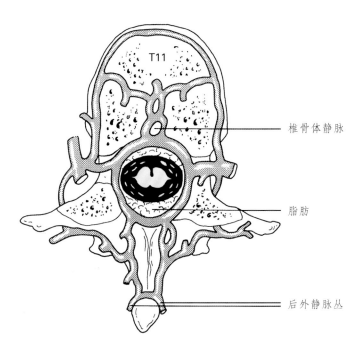

图 3.24　T11 横截面的硬膜外静脉网。注意其与椎外静脉丛的联系。

及髂外静脉形成交通支。

硬膜外静脉是无瓣膜的,它们连接下面的盆腔静脉以及上面的颅内静脉(细菌和恶性肿瘤细胞迁移的潜在途径)。

咳嗽和挤压时出现的脑脊液压力升高一部分是由于血液从胸部和腹部静脉分流至这些薄壁的椎静脉。因此,如果胸部和腹部压力增加,则会导致血液分流,从而使硬膜外静脉扩张。

硬膜外动脉相对而言不甚重要,它们起源于那些与同行静脉(已在上面列出)相对应的动脉。硬膜外动脉进入每一个椎间孔,走行于硬膜外隙的外侧,同时营养邻近的椎骨、韧带和脊髓。

临床要点

硬膜外麻醉

胸腹部手术普遍采用连续硬膜外阻滞,在产科由于需要延长作用时间,通常采用腰麻–硬膜外联合麻醉。根据阻力突然消失、负压等现象,可判断硬膜外穿刺针是否已进入硬膜外间隙。穿过黄韧带时需要压力将穿刺针推进,穿透黄韧带时阻力骤然消失,导管随后被推进硬膜外间隙。这种穿刺方法可用于脊柱的任何定位点(图3.25)。脊椎穿刺针可通过插入硬膜外进行联合麻醉。

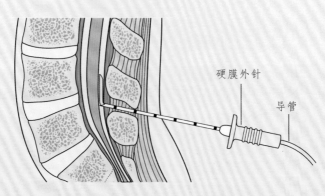

图3.25　L4/L5的硬膜外针和导管侧面示意图。

脑脊液

　　脑脊液(CSF)是存在于脑室和蛛网膜下隙的清澈透明水样液体。CSF 总量在成人平均约 150mL, 其中 25mL 在脊髓膜内。

　　CSF 由侧脑室、第三脑室及第四脑室脉络丛产生(图 3.26), 这些脉络丛是由一层细胞的室管膜上皮覆盖的大量血管的软膜。手术时可观察到 CSF 是从脉络丛渗出的, 可以因室间孔阻塞引起单侧脑积水(液体由侧方进入第三脑室), 但是如果首先将脉络丛移除, 则不会出现单侧脑积水。因此可以由此来证明 CSF 的来源处。CSF 与血浆透析液组成不同, 甚至许多可溶性药物不能穿透血-脑屏障, 这都支持有关室管膜细胞主动分泌和选择性扩散的理论。

　　CSF 从第四脑室分别在小脑延髓池和脑桥池处通过 Magendie 孔(第四脑室正中孔)和 Luschka 孔(第四脑室外侧孔)进入蛛网膜下间隙, 约 4/5 的液体通过丛状突进入硬脑膜窦和静脉隐窝的蛛网膜绒毛重吸收, 蛛网膜粒沿着上矢状窦在颅骨内面形成相应的陷窝。

　　余下的 1/5 CSF 通过类似蛛网膜绒毛的结构吸收或者沿着神经鞘进入淋巴系统。这种 CSF 的吸收是被动的, 当 CSF 静水压高于静脉血

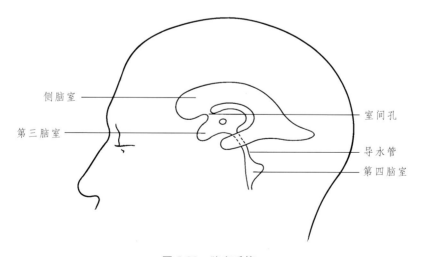

图 3.26　脑室系统。

压即可出现。

CSF 的循环是持续且缓慢的,鞘内注射物质可被带到头部。在腰部行鞘内注射阿片类药物可以在胸部和颈部产生麻醉作用,并且可在药物到达延髓时引起迟发的呼吸抑制, 这可能在鞘内注射后 16 小时发生。

脑脊液压力

正常脑脊液压力为 70~180mmHg(侧卧位)。硬脑膜相当于一个静液压系统,当患者坐起来腰部的脑脊液压力可升高到 350~550mmHg,然而脑室液压降到低于大气压。

咳嗽、挤压和颈静脉压迫导致的脑椎管静脉充血(Queckenstedt 试验或颈静脉压迫试验),血液从而被转到缓冲的 CFS,导致脑脊液压力的快速上升。咳嗽和挤压导致的压力升高一部分是由于血液从胸腹的静脉分流入硬膜外静脉窦(见本节)。

第 3 节　脊髓

成人脊髓全长约 45cm, 同股骨和输精管长度以及从唇到胃食管交界处的距离相同。脊髓为细长的圆柱形,前后稍扁,特别是腰膨大处。整个脊髓粗细不等,有两个梭形膨大,分别为颈膨大和腰膨大,对应臂丛和腰骶丛神经来源。

脊髓下端变细成圆锥状,称脊髓圆锥。脊髓圆锥向下续为一条结缔组织细丝,即终丝,止于尾骨。终丝主要是硬脑膜鞘内的软脑膜,但它也包含脊髓中央管的延长部分。

脊髓和椎管的长度关系在胎儿、婴儿及成人中有明显不同(图 3.27)。胎儿 3 个月时,脊髓延长到椎管的长度。接着脊椎比脊髓的生长速度明显增快,因此新生儿脊髓终止于 L3 下缘, 而一般成人脊髓终止于 L1 和 L2 之间的椎间盘处。但是脊髓终止水平不等(图 3.28),通常多位于 L1 或 L2 椎体对应处,或较少见于 T12 甚至 L3。

这种差异生长使腰骶神经需明显延长来达到它们相应的椎间孔,

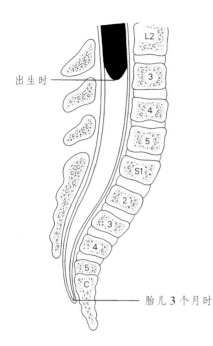

出生时

L2

3

4

5

S1

2

3

4

5

C

胎儿 3 个月时

图 3.27　胎儿 3 个月和出生时脊髓与脊柱的关系。

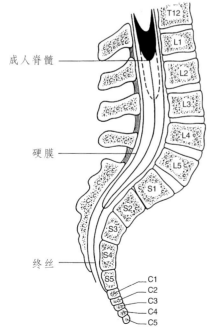

成人脊髓

硬膜

终丝

T12

L1

L2

L3

L4

L5

S1

S2

S3

S4

S5

C1
C2
C3
C4
C5

图 3.28　成人脊髓终止位置的变异范围。

最终形成马尾。然而,上胸部的神经根比相对应的椎间孔水平仅稍低一点,颈部神经根几乎与相对应椎间孔平齐。

表 3.1 给出了脊髓节段的近似水平。作为一个粗略的指导,在颈髓允许 1 个节段的差异,在上胸髓允许 2 个节段的差异,在下胸髓允许 3 个节段的差异,在腰髓和骶髓允许 5 个节段的差异。

鞘内注射局部麻醉药或其他液体后,液体的扩散部分会被椎管的弯曲影响。使用高比重液体时,局部麻醉药趋于下沉到脊椎处凹陷的底部。仰卧位非怀孕成年人的 L4 和 T8 水平、孕妇的 L4-5 和 T6 水平是凹陷的底部。因此后者就成为了剖宫产局部麻醉的理想高度。

脊髓的结构(图 3.29)

脊髓有一个前正中裂和一个较浅的后正中沟,胶质性的后正中隔从后正中沟发出深入脊髓实质中部。后正中沟两侧有后外侧沟,顺着它可以看到后神经根发出。相反,前神经根以神经束的形式发出,它们的起始线并没有在脊髓上出现沟。

脊髓的横切面包括中央管、H 形的灰质(神经细胞)和周围的白质(神经纤维)。随着自下而上传入神经纤维逐步加入脊髓、从上向下传出神经纤维离开脊髓,脊髓白质从颈髓到腰髓节段渐渐减少(图3.29)。灰质在颈膨大和腰膨大显著增大,这与这些区域发出上肢和下肢运动纤维有关。

中央管是从第四脑室向下延续的小管, 内衬纤毛室管膜细胞,内含脑脊液。它贯穿整个脊髓全长,在脊髓圆锥处稍扩大,并向终丝延伸

表 3.1　脊髓节段的大致水平

脊髓节段	椎体
C8	C7
T6	T4
T12	T9
L5	T12
骶段	L1

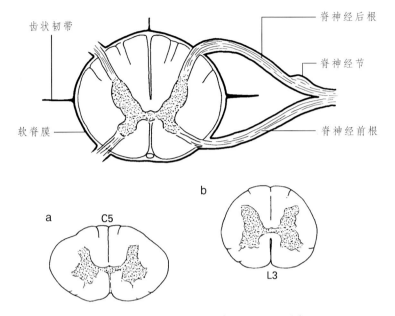

图 3.29　胸髓横断面。插图:颈髓断面(a)和腰髓断面(b)。

一小段。

　　H 形的灰质的交叉臂称为横向联合。两侧的两个侧臂分别包括一个短而宽的前柱和一个细而尖的后柱，前柱中包含有大的运动神经元,后柱最外有胶状质帽。这些柱在横断面上被称为前脚和后脚。灰质在胸髓和上腰髓平面有侧柱,侧柱位于前脚和后脚联合处,其中包含交感系统的神经细胞。

　　白质很大程度由纵向的无髓神经纤维组成,这些神经纤维可以根据它们与中央灰质的关系分为后白质柱、侧白质柱和前白质柱。两个前白质柱通过灰质联合前狭窄的白质联合相联系。重要的灰质束如图3.30 所示。

下行束

　　1.皮质脊髓侧束或椎体束,又称为交叉运动束,位于侧白质柱的后部,是脊髓中较大的运动通路。通路开始于大脑运动皮层的锥体细胞,

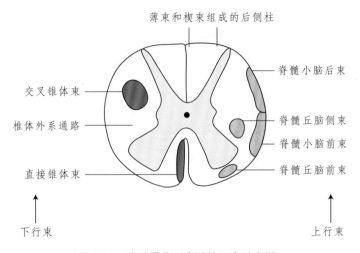

图 3.30　胸髓横截面脊髓神经束示意图。

在延髓(椎体交叉)交叉,然后沿对侧的脊髓椎体束下行(图 3.31)。在脊髓的每个层面都有锥体束的神经纤维离开并进入脊髓前脚,与运动神经纤维形成突触,借此联系上运动神经元和下运动神经元。椎体束显然会随着下行而变细。

2.皮质脊髓前束,即直接椎体束或非交叉运动束,是靠近前正中裂的前白质中的小神经束。其中下行的神经纤维源自运动皮质,并没有在延髓交叉。但在每一个节段都有神经纤维传至对侧的前角的运动神经元。

上行束

1.后白质柱完全由内侧的薄束和外侧的楔束组成,这些感觉纤维传导精确触觉和本体感觉(位置觉)到延髓的薄束核和楔束核,绝大部分都不交叉。在延髓形成突触之后,这些纤维在延髓感觉交叉处交叉到对侧,通过丘脑的内侧丘系,然后传递并上行到感觉皮质(图 3.32)。一部分纤维通过小脑下脚从延髓上行至小脑。

2.脊髓丘脑束:痛觉和温度感觉纤维以及一些触觉传入纤维进入后根,上升 1~2 个节段后在胶状质交换神经元,之后交叉到脊髓对侧

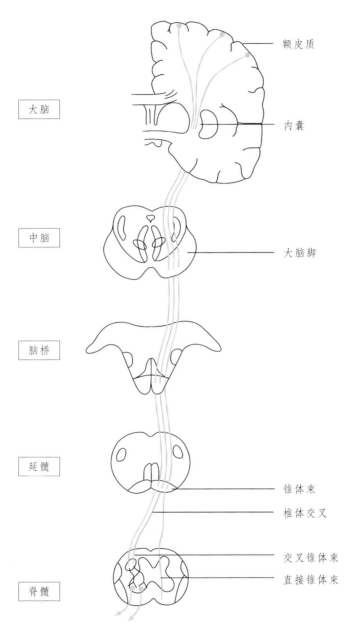

大脑

额皮质

内囊

中脑

大脑脚

脑桥

延髓

锥体束

椎体交叉

脊髓

交叉锥体束

直接锥体束

图 3.31 锥体束下行通路。

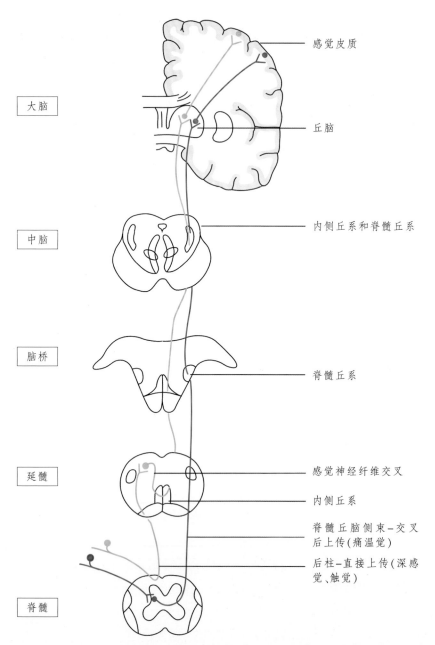

图 3.32 脊柱和脊髓丘脑束上行通路。

并上行到丘脑,在丘脑再交换神经元并传入感觉皮质(图 3.32)。痛觉和温觉纤维走行于脊髓丘脑侧束,脊髓丘脑侧束位于锥体束前的侧白质柱中。触觉纤维走行于脊髓丘脑前束,刚好位于脊髓前角尖端前面的白质内。

3. 脊髓小脑前束和脊髓小脑后束位于外侧脊髓白质的外缘。本体感觉纤维通过它们上行,不交叉,进入小脑。前束和后束分别通过小脑上脚和下脚进入小脑。

血液供应

供应脊髓的动脉有脊髓前动脉和脊髓后动脉,它们都从枕骨大孔水平下行。

脊髓前动脉位于前正中裂中夹,由椎体动脉的分支在枕骨大孔水平会合而成。它是两个动脉中较大的一支,供应后灰质柱之前所有的脊髓。然而,在向下通过脊髓的时候,它的直径可能相差很大,有时候在较短的节段会完全消失。

每一侧的脊髓后动脉由来源于小脑下后动脉的 1~2 条血管组成。它们供应两侧后部的灰柱和白柱。这些动脉被椎动脉、颈深动脉、肋间动脉、腰动脉和髂外侧动脉的脊支不断地补充加强;较低的分支负责马尾神经的血液供应。这些血管伴随它们所供应的腹侧和背侧神经根一起穿过椎间孔进入椎管。

大部分的前根动脉虽然小,但是它在下颈节、下胸节和上腰节的数量容易变化(通常在 4~9),它从脊髓前动脉得到补充并且比脊髓前动脉要大(图 3.33a)。

通常,其中一支相对较粗大的前根动脉被称为大前根动脉,也称 Adamkiewicz 动脉。它的位置是不固定的,但是最常出现在下胸节或者上腰节(图 3.33a)。这通常是单一存在而且绝大部分情况下是出现在左手边。当血管到达脊髓之后,它会发出分支加入脊髓前动脉和脊髓后动脉,为脊髓下部 2/3 的区域提供血液供应。

后根动脉在数量和大小上是容易发生变化的,它和大前根动脉一起补充加强脊髓后动脉。脊髓前动脉和脊髓后动脉在脊髓上不会相互交叉吻合，当血管中形成血栓的时候就会导致脊髓缺血梗死（图3.33b）。脊髓的动脉供应是非常脆弱的，相对轻微的创伤可能会使血管自发性闭塞。在外科手术中胸主动脉的十字钳闭和主动脉的剥离也可危及脊髓血液供应。它也可能是起因于在硬膜外麻醉时使用血管收缩剂或控制性降压或偶然发生的低血压也会影响脊髓血供。

　　脊髓的静脉回流系统包括脊髓前静脉丛和脊髓后静脉丛，它们伴随着神经根一起通过椎间孔汇入节段静脉：颈部的椎静脉、胸部的奇静脉、腹部的腰静脉和骨盆处的骶外侧静脉。在枕骨大孔处，它们和髓静脉相沟通。

临床要点

脊髓完全横断，脊髓半切和脊髓空洞症

　　脊髓完全横断后紧跟着就会发生受伤脊髓节段以下感觉的完全丧失，同时伴随着最初脊髓休克时期的肌肉弛缓性麻痹。紧随其后的是下肢瘫痪时的痉挛状态。自主的括约肌控制将会消失，但是假如脊髓骶区的脊髓中枢没有被损坏，直肠和膀胱的反射性排空随后就会恢复。但是当损伤的范围高达脊髓C4段的时候将会是致命性的，因为这会导致膈肌的麻痹。

　　脊髓半切，是由于损伤或者疾病，导致脊髓半切综合征(Brown-Sequard 综合征)。出现病变节段平面以下同一侧肢体神经支配肌肉的麻痹(锥体束的横断面)，以及麻痹肢体的位置觉、运动觉和触觉辨别能力的丧失(上升过程中没有交叉的脊柱横断面)，但是对侧的痛温觉会消失，肢体不会麻痹，因为分割的脊髓丘脑束的纤维交叉到对侧，然后在脊髓的对侧上升。

　　脊髓空洞症是一种脊髓上部中央的囊性退行性病变。会首先破坏脊髓丘脑束纤维，因为它在脊髓中线两侧交叉。此类疾病会导致双侧上肢痛温觉的消失。因此可能由于无意识的损伤产生的严重瘢痕和组织损伤。

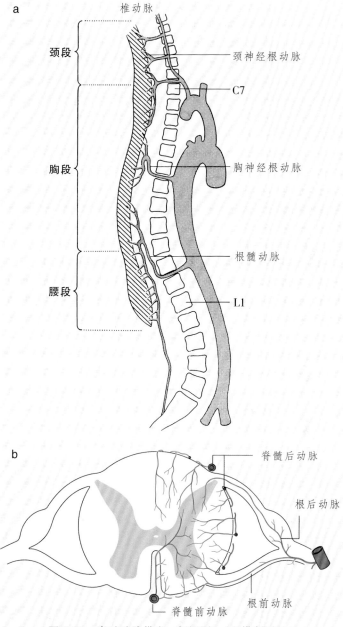

图 3.33　脊髓动脉供应。侧视图(a)和横断图(b)。

脊髓丘脑外侧束切断术和背根传入区病灶切除术

脊髓丘脑外侧束切断术是一种脊髓丘脑侧束的外科分离手术。主要用于减轻严重的、难治的和单侧下肢、骨盆、躯干部的疼痛。目前最满意结果似乎是用于单侧癌症患者的疼痛。这个过程显然取决于脊髓束的精确定位。脊髓丘脑外侧束切断术通常是经皮肤进入，通过 CT 和图像增强引导进行。高频电极用来确定正确的位置和在目标区域创建热损伤。这个过程意在阻断脊髓丘脑侧束（传递身体对侧疼痛），但是会保留这一节段中紧挨在其后的锥体束。不完全的疼痛缓解以及术后数周内的复发可能会发生，因为有一部分疼痛传入脊髓是通过腹侧角进入的（图 3.30）。

背根传入区病灶切除术是一种和脊髓丘脑外侧束切断术相同的术式，是使用高频电极针插入脊髓的背侧角，从而在脊髓背根入髓区产生热损伤。这种技术已被尝试用于许多慢性疼痛综合征患者。但是目前已被证明在臂丛神经撕脱伤治疗上特别有效。

（朱小燕　黄长盛 译）

第**4**章 周围神经系统

第1节 脊神经

脊神经共 31 对，包括 8 对颈神经、12 对胸神经、5 对腰神经、5 对骶神经和一对尾神经。每对神经由相应的前后脊神经根融合而成。

前根（腹根）为运动根（图 3.29），起源于脊髓前灰质柱，每支前根形成一簇神经小束。

后根（背根）为感觉根（图 3.29），沿着延髓后外侧沟进入脊髓后灰质柱。每支后根都包含一个神经节，神经节位于紧邻前后根交汇形成的脊神经处。

除前神经根与后神经根外，脊髓还拥有第 3 种神经根，即脊髓侧神经根：由 C4–6 神经纤维丝联合形成的副神经脊髓根（见第 6 章第 12 节）。该神经根沿脊髓上行穿过枕骨大孔。

脊神经还分出一支细小的脊膜返支，返回椎管内，支配周围血管及韧带。随即脊神经分为前、后支。

"典型的"脊神经包括如下几种（图 4.1）：

1. 脊神经后支从后方通过相邻两横突，分为内侧支与外侧支。内侧支与外侧支支配周围锥体的肌肉，两侧支发出皮支神经支配该节段覆盖的皮肤。

2. 脊神经前支由白色和灰色交通支与交感神经链相连，随后前支继续前行支配躯干。前支在中途分出外侧皮支，其分为前侧皮支和后侧皮支。

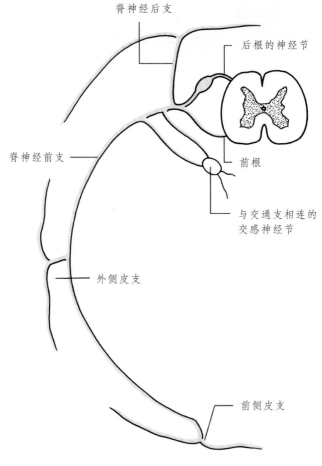

脊神经后支

后根的神经节

脊神经前支

前根

与交通支相连的
交感神经节

外侧皮支

前侧皮支

图 4.1 典型的脊神经构成。

　　脊神经向前最终成为前侧皮支,后者支配躯体中线周围皮肤。这
种节段性脊神经分布仅见于胸部节段。其余节段均为由脊神经前支交
织成神经丛的混合型神经。各神经丛详见后文。

脊神经与脑膜的关系

　　脊神经前神经根与后神经根外均有软脑膜与蛛网膜覆盖,直至前、后神经根分别穿入硬脊膜。前、后神经根均有硬脊膜覆盖,神经根融合成脊神经后,硬脊膜随后融合成为神经鞘。

脊神经与椎骨的关系

后根神经节位于椎间孔处。仅有 C1 与 C2 后根神经节和骶尾神经节例外,C1 与 C2 后根神经节位于各自椎骨后弓处, 骶尾神经节则位于骶管内。

第 1 对颈神经在枕骨与寰椎后弓之间形成,称为枕下神经。C2-7神经均在对应的椎骨上方形成,C8 神经穿过 C7 与 T1 组成的椎间孔。在此平面下,各脊神经均在相应椎骨下方融合形成。

由于成人脊髓末端平均终止于 L1 和 L2 锥体之间的椎间盘水平,所以前、后神经根从上至下依次延长,直至到达相应的椎间孔(见第 3章第 3 节)。

椎旁间隙

在椎管之外存在一个潜在的间隙,称为椎旁间隙。在该间隙内侧,有椎弓根和椎间孔;在胸段,椎旁间隙外侧为胸膜和肺;在腰段,椎旁间隙外侧为骶棘肌腰部和腰大肌的起始部。该间隙内充满了疏松的脂肪和结缔组织,还有从脊髓发出的神经根和伴行的血管。该间隙是麻醉医生关注的重点,因为该空间为麻醉医生提供了一个在不侵犯硬膜外隙或蛛网膜下隙,就可以阻滞神经根途径。

临床要点

通过在该间隙内注入局麻醉药物,可以达到单侧神经 2~4 个节段的阻滞。应用该法,在颈段可为上肢镇痛,在胸段可为胸壁、乳房、肾脏和胆道手术提供镇痛,在腰段可为下腹部、臀部和腿部手术镇痛。椎旁间隙的识别可通过穿刺针的落空感,也可通过神经刺激器,联合超声影像的引导,找寻目标神经所支配段肌肉收缩。椎旁穿刺置管术可延长术后持续镇痛的时间,因此日益受到欢迎。

脊神经后支

脊神经后支主司躯体后方的皮肤和肌肉,而 C1 与 C2 脊神经后支为特例,其余脊神经后支有以下特点。

1. 脊神经后支支配的运动和感觉区域为连续的,从椎骨平面向下和向外倾斜,后支所支配的区域相互重叠,所以仅对单独的一根神经进行外科处理或神经阻滞通常不能达到确切的麻醉效果。

2. 与脊神经前支不同,后支不支配上下肢,也不形成神经丛,除了 C1 与 C2,其他后支均比相应的前支细小。

3. 除 C1、S4、S5 和尾骨 Co1 外,每根后支在背部肌肉内分为内侧与外侧支,在 T6 以及 T6 平面以上,皮支由内侧支分出;在 T6 平面及以下,皮支由外侧支分出,C1、C6–8、L4–5 后支中不包含皮支(图 4.2)。

颈段脊神经后支

C1 脊神经后支比相应的前支粗大,后支为纯粹的运动支,不分为内侧支和外侧支,C1 脊神经后支穿过寰椎后弓,夹在椎骨与椎动脉之间(图 3.4 和图 4.3),进入枕骨下三角,支配相邻的肌肉:上斜肌、下斜肌和头后大直肌。此外,还有分支支配头后小直肌和头半棘肌。

C2 脊神经后支也比相应的前支粗大, 并且是颈段脊神经后支中最粗大的一根。C2 脊神经后支从寰椎后弓与枢椎椎板之间发出,绕过下斜肌的下缘,分出一支支配下斜肌,随后又分出一支较粗的中支和较细的外侧支(图 4.3)。

脊神经中支为枕大神经,穿过半棘肌和斜方肌,与 C3 脊神经中支分出的神经纤维汇合,之后在枕动脉的内侧上行,支配枕区至颅顶的皮肤。枕大神经向前与 C2 脊神经前支分出的枕小神经重叠。枕大神经还分出一支支配半棘肌(图 4.6)。

枕大神经常与颈源性头痛有关。使用局部麻醉药物浸润枕大神经可达到镇痛作用。需要注意的是,C2 神经痛可能涉及三叉神经支配区域。枕大神经阻滞定位为(枕动脉内侧)枕后结节与孔突连线中内 1/3 处。

C2 外侧支为完全运动支,支配颈后肌肉。

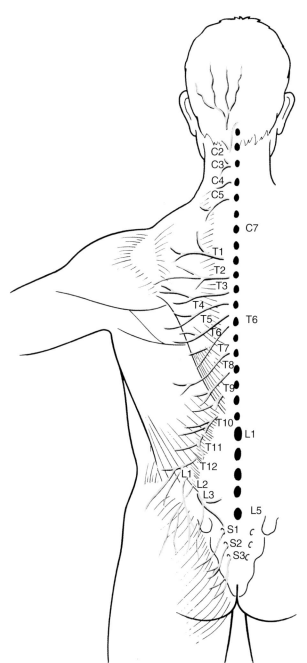

图 4.2　脊神经后支的皮支分布图。

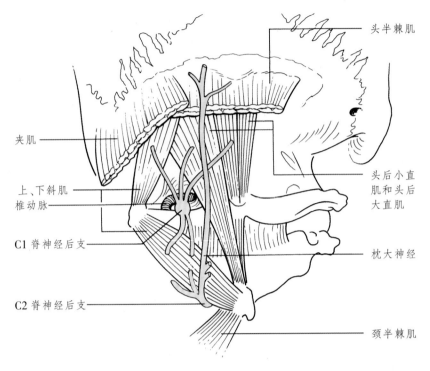

头半棘肌

夹肌

头后小直
肌和头后
大直肌

上、下斜肌
椎动脉

C1 脊神经后支

枕大神经

C2 脊神经后支

颈半棘肌

图 4.3 枕下三角解剖。

C3 脊神经后支的内侧分支构成第 3 枕神经，第 3 枕神经分布于枕下区皮肤，C3 外侧支为运动支，支配颈后肌肉。

C4-8 脊神经后支的内、外侧支均支配颈后肌肉。此外，C4 与 C5 的内侧支还支配颈后的皮肤。需要注意的是，C3 与 C4 前支还分出几根神经与副神经一起支配斜方肌的运动。

胸段脊神经后支

胸段脊神经后支均分为内侧支和外侧支，两侧支均可支配背部肌肉。上 6 对胸神经由内侧支支配脊柱周围的皮肤，下 6 对神经则由外侧支支配皮肤。

胸神经皮支下行一段距离后到达皮肤，且下行距离按照顺序依次

增加。即 T1 支配的皮肤区域紧邻相应锥体下方,而 T10 和 T11 支配的
皮肤区域低至耻骨区,T12 到达髂嵴及臀部。

腰段脊神经后支

腰段脊神经后支均分为内侧支和外侧支,支配腰部肌肉。上 3 对
腰神经到达髂后上棘,并支配周围的皮肤。

骶段和尾段脊神经后支

S1-4 脊神经后支穿过骶后孔,S5 脊神经后支从主神经干分支发出,
从骶骨角与尾骨之间的间隙穿出。这些神经均细小,并从上至下愈发细
小,这些神经支配骶棘肌,仅有上 3 对分出外侧支支配骶骨周围的皮肤。

Co1 神经细小,无分支,支配尾骨上所覆盖的皮肤。

脊神经前支

脊神经前支支配上下肢,以及颈部、胸部和腹部前外侧的感觉和
运动。躯干主要由胸段脊神经前支支配,并保持节段性。颈部和四肢由
颈丛、臂丛、腰丛和骶丛神经支配。

皮肤的节段性神经分布见图 4.4。

第 2 节 颈丛

上 4 对颈段脊神经前支以袢状结构相互连接,形成颈丛,支配颈
部皮肤和肌肉以及膈肌。

颈丛的构成(图 4.5)

颈神经前支形成三个袢,C1-2、C2-3 和 C3-4、C4-5 也常形成袢,
从而连接颈丛和臂丛。这些神经环位于中斜角肌和肩胛提肌之间,外
覆盖有胸锁乳突肌。

C1 脊神经前支完全为运动支,它从椎管经过寰椎后弓(图 3.4)的
神经沟,紧邻上关节面后方,此段 C1 脊神经前支介于后弓与椎动脉之

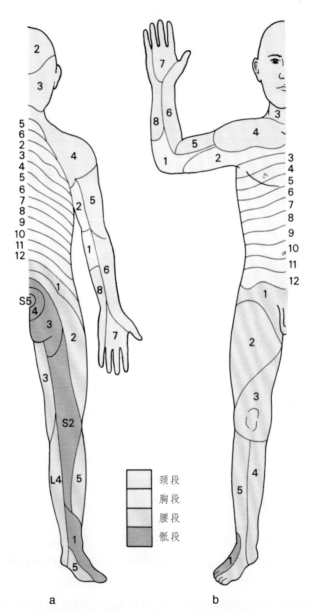

图 4.4 脊神经体表的节段性分布。

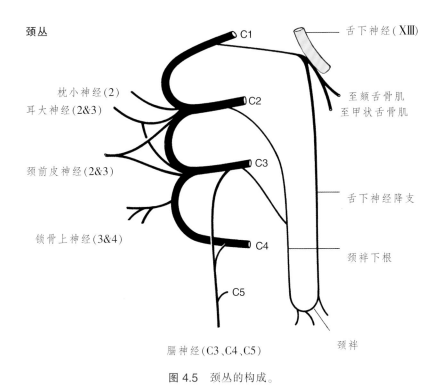

颈丛

枕小神经(2)
耳大神经(2&3)

颈前皮神经(2&3)

锁骨上神经(3&4)

C1

C2

C3

C4

C5

膈神经(C3、C4、C5)

舌下神经(ⅩⅡ)

至颏舌骨肌
至甲状舌骨肌

舌下神经降支

颈袢下根

颈袢

图 4.5　颈丛的构成。

间,之后 C1 脊神经前支向前行至椎体侧板侧面,自椎动脉穿出横突孔后伴行于椎动脉内侧。发出细支支配头外侧直肌、头前侧直肌和头长肌。之后下行,与 C2 的升支在寰椎横突的前方形成袢状结构。

　　该袢状结构的大部分神经纤维向前在寰椎水平加入舌下神经。参与舌下神经后,C1 分别发出分支支配颏舌骨肌和甲状舌骨肌,然后形成舌下神经降支,后者发出纤维支配甲状舌骨肌前腹。随后,舌下神经降支与 C2、C3 形成的颈丛降支融合成颈袢,位于颈动脉鞘(图 6.33)的前方。颈袢发出纤维支配胸骨舌骨肌、胸骨甲状肌及肩胛舌骨肌的后腹。

　　C2 从枢椎上关节突的后方发出,沿椎动脉旁前行,随后分为升支和降支,前者连接 C1,后者连接 C3。

　　其余的颈神经前支从关节突前方、椎动脉旁的椎间孔发出。每个神经根均接受颈上神经结发出的灰交通支。

颈丛分支概述

颈丛分支可分为以下四组。

1. 交通支:如前所述,交通支与舌下神经联络;交通支还与迷走神经、颈交感神经联络。

2. 浅支:支配颈部皮肤。

3. 深支:分布于颈部肌肉。

4. 膈神经:参与支配膈肌运动(T11 与 T12 后支也发出神经支配膈肌脚,但不承担主要作用),还传输膈肌中心部位的本体感觉。

显然,颈丛浅支和膈神经是麻醉医生关注的重点。

颈浅神经丛

颈浅神经丛即浅支(图 4.6),可分为上组、横组和下组。

1. 上组:枕小神经(C2)、耳大神经(C2、C3)。

2. 横组:颈前皮神经(C2、C3)。

3. 下组:锁骨上神经(C3、C4),注意,C1 无皮支。

枕小神经(C2)绕过脊髓发出的副神经,沿胸锁乳突肌后缘上升。枕小神经穿过颈后三角上部的深筋膜,后分为三支。

1. 耳支:支配外耳的上 1/3。

2. 乳突支:支配覆盖乳突的皮肤。

3. 枕支:支配乳突上部和后方的枕部。

耳大神经(C2、C3)是颈丛最粗大的皮支。它从胸锁乳突肌后缘中点绕出后,以向下颌角的方向横穿胸锁乳突肌。在该肌肉处,耳大神经分为三终支。

1. 耳支:支配外耳的下 2/3 和耳垂的侧面。

2. 乳突支:支配覆盖乳突的皮肤。

3. 面支:支配咬肌和腮腺外覆盖的皮肤。

颈前皮神经(C2、C3)起于胸锁乳突肌后缘,紧邻耳大神经下方,在颈外静脉深面(或浅面)水平经过胸锁乳突肌。在胸锁乳突肌前缘,该神经穿入深筋膜,分成几支支配整个颈部前面的皮肤。

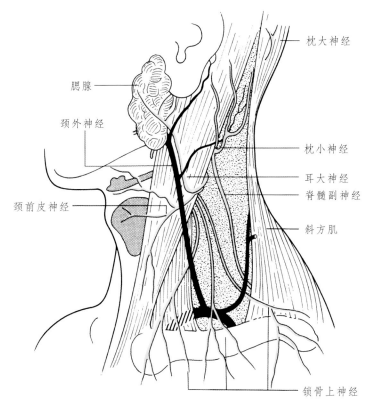

枕大神经

腮腺

颈外神经

枕小神经

耳大神经

脊髓副神经

斜方肌

颈前皮神经

锁骨上神经

图 4.6 颈丛皮支。

锁骨上神经(C3、C4)(图 4.6)神经干起于胸锁乳突肌下方,紧邻颈丛其他皮支神经。该神经干分为三支——内侧支、中间支和外侧支,三个分支在锁骨上穿出深筋膜,跨过锁骨,支配胸骨上段、胸廓上部(下至第 3 肋)和覆盖三角肌上方的皮肤。通过仔细的触诊,这三支神经可以在锁骨上缘触及。需要注意的是,虽然锁骨上神经不参与臂丛的组成,但是上入路的臂丛神经阻滞,如肌间沟法,常将锁骨上神经阻滞,该现象可能由于脊柱椎旁局部麻醉药的扩散所致。

颈深神经丛

颈深神经丛支配椎旁前部的肌肉——头直肌、头长肌和颈长肌,还参与支配中斜角肌(斜角肌的主要神经支配来源于臂丛神经根)。此外,颈深神经丛的分支还支配肩胛提肌(C3、C4)、胸锁乳突肌和斜方肌,后两者主要的神经支配为脊髓副神经。

临床要点

颈浅、深神经丛阻滞

颈前三角内的手术,如颈动脉内膜切除术,可以使用颈浅、深神经丛阻滞麻醉。该阻滞可达到枕区、颈部、肩和上胸部区域的麻醉。颈浅神经丛阻滞定位为胸锁乳突肌后缘的中点。在该点注入 5~10mL 局部麻醉药常可满足颈前三角皮肤的麻醉。颈深神经丛阻滞方法为将少量的(3~5mL)局部麻醉药注入至 C2、C3 和 C4 锥体横突周围。嘱患者仰卧,头偏向对侧,乳突和 C6 横突可显露(环状软骨水平,是颈部最明显的横突),将两点连线。颈丛神经根就走行于该连线下。C2 横突位于乳突下 1.5~2.5cm 处,C4 横突大致位于锁骨与乳突连线的中点,C3 位于 C2 与 C4 连线的中点(图 4.7)。局部麻醉药

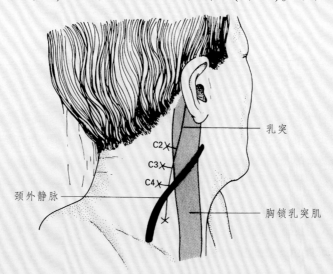

图 4.7　颈丛阻滞的体表标志。C2 横突位于乳突下 1.5~2.5cm 处,C4 横突位于锁骨与乳突连线的中点,而 C3 横突位于 C2 与 C4 连线的中点。

在穿刺点进行皮下浸润后,穿刺针垂直于皮肤进针至触及 C2 横突,通常为 1~2cm 深。触及横突后退针 1mm,仔细回抽无血、无脑脊液后注入 3~5mL 局部麻醉药。在 C3、C4 水平重复此法(图 4.8)。膈神经阻滞十分常见,因此不能行双侧颈丛神经阻滞。颈交感神经阻滞可引发 Horner 综合征,偶尔迷走神经阻滞也会出现该症。

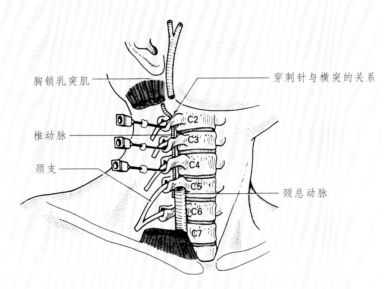

胸锁乳突肌

穿刺针与横突的关系

椎动脉

C2

C3

颈支

C4

C5

颈总动脉

C6

C7

图 4.8　颈深神经丛阻滞的解剖基础。

星状神经节(图 4.9)

80% 的颈下交感神经节与 T1 神经节融合,合称为星状神经节(虽然有时两个神经节并未融合)。颈下交感神经节位于 C8 前支的前方、椎管后方,如果锁骨下动脉向上弯曲角度较大则颈下交感神经节还位于该动脉上缘,平 C7 和 T1 的椎间盘水平。T1 交感神经节位于第 1 肋和胸膜之间。颈下交感神经节通过交感链和锁骨下袢与颈中神经节相连,锁骨下袢向下环绕锁骨下动脉下缘,向上与颈中神经节联结。

T1 和 T2 发出的交感神经节前纤维向上经过交感链主要汇入颈

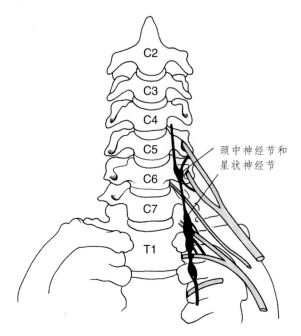

颈中神经节和
星状神经节

图 4.9 星状神经节与臂丛和椎体的关系。

上神经节,分布于头颈部。T2–7 发出的神经纤维主要在 T1 和 T2 神经节以及颈下和颈中神经节中换元。灰交通支自此与神经根一起加入臂丛,分布于上肢。

星状神经节毗邻臂丛的颈交感神经链,这就意味着臂丛神经阻滞的局部麻醉药常会扩散,导致头颈部交感神经阻滞。临床表现为 Horner 综合征:瞳孔小(瞳孔开大肌麻痹)、眼睑下垂(交感神经支配的上睑提肌麻痹),由于支配面部皮肤的交感神经阻滞而产生一侧面部血管扩张、无汗;血管扩张也会导致一侧鼻塞。眼球内陷可能也是该综合征的表现之一。

在实施上肢去交感神经术(上背侧交感神经摘除术)时,术者在 T3 神经节下方分离交感神经链,将其所有连接分离,但仔细保留星状神经节和 T1 分出的白交通支。这样支配上肢的交感神经(T2–7)在神经节前被切除,而主要支配头颈部的 T1 被保留下来;通过此法可以避免发生 Horner 综合征。胸腔镜下可清晰观察胸上交感神经链,且在同一节段可行双侧手术。

一些上肢交感神经纤维可能会在 T1 神经节下方离开交感神经链,直接汇入臂丛。T2 神经节常发出一根神经至 T1 神经,称为 Kuntz 神经。在行交感神经摘除术时必须将其分离。

临床要点

星状神经节阻滞

星状神经节阻滞的适应证包括难治性心绞痛、上肢复杂性区域痛综合征、幻肢痛、带状疱疹后神经痛和肩/手综合征等疼痛症状。采用星状神经节阻滞治疗还可以治疗由冻伤、Raynaud 综合征、创伤、栓塞、硬皮病以及闭塞性血管病引起的急性或慢性上肢血管功能不全。肥胖患者一般颈部较短,解剖结构有所改变,应使用图像增强辅助定位。行星状神经节阻滞术时,最好有一名助手协助回抽和注药,由操作者固定穿刺针的位置。患者呈平卧位,颈部伸展,嘴巴微张以放松颈部肌肉。嘱患者在操作过程中不要说话或移动颈部。C6 横突(Chassaignac 结节)触诊平环状软骨水平。牵开颈动脉和胸锁乳突肌可辅助确定横突的位置(图 4.10)。在表皮注入局部麻醉药形成皮丘,穿刺针垂直于皮肤平面进针,直至触及 C6 横突。穿刺针深度因患者而异,到皮肤平面的平均深度为 3cm 左右。穿刺针触及骨质后退出 1~2mm,针的斜面应指向足端。也可联合使用透视、超声或 CT 成像技术确定针的位置。注射造影剂,造影剂向穿刺点头端或尾端扩散,可确定针尖位于血管外。如果静脉或动脉内注射,造影剂会突然消失;如果肌内注射,造影剂则不会扩散。回抽也可进一步排除穿刺针位于蛛网膜下隙或血管内。可注入 0.5mL 溶液作为试验剂量;但是该试验剂量也受到质疑,该剂量如注入椎动脉内也可能引起癫痫发作。患者可通过眨眼或活动手指与操作者交流,以观察有无并发症发生。注射 2~3mL 的肾上腺素局部麻醉药混合剂可确认是否注射至静脉内。剩余药液(10~15mL)在注射过程中应反复回

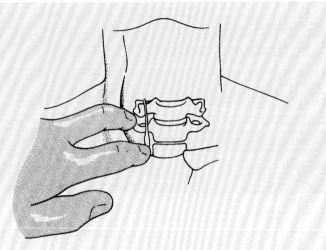

图 4.10　星状神经节阻滞的解剖。手指将胸锁乳突肌和颈总动脉向外侧拨开。

抽,持续观察患者的情况。判断局部麻醉药是否注射至合适位置的标准为是否出现 Horner 综合征(图 4.11)。

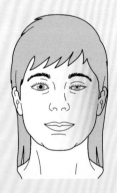

图 4.11　左侧星状神经节阻滞后上睑下垂和结膜充血。

膈神经(C3–5)

　　膈神经是颈丛最重要的分支。膈神经支配膈肌的运动(T11 和 T12 发出的神经辅助支配膈肌脚),还负责传输膈肌中间部分的本体感觉。

此外,膈神经还发出神经纤维至胸膜和心包。

　　膈神经的主干由 C4 前支发出,接收从 C3 和 C5 发出的神经纤维。膈神经的三根神经根在前斜角肌外侧缘汇合,汇合后的膈神经沿着前斜角肌前面向下走行,跨过前斜角肌,穿出椎前筋膜。在前斜角肌处,膈神经外侧覆盖有颈内静脉和胸锁乳突肌,并有肩胛舌骨肌下腹、颈横血管和肩胛横血管跨越。另外,左侧的膈神经还有胸导管横跨(图4.12)。

　　膈神经于锁骨下静脉后方经过锁骨下动脉起始部,从胸廓内动脉后方,自外至内经过该动脉后进入胸腔。胸廓内动脉发出一支心包膈

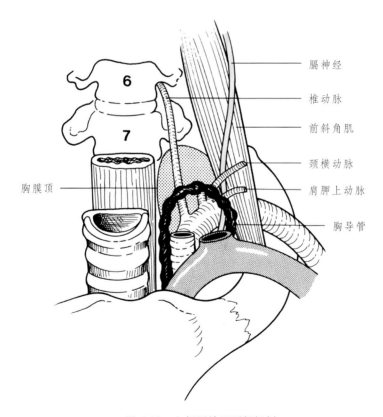

图 4.12　左侧膈神经颈部解剖。

血管伴随膈神经走行于胸腔内。

在胸腔内，两侧膈神经的毗邻关系不同。在右侧(图 1.54)，膈神经与大静脉伴行，在头臂静脉、上腔静脉、右心房(外有心包相隔)和下腔静脉的胸廓内部分的外侧下行，全部膈神经外侧均有纵隔胸膜覆盖。在左侧(图 1.55)，膈神经走行距离更长且更复杂。它在左侧锁骨下动脉和左侧颈总动脉之间向下走行，跨过主动脉弓(在此处位于迷走神经前方)，向下行于肺根部和左心室外覆盖的心包前面。神经外侧有纵隔胸膜覆盖。

在右侧，膈神经在毗邻上腔静脉孔外侧处穿入膈肌；一些神经纤维可能与上腔静脉伴行共同通过该孔。左侧膈神经在心包外侧1cm 处穿过膈肌(图 1.62)。两侧的膈神经均穿过膈肌后支配膈肌的腹侧面。

偶尔，来自 C5 的膈神经组成部分可能会形成一条副膈神经，可能来源于越过前斜角肌的 C5 神经根或锁骨下神经。如来源于锁骨下神经，则神经纤维从锁骨下静脉前侧(偶尔为后侧)穿过，于第 1 肋软骨后方与膈神经主干汇合。

第 3 节 臂丛

臂丛神经支配着上肢的运动和几乎所有的感觉神经。

臂丛的组成(图 4.13)

臂丛是由 C5-8 脊神经前支及 T1 脊神经前支的大部分组成。此外，上至 C4、下至 T2 也常加入臂丛。有时臂丛主要起源于 C4-8(臂丛形成前)或 C6-T2(臂丛形成后)，臂丛的变异常分别与颈肋或第 1 肋变异相关(见第 7 章第 1 节)。

臂丛的 5 个神经根从椎间孔发出，其中 C5、C6 和 C7 与椎血管伴行，分别从后方穿过相应颈椎横突孔。神经根出椎间孔后走行于相应颈椎横突前后结节沟内。所有 5 个神经根均夹于前斜角肌及中斜角肌之间(图 4.14)。在此处，C5 和 C6 的神经根组成了上干，C7 神

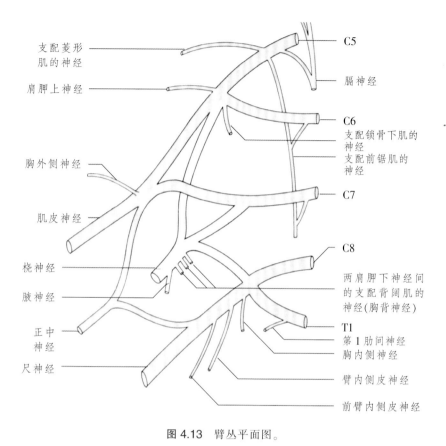

图 4.13　臂丛平面图。

经根延续成中干,下干则由 C8 和 T1 神经前支组成。臂丛神经根在相应颈椎横突前后结节沟内，被两层纤维组织形成的筋膜间隙所包绕。神经鞘的后部起于后结节且覆盖了中斜角肌前部。前部起于前结节并覆盖了前斜角肌后部。神经鞘往侧面延伸覆盖臂丛,延续至腋窝(图 4.15)。对于麻醉医生来说,这个间隙的意义在于它在臂丛神经周围形成一个鞘,可以在鞘内注射局部麻醉药阻滞臂丛神经。由于臂丛神经干走行于斜角肌间隙，故肌间沟阻滞法可通过该处阻滞神经干。神经鞘延续至腋窝,建立了单次臂丛阻滞的理论基础,因为该鞘

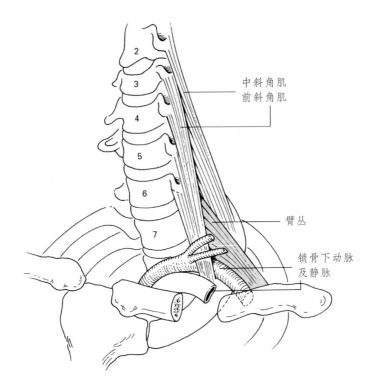

图 4.14 颈根部臂丛关系图。

中斜角肌
前斜角肌

臂丛

锁骨下动脉
及静脉

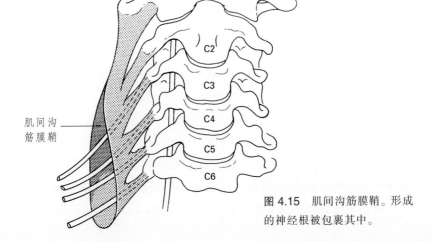

肌间沟
筋膜鞘

图 4.15 肌间沟筋膜鞘。形成
的神经根被包裹其中。

内可以容纳局部麻醉药,局部麻醉药在一定程度上作用于神经鞘内的所有神经。

三根神经干从斜角肌间隙出来后,形成一紧密排列的神经丛向外下走行, 越过颈后三角底部和第 1 肋。在神经丛由斜角肌走行至第 1 肋区域,有多种可行的神经阻滞方法,包括锁骨上阻滞法、斜角肌肌间沟阻滞法及锁骨下血管旁阻滞法。在第 1 肋外侧缘、锁骨后方,每个神经干都分为前后两股,这 6 股进入腋窝并组成 3 束,以其与腋动脉邻近关系命名为内侧束、外侧束及后侧束。在第 1 肋与腋窝之间,可使用各种神经阻滞方法:锁骨下、垂直锁骨下及喙突下臂丛神经阻滞。这 3 束神经由下述部分组成。

1. 外侧束由上、中干的前段分支组成。

2. 内侧束是下干前段分支的延续。

3. 后侧束包括所有三干的后段分支。

外侧束和内侧束在胸小肌外侧缘分别发出正中神经的内、外侧头,越过胸小肌外侧,即外侧束形成肌皮神经,内侧束变为尺神经,后侧束发出桡神经和腋神经。

臂丛神经的组成可概括如下。

1. 5 个神经根(斜角肌之间):C5-8 及 T1 的前支。

2. 3 个神经干(颈后三角内):

a. 上干,C5 和 C6;

b. 中干,仅 C7;

c. 下干,C8 和 T1。

3. 6 股(锁骨后方):每个神经干分为前后两股。

4. 3 束(在腋窝内):

a. 外侧束,上、中干(C5-7)前股混合而成;

b. 内侧束,下干(C8 和 T1)的前股;

c. 后侧束,所有三干(C5-T1)的后股聚集而成。

臂丛神经的解剖关系(图 4.14)

根

在斜角肌之间。臂丛神经根位于锁骨下动脉第二部分上。

干

在颈后三角中,臂丛的神经干进入椎前筋膜形成的鞘中,神经干位于较表浅的地方,仅被皮肤、颈阔肌及深筋膜所覆盖。尽管如此,神经干也穿过许多结构,包括肩胛舌骨肌下腹、颈外静脉、颈横动脉和锁骨上神经。在颈后三角中,覆盖物较薄,触诊可扪及神经干。上、中干在跨越第 1 肋时正处于锁骨下动脉上方,但下干处于动脉后方,下干形成的肋沟可能紧邻锁骨下动脉沟后方(见第 7 章第 1 节和图 7.2)。

股

在第 1 肋外侧缘,锁骨、锁骨下肌群及肩胛上血管(位于锁骨后方)的后方,神经干分叉为股,然后下行至腋窝。

束

3 束形成于腋窝顶端,在腋动脉周围分组。首先,内侧束位于腋动脉后,后侧束及外侧束则位于血管侧方,然而,在胸小肌后方这些神经束则按其名称围绕血管周围(图 4.16)。

臂丛分支

在此列举臂丛的相关连接及分支以供参考。

1. 神经根接收分支:

a. 颈交感神经干的灰质支;

b. 颈中交感神经节发出的 C5 及 C6;

c. 颈下交感神经节发出的 C7 及 C8;

d. 从 T1 神经节发出的 T1。

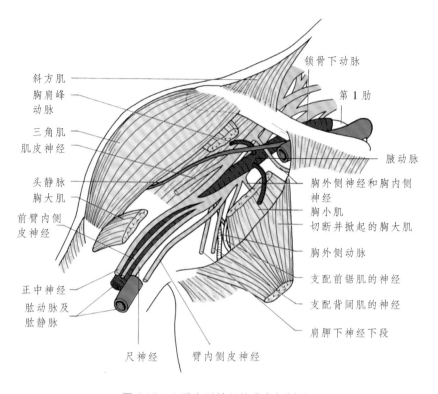

图 4.16 上臂主要神经的分布解剖图。

神经根发出分支：

a. 至颈长肌(C5-8)；

b. 至斜角肌(C5-8)；

c. 至菱形肌的神经(C5)；

d. 至前锯肌的神经(C5-7)；

e. 参与膈神经(C5)。

2. 神经干发出：

a. 神经至锁骨下肌(C5-6)；

b. 肩胛上神经(C5-6)。

3. 神经束发出：

a. 外侧束：

胸外侧神经(C5-7)；

肌皮神经(C5-7)；

正中神经外侧头(C6-7)。

b.内侧束：

胸内侧神经(C8、T1)；

上臂内侧皮神经(C8、T1)；

前臂内侧皮神经(C8、T1)；

尺神经(C7-8、T1)。

c.后侧束：

肩胛下神经上段(C5-6)；

支配背阔肌的神经(胸背神经)(C6-8)；

肩胛下神经下段(C5-6)；

腋神经(C5-6)；

桡神经(C5-8、T1)。

臂丛神经根及神经干的分支——锁骨上的分支,由颈部发出。而臂丛的大部分组成部分还是来源于锁骨下的部分。

临床要点

臂丛神经阻滞

臂丛神经阻滞是把局部麻醉药注射于臂丛神经周围的一种操作技术。这样就衍生出几种臂丛阻滞方法,有经前斜角肌与中斜角肌之间的肌间沟阻滞法、经锁骨后阻滞整个臂丛的锁骨旁阻滞法和针对前臂及手部的终末神经的锁骨下、腋路阻滞法。方法的选择取决于许多因素,至少应考虑目标阻滞区域和锁骨旁阻滞所伴随的难以避免的气胸风险。大多支配肩关节的神经来自于肩胛上神经。它是臂丛(上干)相对而言较早发出的一根分支,因此,肩部手术的成功阻滞必须以臂丛近端为目标。肌间沟臂丛神经阻滞是目前能达到此目标的比较受欢迎的方法,并常规用于肩关节手术的围术期管理。

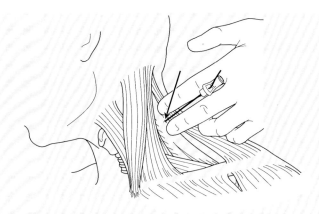

图 4.17　肌间沟臂丛神经阻滞。穿刺针位置显示为传统方法;箭头所示为推荐的进针角度。

肌间沟臂丛神经阻滞(图 4.17)

现代技术包括超声的使用,它可提供实时的解剖指导,可联合使用外周神经刺激器和神经刺激探针来确定是否在神经附近。发出反射波的探针提升了超声的视野,是超声技术进一步的发展。超声的使用缩短了阻滞的起效时间和进针的距离。使用超声技术可于C6 水平阻滞臂丛。在此水平可识别前斜角肌与中斜角肌间的肌间沟。臂丛的神经根和近处的神经干被前、中斜角肌夹在中间。穿刺针按照被典型地描述为"与皮肤所有平面呈直角"的角度穿刺。在超声引导下,穿刺针处于全长均可见的一个平面;或者使用平面外法,行针路径可由组织的移动推测出来。按照超声定位,可使用神经刺激器通过引起三角肌和肱二头肌收缩来确定神经位置。注射 30mL 的局部麻醉药可达到阻滞效果;近来使用添加物如可乐定或地塞米松可延长阻滞持续时间。应用此法阻滞臂丛时,颈神经丛阻滞、颈交感和膈神经阻滞十分常见,被称为该种阻滞方法的"伴随物",但是这些并非其并发症。由于臂丛毗邻结构复杂,臂丛阻滞存在许多严重的并发症。因此,血管内(椎动脉及颈外静脉)、硬膜外、蛛网膜下隙注射,伴随潜在的严重后果是可能发生的。穿刺针进入神经轴尤其值得关注。肌间沟阻滞能为肩部、外侧臂和锁骨远端的手术提供良好镇痛效果。手部手术效果不佳,因为局部麻醉药常不能扩散至臂丛下干。肌间沟置管方法也曾报道过。

锁骨下血管旁臂丛神经阻滞(图4.18)

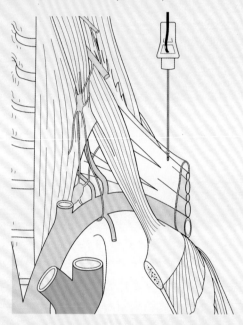

图4.18　锁骨下血管旁臂丛神经阻滞。

该法阻滞的目标是越过第1肋时的臂丛神经,通过此法可为整个手臂提供镇痛,然而对于由尺神经支配的区域该方法偶尔阻滞不全。任一锁骨旁阻滞法均有穿破胸膜导致气胸的风险。这种方法利用第1肋做"支撑物",可使气胸风险最小化。在C6水平可识别肌间沟,肌间沟由颈部往下至斜角肌附着于第1肋处。感受到锁骨下动脉的搏动后再注入药物。一般来说,进针角度在超声引导下锁骨轴线的平面上,并且神经刺激使前臂或手部的肌肉收缩。将30mL的药物注入其中。气胸仍为此种方法的一项并发症,但对于经验丰富的操作者来说,这种并发症的发生率应该是比较低的。因为邻近锁骨下血管,所以误入血管是另一项值得注意的并发症。

腋路臂丛神经阻滞(图 4.19)

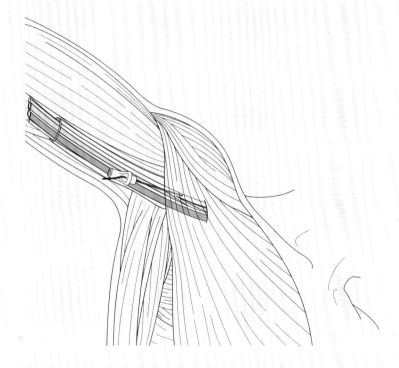

图 4.19　腋路臂丛神经阻滞。

　　此种方法是针对于臂丛的四支终末神经中的三支(尺、桡、正中神经),因其随腋动静脉沿着肱骨到达腋窝顶点。分布于肩关节和上臂的神经在此时离开神经丛,因此,这种阻滞最适用于肘关节、前臂及手部的麻醉。肌皮神经也常在此之前离开臂丛,因而常需单独阻滞。腋路臂丛神经阻滞可使用单次注药法,因其血管和神经由一层筋膜鞘包裹。还可以分别阻滞三根神经。患者手臂外展,与躯干呈90°,在腋窝尽可能高处摸到腋动脉的搏动, 在腋动脉一侧进针直至手部出现乏力;或者如果使用神经刺激器,可诱发此三根神经中的一支所支配的肌肉收缩。使用 30~60mL 局部麻醉药的单次注药法,如果使用多次注药法,要分别识别各神经并在其周围注射 10mL 局部麻醉药。

臂丛阻滞还有其他方法,限于篇幅不再赘述。许多关于局部阻滞的教科书中均有提及。

臂丛的锁骨上分支

支配菱形肌的神经(C5)发自 C5 神经根。它穿过斜角肌,然后跨越肩胛提肌深部到达并支配菱形肌。

支配前锯肌的神经(C5-7),即胸长神经,由来自 C5、C6 及 C7 的前支组成起始部,有时 C7 部分缺如。来自 C5 和 C6 的部分穿过中斜角肌,而来自 C7 的部分则越过该肌肉的前方,随后两者融合成胸长神经,越过第 1 肋及前锯肌上方,于腋窝内壁后方支配该肌肉。

肩胛上神经(C5-6)起源于上干,穿过颈后三角及斜方肌深部。神经越过肩胛切迹(上方覆盖有肩胛上横韧带)并且于冈上肌及冈下肌深部下行,并支配上述两肌肉。同时它也支配肩关节的感觉。

支配锁骨下肌的神经(C5-6)是一根起源于上干的小神经,在神经丛前方、锁骨下动脉第三部分和锁骨下静脉后方下行,于锁骨后方的神经沟内支配锁骨下肌。值得一提的是,该神经偶尔会参与膈神经的形成(见本节)。

臂丛的锁骨下分支

为方便全面讨论,下面按照神经束的起源来进行。

外侧束的分支(图 4.16)

胸外侧神经(C5-7)越过腋血管,穿过胸锁筋膜进入它所支配的胸大肌。胸锁筋膜是一层坚韧的膜,从胸小肌下方包绕至锁骨上方,且锁骨下肌也被包绕其中。此外,头臂静脉穿过此筋膜汇入腋静脉,并且腋动脉的胸肩峰动脉分支及淋巴管也穿过该筋膜。

胸外侧神经的一小分支走行于腋血管前方,加入胸内侧神经并通过它支配胸小肌。

肌皮神经(C5-7)是外侧束于胸小肌下缘发出正中神经外侧头后外侧束的延续。由于它是外侧束的延续,该神经自然走行于腋动脉外侧。它首先支配并穿过喙肱肌,然后下行,旁行于肱二头肌及肱肌之间,支配上述两肌肉。(此外,肱肌接收桡神经一分支。见下文)该神经于肱二头肌肌腱及肱桡肌肌腱处显露,穿过肘窝的深筋膜,继续下行形成前臂外侧皮神经。它又分为前支和后支,前支穿过前臂前外侧直至鱼际区底部,后支则由前臂后外侧下行至手腕。

此外,肌皮神经发出一小支至肘关节,按照希尔顿法则(Hilton's Law)所说的"同一神经干,其分支支配一个关节运动的肌群,那么它同样支配进入该肌群的相应皮肤神经;且关节内部也接受同样来源的神经支配"。

内侧束的分支(图 4.16)

胸内侧神经(C8、T1)起源于腋窝顶点的内侧束。它走行于腋动静脉之间,接受来自胸外侧神经的分支,然后支配且穿过胸小肌;一部分纤维支配覆盖其上的胸大肌。

臂内侧皮神经(C8、T1)是臂丛最小的一个分支。它起于腋动静脉之间,从腋静脉的上方或下方跨过腋静脉,是唯一一条走行于腋静脉内侧的神经。臂内侧皮神经接收肋间臂神经(第 2 肋间神经外侧皮支)发出的交通支,于上臂中点处穿出深筋膜,支配从上臂中点至肘部的内侧皮肤。

前臂内侧皮神经(C8、T1)先在腋动静脉之间下行,然后行于肱动脉内侧。在上臂中点穿过深筋膜分为两支。前支常在肘窝内走行于肘正中静脉前方,有时走行于后方(图 7.3),前支下行支配前臂前内侧及手腕的皮肤。后支于贵要静脉内侧下行,然后经过前臂后部上方,支配其正后方远至手腕的区域。

尺神经(C7、C8、T1),如图 4.16 和图 4.20,是内侧束发出正中神经内侧头后内侧束的延续。尺神经常由 C7、C8 及 T1 的神经纤维组成,但在 15%的情况下 C7 是不参与其组成的。

该神经最初走行于腋动静脉之间,然后沿着肱动脉内侧,大约在上臂中点处穿过喙肱肌进入肱部。在此处,它逆行穿过臂内侧肌间隔,

继续下行至肱三头肌内侧头前方。该神经走行于肱骨内上髁后方,在
此与肱骨绕行(图 4.21),然后潜入尺侧腕屈肌的肱骨头及尺骨头间,

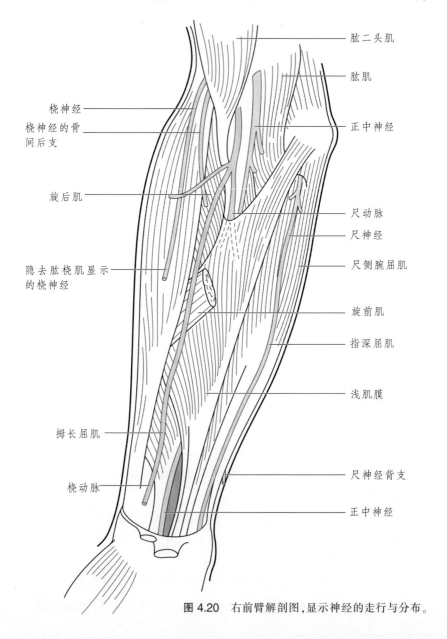

桡神经

桡神经的骨
间后支

旋后肌

隐去肱桡肌显示
的桡神经

拇长屈肌

桡动脉

肱二头肌

肱肌

正中神经

尺动脉
尺神经

尺侧腕屈肌

旋前肌

指深屈肌

浅肌膜

尺神经背支

正中神经

图 4.20 右前臂解剖图,显示神经的走行与分布。

位于肘关节内侧囊内。

　　尺神经与正中神经一样,在被动外展的情况下易受到损伤。腋下淋巴切除术或乳腺手术时,手臂与躯干角度大于 90° 可能出现尺神经损伤。因此,不要使麻醉状态下的患者手臂与躯体角度超过 90°,也可以把手掌向后翻转,以减少对神经干的牵拉,防止尺神经的损伤。尺神经与肘关节关系密切,尺神经在内上髁周围走行有重要的临床意义。

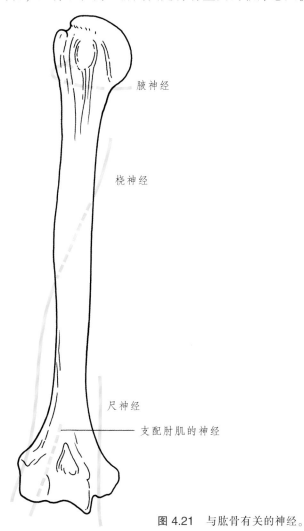

图 4.21　与肱骨有关的神经。

在这个位置很容易受到因手术台边缘或肩带固定所致的压迫损伤该神经。由于它是易辨认的骨性标志,所以在此位置实施尺神经阻滞或为了探测尺神经阻滞成功与否在神经肌肉接头周围采用针电极刺激神经都比较方便。尽管如此,直接在肱骨内上髁处的尺神经周围注射局部麻醉药,被认为与神经炎发生率的升高相关;由于这个原因,大多数麻醉医生选择在肘内上髁上方 1~3cm 处行尺神经阻滞术。

尺神经在上臂后侧肌间隔及肘后走行时,肱动脉分支——尺侧副动脉与之伴行,该动脉参与肘部周围丰富的血管网。在前臂,尺神经在指深屈肌表面下行。在前上臂,该神经被尺侧腕屈肌覆盖,但随着后者逐渐变为位于尺神经外侧的肌腱,此时神经只被皮肤和深筋膜覆盖。然后紧邻豌豆骨外侧越过屈肌支持带,表面有支持带的表浅纤维覆盖。由此形成了一通道,称为腕尺管,神经偶尔在此会受压。尺神经与豌豆骨这一明显的骨性标志之间的密切关系,使得这一点的神经阻滞(腕部阻滞的一部分)和神经肌肉接头的电刺激监测成为可能。尺神经穿过钩骨的钩尺侧(被压迫可能产生钝性神经痛),然后分为浅、深终末支。

前臂的尺动脉走行于尺神经外侧,在肘部下方一手掌宽度的位置汇合,然后伴行于尺神经外侧穿过前臂及腕部。

尺神经分布如下。

1. 肌支:至尺侧腕屈肌、指深屈肌内 1/2,除外侧两蚓状肌和三块鱼际肌以外的所有内附肌。

2. 皮支:至手背面及掌面的内侧,以及内侧 1+1/2 的手指。

3. 关节支:至肘及腕关节。

(注意上臂无分支出现。尺神经在肘下立即发出至尺侧腕屈肌和指深屈肌内 1/2 的肌支;而外侧 1/2 的指深屈肌由正中神经的前骨间分支支配。)

两皮支由前臂处发出。

1. 掌侧皮神经出现于前臂中段,沿尺动脉前方下行,穿过腕关节上方深筋膜和屈肌支持带,供应小鱼际上覆盖的皮肤。

2. 背支出现于腕横纹上方 5.0~7.5cm 处,隐藏在尺侧腕屈肌肌腱下逆向走行，穿过腕上深筋膜支配尺侧手背。然后它分成几个指背支——一支支配第 5 指尺侧指背,第 2 支在掌骨头水平分支支配相邻的第 4 指和第 5 指指背。偶尔有第 3 支替代桡神经支配相邻的第 3 指及第 4 指。

指背侧神经无法支配指骨末梢后侧的皮肤(同样甲床也是)。这些地方的皮肤是由指掌侧神经的侧支所支配(支配第 5 指及第 4 指尺侧的尺神经及支配第 4 指桡侧的正中神经)。

手掌(图 4.22),于实用性来说,终末浅支是传递感觉的(除外掌肌的一运动分支),而深支则被认为是传递运动的(除外腕关节的一感觉

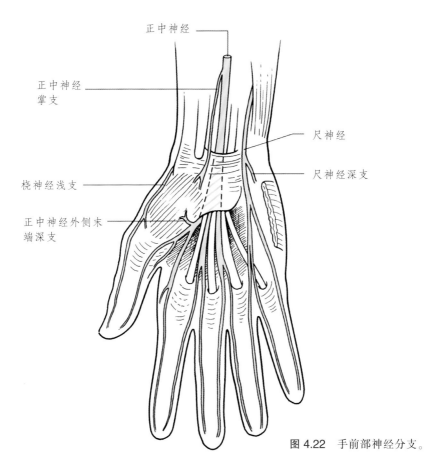

图 4.22　手前部神经分支。

分支)。

终末浅支供应其上覆盖的掌肌后,分成两指掌侧神经,它们通过坚韧的掌腱膜后,深入掌浅弓的相应指间动脉分支间。

内侧指神经分支支配第 5 指尺侧;外侧分支分叉供应与之相邻的第 5 指及第 4 指。背侧旁支支配第 5 指骨末端的背侧第 4 指尺侧。

每个指固有动脉都在其相应神经后方沿手指走行, 而神经沿着腱鞘——在横截面上紧邻指骨前方——走行。在指尖垂直沿指骨切开,可避开神经与动脉;相反,指神经阻滞穿刺点应定位于指骨前外侧(图 4.23)。

尺神经终末深支有尺动脉深支伴行,然后由小指屈肌和小指展肌间进入小鱼际。然后它穿过小指对掌肌,与掌深弓一起横跨手掌。表面标志很易确认——完全伸展大拇指时神经沿着大拇指延长线横穿手掌。在走行时,神经支配小鱼际的三块肌肉、尺侧两块蚓状肌、骨间肌和拇收肌。

由于在监测神经肌肉阻滞时,尺神经刺激所致的拇内收肌收缩这种方法使用频率增加,该神经在腕部的体表标志就显得很重要。在腕

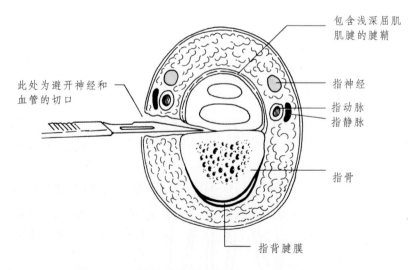

图 4.23　手指横截面,显示指神经和手指血管的关系。

横纹水平,神经直接位于豌豆骨的桡侧。这个部位的神经刺激可导致小鱼际肌肉及拇收肌的收缩。

尺神经分布的变化见本节。

正中神经(C5-8、T1),见图 4.16、图 4.20 和图 7.3,传递来自所有臂丛神经根的神经纤维;来自臂丛外侧束外侧头的 C5、C6 和 C7,以及来自内侧束内侧头的 C8 和 T1。二者于腋动脉第三部分前方融合成正中神经。神经沿手臂下行,起初位于肱动脉外侧,穿喙肱肌于上臂中点处跨越肱动脉至其内侧。该神经通常于动脉前方跨过,但偶尔会在其后方通过,二者的比例为 7:1。在罕见情况下,手臂肱动脉分叉点很高,正中神经在较高的桡、尺动脉起源处穿过。

上臂中点处的解剖重要性总结如下。

1. 喙肱肌在此止于肱骨干内侧。

2. 三角肌最底层纤维连接于肱骨中点外侧。

3. 来自于肱深动脉的滋养动脉在此进入肱骨。

4. 贵要静脉沿手臂上行时在此穿过深筋膜。

5. 前臂内侧皮神经沿手臂下行时在此穿过深筋膜。

6. 尺神经与肱动脉发出的尺侧分支伴行,在此从手臂前间隔至后间隔向后通过内侧肌间隔。

正中神经越过肘前方卧于肱肌上,并从后方穿过肱二头肌腱膜及肘正中静脉(见第 7 章第 2 节和图 7.3)。然后进入旋前圆肌两头间;旋前圆肌尺骨头将正中神经与尺动脉分开。尺动脉在向尺神经走行时,由正中神经深部穿过,从尺神经外侧到达其内侧,然后二者在前臂下 2/3 伴行。正中神经在指浅屈肌及指深屈肌肌腹间沿手臂下行(图 4.20 和图 4.25)。它紧贴于指浅屈肌后方,因而使外科医生易辨别。尺动脉前骨间分支的内侧支与之伴行。

随着指浅屈肌肌腹逐渐成为肌腱,神经到达表浅部位,并与外侧的桡侧腕屈肌肌腱、内侧的指浅屈肌和掌长肌肌腱(覆盖神经)一起仅被皮肤、深筋膜包被。在腕横纹处,该神经正如其名一样——处于正中位置(图 4.24);神经走行方向近似中指的延长线。

正中神经紧邻屈肌支持带深部,通过腕管进入手掌。在这有限空

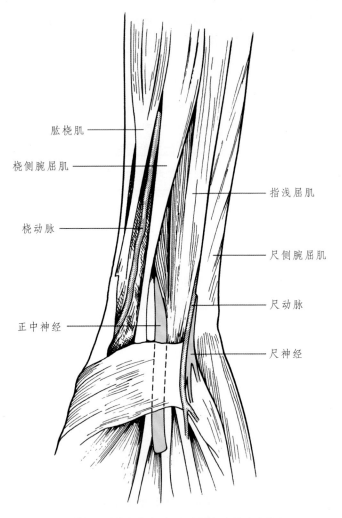

肱桡肌

桡侧腕屈肌

桡动脉

正中神经

指浅屈肌

尺侧腕屈肌

尺动脉

尺神经

图 4.24 腕部正中神经的关系,掌长肌在此样本中缺如。

间内,它有可能受到压迫(腕管综合征)。在支持带上方,该神经分为终末内侧支和外侧支。

在屈肌支持带近端和掌长肌外侧处注射局部麻醉药,可阻滞正中神经。该法需在最明显的远侧腕横纹正中线上进针。

正中神经分布如下。

1. 肌支：至旋前圆肌、桡侧腕屈肌、掌长肌、指浅屈肌、鱼际的三块肌肉和外侧两块蚓状肌。它的前骨间分支支配拇长屈肌、指深屈肌外侧的 1/2 和旋前方肌。

2. 皮支：至手掌鱼际区，桡侧三指前面及其指骨末端的背侧皮肤。

3. 关节支：至肘关节及腕关节。

(支配旋前圆肌的神经通常出现于肘关节以上；它是前臂以上正中神经的唯一分支。肘关节远端立即发出支配桡侧腕屈肌、掌长肌和指浅屈肌的神经。)

骨间前神经(图 4.25)起源于正中神经的起始部，即旋前圆肌头间。

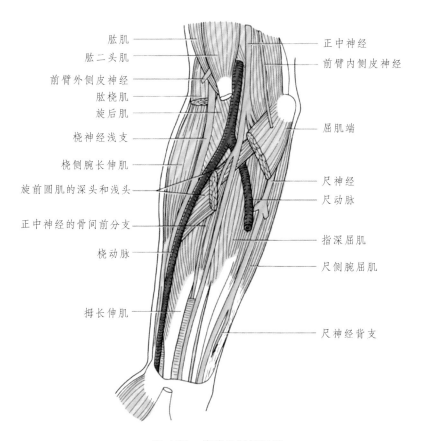

图 4.25 前臂的深部解剖。

骨间前神经与尺动脉的骨间前分支动脉伴行，于桡骨及尺骨间的前臂骨间膜前面下行。它支配拇长屈肌、桡侧半的指深屈肌(尺神经分布于尺侧半)和旋前方肌；它的终支为支配腕关节的关节神经。

正中神经的掌支出现于前臂下段，在腕上即穿过深筋膜，在表浅处跨过屈肌支持带，然后分为两支。外侧支支配大拇指，内侧支支配手掌面。

在此列出 5 个在表浅处跨过屈肌支持带的结构。

1. 掌长肌。

2. 尺动脉及其伴行静脉。

3. 尺神经。

4. 尺神经的掌侧皮支。

5. 正中神经的掌侧皮支。

正中神经的外侧终末分支在屈肌支持带远侧发出的一短而粗的重要分支，距腕横纹 3cm，紧接着进入鱼际隆起，分布于拇短展肌、对掌肌及拇短屈肌。该分支仅被一层鱼际处菲薄的深筋膜所覆盖，意外割伤或外科不合理操作都容易损伤该神经。外侧终末分支随后发出 3 根掌侧指神经，支配大拇指及示指桡侧。此外，最后一根支配第 1 蚓状肌。

内侧终末分支分为两掌侧指神经，分别支配示指及中指相邻面，以及中指和环指。此外，这两掌侧指神经外侧支还支配第 2 蚓状肌。

每一个指神经发出一旁支至其相应末端指骨背侧；在这方面以及指固有动脉与神经的关系，上文对于尺神经的描述也同样适用。

后侧束的分支

臂丛的后侧束发出肩胛下神经上、下支及支配背阔肌的神经，然后分为腋神经及桡神经两终支。

肩胛下神经上、下支(C5-6)逆行进入肩胛下肌，下支也分布于大圆肌。

支配背阔肌的神经(胸背神经)(C6-8)出现于肩胛下神经上、下支间,它与肩胛下血管沿腋后壁伴行,分布于背阔肌(图 4.16)。

　　腋神经(C5-6),如图 4.26 所示,当后侧束在胸小肌前分叉时,腋
神经与桡神经相伴出现。腋神经走行于腋动脉后外侧和肩胛下肌前
方。在该肌肉下缘,神经逆行穿过一四边形孔,其边界组成:上界为肩
胛下肌和小圆肌,下界为大圆肌,内界为肱三头肌长头,外界为肱骨外
科颈。腋血管分支的旋肱后血管与腋神经伴行;腋神经发出一分支至
肩关节,然后分为一前支及一后支(更大)。前支围绕肩峰下一掌宽的
肱骨外科颈走行;前支埋于它所分布的三角肌深部,少量神经纤维穿

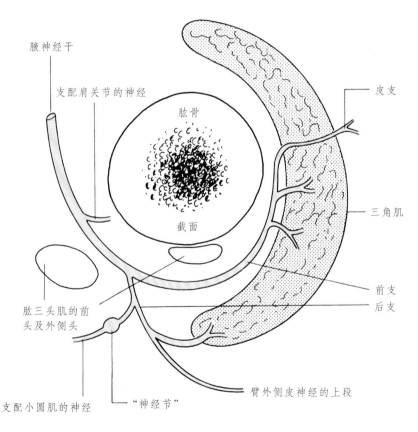

图 4.26　肱骨上段截面,显示正中神经及其分支。注意支配小圆肌的神经分支上
的假神经节。

透三角肌达到其上覆盖的皮肤。

后支分布于小圆肌和三角肌后部,随三角肌后缘蜿蜒走行,然后形成上臂外侧皮神经,分布于三角肌后部下 2/3 的皮肤。

由于皮肤的神经分布有相当大的一部分区域有重叠,因而腋神经的离断只能使外侧三角肌产生一小块区域麻痹——形状如"中士的勋章"。此外,会有三角肌的麻痹导致手臂的外展无力。桡神经(C5-8、T1)如图 4.21 和图 4.27 所示,传送所有来自臂丛的神经根纤维。桡神经起始时处于腋动脉第三段后方,然后下行依次通过肩胛下肌、大圆肌和背阔肌。在行腋窝解剖时,桡神经位于背阔肌肌腱附着处,十分容易辨认。随后神经在肱三头肌长头和内侧头间走行至手臂后间隔,期间与肱血管深支伴行。它盘曲下行,沿神经沟走行于肱骨后方,停留于两肌层之间,浅表肌层最初由肱三头肌长头、后由外侧头形成,深部则由肱三头肌内侧头形成。

神经于肘上一手掌宽处到达肱骨外侧缘,穿过外侧肌间隔再一次进入手臂前间隔,行于肱肌和肱桡肌之间。在此处,桡神经易受到压迫损伤,尤其是手臂缠绕动脉止血带位置过低时。它分为两终末支,桡神经浅支和骨间后神经后终止于肱骨外上髁前方。

桡神经分支分为肌支、皮支、关节支(至肘)和终末支。

肌支适宜地分为内侧组(产生于腋窝)、后组(产生于螺旋沟)和外侧组。

1. 内侧组分布于:

a. 肱三头肌长头;

b. 肱三头肌内侧头。

2. 后组分布于:

a. 肱三头肌内侧头;

b. 肱三头肌外侧头;

c. 肘肌。

3. 外侧组分布于:

a. 肱肌(与肌皮神经一起);

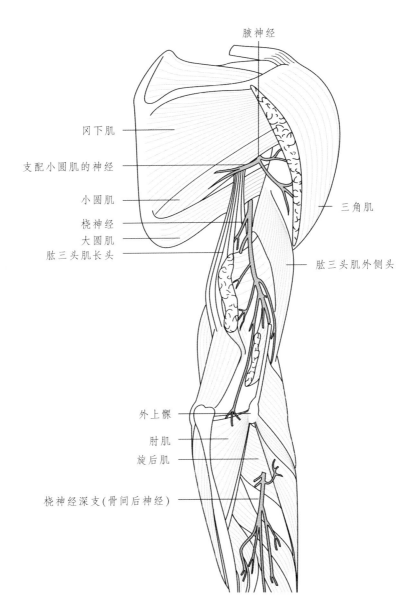

腋神经

冈下肌

支配小圆肌的神经

小圆肌

桡神经

大圆肌

肱三头肌长头

三角肌

肱三头肌外侧头

外上髁

肘肌

旋后肌

桡神经深支(骨间后神经)

图 4.27　桡神经的分布。

b. 肱桡肌;

c. 桡侧腕长伸肌。

桡神经在发至肘肌前与肱骨干下端后方相连;共 4 根神经位于肱骨上:腋神经、桡神经、尺神经及支配肘肌的神经。最后一根神经无重要实用价值,但其余 3 根常与上肢损伤相关(图 4.21)。

皮支共 3 根。

1. 臂后侧皮神经:发自于腋窝,支配臂后侧近端 1/3 的皮肤。

2. 前臂后侧皮神经:发自螺旋沟,穿过肱三头肌外侧头,沿前臂外侧下行至腕,支配前臂后外侧的皮肤。

3. 臂下外侧皮神经:前臂后侧皮神经的一分支,同样穿过肱三头肌外侧头支配肘外上方皮肤。

两终末支为骨间后神经和桡神经浅支。

骨间后神经,除关节分支外,是完全的肌支。它起自桡神经分叉点,随后立即进入旋后肌,绕桡骨干走行进入前臂后间隔。自旋后肌出来后,该神经立即分为数支,除一支由前臂骨间膜后方下行至腕关节支配关节外,其余分支皆支配肌肉。

肌支包括由骨间后神经进入旋后肌前发出的支配旋后肌、桡侧腕短伸肌的神经分支,以及起自旋后肌支配指伸肌、小指伸肌、尺侧腕屈肌、拇长伸肌、拇短伸肌、示指伸肌和拇长展肌的神经分支。

桡神经浅支是完全的感觉支。它起自肱桡肌深部的桡神经分叉处。它在肱桡肌下方下行,沿桡动脉桡侧行至腕上 7.5cm 处,并逆行至肱桡肌且发出背侧指神经。这些分支下行支配拇指根背部,桡侧手背,拇指、示指、中指及桡侧环指的背面,直至相应的远端指间关节。

变异

关于手部臂丛神经分布的描述可适用于绝大多数情况(图 4.28),但该种变异也是比较普遍且重要的。

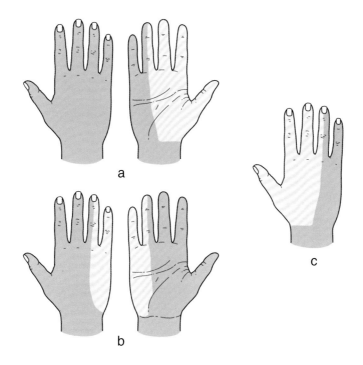

图 4.28　正常手部皮肤的神经分布。正中神经(a)、尺神经(b)和桡神经(c)。

　　在运动方面,尺神经可支配正中神经所支配的区域,反之亦然。尺神经可支配部分甚至全部的手掌肌肉,或者正中神经除了支配鱼际隆起的三块肌肉外,还支配拇收肌和第 1 背侧骨间肌。桡神经决不会支配手部的任何内附肌。

　　在感觉方面,支配手背部的桡神经或尺神经可能以占领另一方的支配区域来扩大自己的支配区域。支配手背部的尺神经甚至偶尔会缺如。在掌侧,尺神经可能支配整个环指甚至达到中指尺侧。在其他病例中,它可能支配除第 5 指以外的所有手指的掌侧感觉。

临床要点

肘部和腕部神经阻滞

在腕部及肘部可阻滞尺神经、桡神经和正中神经。这些阻滞常用于完善臂丛阻滞不全,但是维持时间短于臂丛阻滞。它们也偶尔用于手部手术的麻醉和换药时的镇痛。

经由肘部的这3根神经可通过神经刺激器辨别。尺神经在肘部的穿刺点为肱骨内上髁后方朝头端1~3cm处。正中神经恰好在肱动脉正中,桡神经在肱二头肌肌腱外侧2cm处。在肱二头肌肌腱与外上髁间区域皮下浸润局部麻醉药可阻滞肌皮神经的皮支。

在腕部也可行尺神经、正中神经和桡神经阻滞(图4.29)。大多数麻醉医生选择27G注射针头,以60°角进针,出现异感定位神经,以免短斜面刺激针头损伤神经。在尺侧腕屈肌外侧进针能阻滞尺神经,在该肌肉后侧亦可。如果正中神经未出现变异,可在桡侧腕屈肌和掌长肌肌腱间中线进针阻滞正中神经。拇指根部行皮下浸润局部麻醉可阻滞桡神经的皮支。

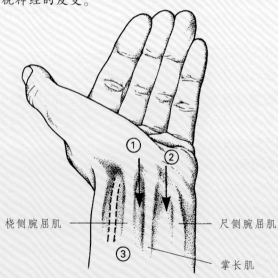

图4.29　正中神经体表标志:①尺神经;②桡神经;③腕部。

上肢神经的节段性分布

支配上肢皮肤的神经节段如图 4.4 所示,可概括如下。

1. C3、C4 分布于肩上区(锁骨上神经)。

2. C5 分布于三角肌和手臂外侧。

3. C6 分布于前臂外侧区及拇指。

4. C7 分布于手掌、手背及中间三指。

5. C8 分布于第 5 指以及手与前臂下部的内侧面。

6. T1 分布于上臂下部及前臂上部的内侧面。

7. T2 分布于臂上部内侧面(通过肋间臂神经)。

各相邻皮神经节段间互有重叠,因此,单纯一条神经根被切断不会导致明显的术后感觉障碍。

上肢肌神经的节段分布如下。

1. C5 支配肩关节的外展和外旋肌。

2. C6-8 支配肩关节的内收和内旋肌。

3. C5-6 支配肘关节的屈肌。

4. C7-8 支配肘关节的伸肌。

5. C6 支配前臂的旋前和旋后肌。

6. C6-7 支配腕关节的长屈和长伸肌。

7. C7-8 支配指关节的长屈和长伸肌。

8. T1 支配手肌。

第 4 节　胸神经

前主支/前初级支

人体有 12 对胸神经前支:上面 11 对是肋间神经,第 12 对是肋下神经。它们支配着肋间和前腹壁的肌肉, 并传导上臂内侧皮肤、Louis角到腹股沟平面躯干前外侧皮肤的感觉。另外,每支神经通过白、灰交通支连接着与之相关的交感神经节。

第 3 至第 6 对肋间神经非常典型;其他胸神经在此基础上或多或少地有些变异(图 4.1)。

第 3~6 肋间神经("典型"的肋间神经)穿过相应的肋横韧带前方走行于肋间隙中,位于肋血管下方(图 4.30),先走行于后肋间膜与胸膜之间,然后在肋角处行于肋间内肌与肋间最内肌之间。靠近胸骨边缘时,每支胸神经均走行于胸廓内动脉和胸横肌(胸肋)之前,穿过肋间内肌、前肋间膜(肋间外肌前面的纤维)和覆盖在前方的胸大肌,从而成为胸部的前皮神经。这 4 对"典型"肋间神经的分支如下。

1. 肌支:支配肋间肌。

2. 皮支:沿肋间隙下缘走行,与主神经干重新汇合,或成为单独的皮支。

3. 外侧皮支:行至腹中线并分为前支和后支。

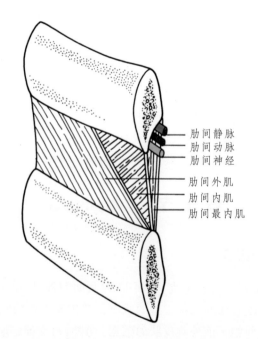

肋间静脉
肋间动脉
肋间神经
肋间外肌
肋间内肌
肋间最内肌

图 4.30 肋间隙中肋间神经与其他结构的位置关系。

第 1 支肋间神经(T1)发出的大部分通过第 1 肋肋颈,最上肋间动脉侧方,参与臂丛神经的组成(见本章第 3 节)。而剩余的、较小的部分神经组成第 1 肋间神经。它没有外侧皮支,并且它的前皮支即使确实存在也非常细小。

第 2 支肋间神经不同于"典型"的肋间神经。其不同之处在于,第 2 肋间神经的外侧皮支穿过腋窝,供应上臂内侧的皮肤,这个分支被称为肋间臂神经。在根治性乳房切除术中,这一分支将不可避免地受到损伤,导致其所支配区域的感觉麻木。该神经在腋淋巴结活检中也可能被损伤。

第 7 至第 11 肋间神经与腹横肌一同走行于腹壁中隔膜的交错之间。第 7 和第 8 肋间神经直接进入腹直肌后鞘,穿过腹直肌和腹直肌前鞘,最后终止于皮肤。第 9 至第 11 肋间神经走行于腹横肌与腹内斜肌之间到达腹直肌后鞘,并穿透腹直肌后鞘、腹横肌和腹直肌前鞘,到达皮肤。第 7 和第 8 肋间神经在腹部向内上方斜行,第 9 肋间神经几乎水平走行,第 10 和第 11 肋间神经向下斜行,第 10 肋间神经支配脐部节段的皮肤(图 4.4)。

第 7 至第 11 肋间神经的分支与这些上部"典型"的肋间神经有很多相似之处。运动支支配着腹部与肋间的肌肉,而且每个运动支都有一个伴行的皮支(额外的前皮支)和外侧皮支。第 7 至第 11 肋间神经的感觉纤维供应膈肌的边缘。

第 12 胸(肋下)神经沿第 12 肋下缘走行,于肋下血管的下方,并从外侧弓状韧带后方通过,到达肾和结肠后方的腰方肌的前面。该神经走行于腹横肌与腹斜肌之间,并且有一段走行与组成同下部的肋间神经类似。但是有一点不同:第 12 胸神经外侧皮支下行过程没有发出分支到臀部外侧部的皮肤(图 7.20)。(需要注意的是,肋下神经为处于腹直肌鞘最下部的锥状肌提供运动纤维。)

在上肢(上背交感神经)的交感神经切除术中,外科医生在 T3 神经节的下方分离交感神经链,然后剖开神经链,分离其中所有的神经纤维,但仔细保留星状神经节及其来自 T1 的白支。通过这种方式,与上肢相关的交感神经自节前支被切断,但主要供向脑部和颈部的交感神经的 T1 神经节被保留了下来；通过这一策略可避免 Horner 综合征的发生。胸腔镜下，我们可以清楚地看到上胸交感神经链，并且两侧的手术可同时进行。

一些分布于上肢的交感神经纤维可能不通过交感神经而从 T1 神经节下方直接到达臂丛神经。其中 Kuntz 神经是比较恒定的一束，它行于 T2 神经节到第 1 胸神经之间；在交感神经切除术中这一段是必须找到并切除的。

第 5 节　腰丛

腰丛起自 L1-3 神经和部分 L4 神经根的前初级支。有大约 50%的腰丛接受来自 T12 神经的分支。与臂丛类似(见本章第 3 节)，腰丛也存在众多变异，可能终止于 L3，也可能延伸至 L5。

腰丛的形成(图 4.31)

腰丛与腰大肌及周围组织均位于腰椎横突的前方。在 50%的人群中，T12 的分支加入 L1 神经，然后 L1 神经发出上、下两个分支。上支发出髂腹下神经和髂腹股沟神经，下支与来自 L2 的分支一起组成生殖股神经。L2 剩余的部分与 L3、参与组成腰丛的 L4 一起分为背支和腹支。L2 与 L3 的背支组成股外侧皮神经，L2-4 组成股神经。腹支汇入闭孔神经(L2-4)；如有副闭孔神经(L3 和 L4)，它也加入其中。

腰丛神经分支概述

- 髂腹下:L1。
- 髂腹股沟:L1。
- 生殖股:L1 和 L2。
- 背侧分支:
  -腹外侧皮神经:L2 和 L3;
  -股神经:L2-4。
- 腹侧分支:

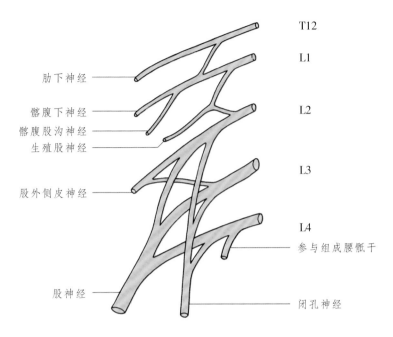

T12

L1

肋下神经

髂腹下神经
髂腹股沟神经
生殖股神经

L2

股外侧皮神经

L3

L4

参与组成腰骶干

股神经

闭孔神经

图 4.31　腰丛平面图(已省略肌支)。

–闭孔神经:L2-4;

–副闭孔神经:L3 和 L4。

此外,肌支分布到:

1. 腰大肌;

2. 腰小肌;

3. 髂肌;

4. 腰方肌。

应当注意腰丛神经与腰大肌之间的紧密关系(图 4.32):闭孔神经和副闭孔神经(如存在)起自腰大肌的内侧缘,生殖股神经穿过腰大肌到达腰大肌的前表面,而其余的神经沿着腰大肌的外侧边缘逐一分布。

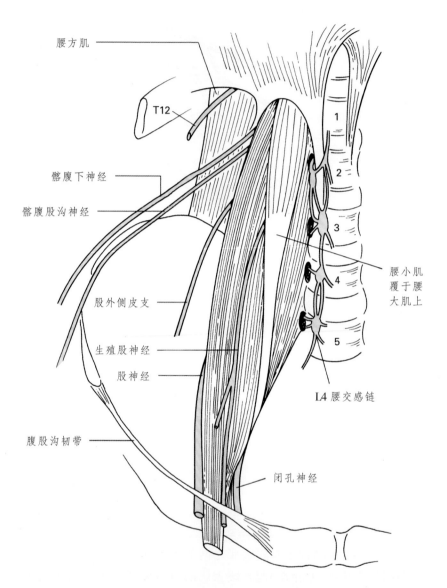

腰方肌

T12

髂腹下神经

髂腹股沟神经

股外侧皮支

生殖股神经

股神经

腹股沟韧带

腰小肌
覆于腰
大肌上

L4 腰交感链

闭孔神经

1
2
3
4
5

图 4.32 腰丛与腰大肌的关系。

临床要点

腰丛神经阻滞

　　临床上不经常使用腰丛神经阻滞，但它能够为做髋部手术的患者提供良好的麻醉镇痛。患者呈侧卧位，膝部屈曲，待阻滞侧位于上侧。沿棘突标记背部正中线，并标记两髂嵴连线(嵴间线)，进针点为距离这两条线交点外侧 4cm 的一个点。穿刺针至少需要 10cm 长，垂直于皮肤进针。当针尖触及横突，稍稍将针向头侧或尾侧倾斜以越过横突。如合用神经刺激器，刺激神经导致股四头肌收缩引起"髌骨舞蹈"的现象，出现该现象后注入局部麻醉药。通过该操作可达到阻滞股神经、闭孔神经和股外侧皮神经的效果。如果腰大肌的刺激引起曲髋，说明进针过深。腰方肌(腹后壁)的收缩表明进针太靠外侧。在该区域置管一般较为困难。

腰丛的分布(图 4.33 和图 4.34)

　　髂腹下神经和髂腹股沟神经的走行见第 7 章第 4 节。

　　生殖股神经(L1、L2)在 L3 下缘水平穿透腰肌出现在腰肌前表面。它沿腰肌的表面下行，于腹膜与输尿管后方、腹股沟韧带上方分为两个终末支。生殖股神经偶尔在起始处即分叉，所以有时候腰肌处有两条神经并行。

　　生殖支跨过髂外动脉终段进入腹股沟内环。它与精索一起通过腹股沟管，支配提睾肌；然后从外环穿出支配阴囊和相邻的大腿皮肤。在女性中，该神经与圆韧带伴行，支配大阴唇和阴阜前部的皮肤。

　　股支沿髂外动脉下行，从腹股沟韧带下方通过，穿过位于股动脉起点外侧的深筋膜，并支配位于腹股沟皱纹下方的手掌大小区域的皮肤。股支是提睾反射的解剖基础。儿童的提睾反射十分活跃，轻挠大腿上部的皮肤即可引起睾丸回缩。

　　股外侧皮神经(L2、L3)起自腰肌的外侧边缘，紧邻髂腹股沟神经的

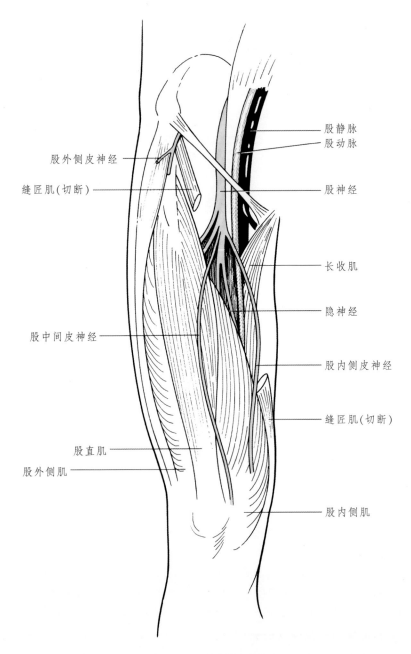

股静脉

股动脉

股外侧皮神经

缝匠肌(切断)

股神经

长收肌

隐神经

股中间皮神经

股内侧皮神经

缝匠肌(切断)

股直肌

股外侧肌

股内侧肌

图 4.33　大腿股神经的分布。

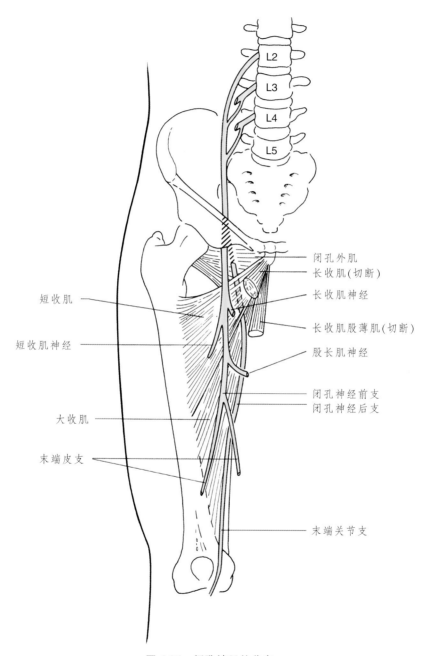

图 4.34　闭孔神经的分布。

下方。它越过髂肌,于腹股沟韧带外侧端的下方进入大腿。在此处,该神经位于缝匠肌的起点,并在该点分为前、后两个分支。前支支配大腿前外侧直至膝部的皮肤,并在此与股中间皮神经、隐神经的髌下分支相连形成髌丛。后支穿过阔筋膜,支配小腿外侧股骨大转子至股骨中部的皮肤。

外侧皮神经有时来自股神经,而并非腰丛的一个独立分支。该神经常穿过腹股沟韧带,而不是由其下经过,因此该神经可能被韧带的纤维束所压迫,导致在神经分布区域产生疼痛、麻木、感觉异常(感觉异常性股痛)。手术松解韧带更深层的纤维束可缓解疼痛。偶尔,神经束大小不合压迫神经,或者腹腔内炎症反应或恶性肿瘤波及该神经,也可能引起类似的症状。股外侧皮神经经过髂前上棘内侧,在此处可阻滞该神经。进针点在脊椎内下一指宽处,在腹股沟韧带深部呈扇形注入 10~15mL 药物即可阻滞该神经。

股神经(L2-4)是腰丛最大的一根神经,简而言之,该神经分布于大腿前侧的肌肉和皮肤(图 4.33)。该神经发自腰大肌外侧缘,在腰大肌和髂肌(股神经分别发出分支支配两肌肉)间的肌间沟下行,然后进入腹股沟韧带下方的股部。在股三角基底部,神经位于髂肌上、股动脉外侧一指宽处,有部分腰大肌分隔该神经与股动脉。

该神经几乎刚进入股三角即分为前支和后支,由前、后支发出股神经终支。

前支

- 肌支至:
  - 耻骨肌;
  - 缝匠肌。
- 皮支:
  - 股中间皮神经;
  - 股内侧皮神经。

后支

- 支配股四头肌的肌支。

- 皮支:隐神经。
- 关节支至:
  - -臀部;
  - -膝关节。

支配耻骨肌的神经走行于股鞘后方，然后进入耻骨肌前表面,股鞘内包含股动静脉。此外,耻骨肌有时还接受可能存在的副闭孔神经的支配。

支配缝匠肌的神经可能来自股中间皮神经,或与股中间皮神经一同,在缝匠肌上 1/3 进入其内侧。

股中间皮神经分为两个分支支配下至膝部的大腿前区。

股内侧皮神经于股血管内侧经过,然后分为前、后支。前支在股下 1/3 处穿过深筋膜,支配下至膝部的大腿下内侧皮肤;在此该神经汇入髌丛。后支沿缝匠肌后缘走行,发出小分支支配其上的皮肤,并与闭孔神经和隐神经相交通。在膝部,该神经穿过深筋膜,分布于大腿内侧皮肤——在此区域与闭孔神经的分布相互补。

（需要注意的是,外侧、中间、内侧皮神经大致是沿着缝匠肌形成的斜线走行,呈梯队样穿过深筋膜。）

股神经的后支肌支分布于股四头肌。支配股直肌的神经在其起始处进入该肌肉深部;股直肌是股四头肌中唯一作用于臀部和膝盖的部分,支配它的神经是股四头肌神经中唯一能发出分支支配髋关节的神经(见本章第 3 节)。支配股内侧肌的神经进入 Hunter 管,支配该肌肉。支配股中间肌的神经分为两部分或三部分并进入该肌肉前部;一根神经纤维沿中间下降支配膝关节肌,股中间肌特有部分插入膝关节滑膜顶端,在膝关节伸展时将其向上提拉。支配股外侧肌的神经在股直肌深面下行,期间与来自股深动脉的旋股外侧动脉的下降支伴行。

所有支配股肌的 3 根神经均发出细丝支配膝部。

隐神经是股神经最大的皮支，也是唯一起源于股神经后支的皮支。它发自股三角,在动脉外侧下行进入 Hunter 收肌管,从动脉前方穿过,然后走行于其内侧。隐神经离开收肌管下段,由缝匠肌和股薄肌间发出,立即沿大隐静脉后方、胫骨内侧下行,与大隐静脉一起跨过内踝上方,直至踇趾基部,支配膝盖、小腿、踝和足的内侧皮肤。暴露踝部的血管时易损伤该神经。

一离开收肌管,隐神经立即发出髌下分支,进入缝匠肌并作为髌丛的一部分支配膝下的皮肤。

临床要点

股神经阻滞和"三合一"阻滞

股神经在腹股沟韧带下方相对容易被阻滞。股神经阻滞可导致全部股前区、大部分股骨和膝关节的麻醉。该阻滞也可麻醉膝关节以下(隐神经)的腿内侧皮肤。使用 50mm 绝缘穿刺针在股动脉外侧 1~2cm 处向头部呈 45°角进针。当针头穿过阔筋膜和髂耻筋膜时能感受到两声咔嗒声或爆破声。刺激股神经可导致股四头肌收缩,并使髌骨跳动或抽动,即"髌骨舞蹈"。10~20mL 局部麻醉药即可阻滞股神经。大剂量局部麻醉药(30~40mL)和远端实时血压监测的使用,能完成闭孔神经、股外侧皮神经和股神经阻滞,即"三合一"阻滞。在膝关节处可阻滞隐神经,方法为在膝内侧胫骨顶端水平注入局部麻醉药。

闭孔神经(L2-4)发自真假骨盆分界处的腰大肌内侧缘,并穿过它向前下走行至闭孔管(图 4.34)。闭孔神经沿骨盆侧壁、髂内血管和输尿管外侧向前走行(图 4.32)。

在闭孔管中神经开始分为前支和后支。

1. 前支由闭孔外肌上方进入股区,在短收肌上下行,开始位于耻骨肌后方,后位于长收肌后方,最后以一根与股动脉伴行的神经纤维结束。它支配长收肌和股薄肌,也常常有短收肌,它也发出一关节支至臀部。

在长收肌的下缘,该神经与股神经的分支、内侧皮神经和隐神经相交通,形成所谓的缝匠肌下丛,缝匠肌下丛的分支支配股内侧的皮肤。

2. 后支穿过闭孔外肌并支配该肌肉。(需注意闭孔内肌由骶丛支配。见本章第 6 节。)它在短收肌后方下行,短收肌将后支与闭孔神经前支分隔开。如果短收肌无法由前支支配,则后支可支配大收肌和短收肌。此外,大收肌还接受坐骨神经的支配(见本章第 6 节)。随后该神经沿收肌管下行至腘窝,最后终止于此,并支配膝关节。

　　大约 1/3 的人群存在副闭孔神经(L3、L4)。它出现于腰大肌内侧缘,穿过耻骨上支,然后发出分支支配耻骨肌和髋关节。副闭孔神经发出一根交通支到达闭孔神经的前支。

临床要点

闭孔神经阻滞

　　闭孔神经阻滞有时可用于治疗髋关节痛,缓解与偏瘫或截瘫相关的内收肌痉挛。随着腰丛阻滞的增加,闭孔神经阻滞用于麻醉的机会越来越少。闭孔神经阻滞的进针点在耻骨结节向外、向下 2cm 处。如果穿刺针直接向后刺入的话,则会触及耻骨上支下缘。随后稍稍退针,微向外侧重新进入(图 4.35)以避开耻骨上支下缘。然后再进针 2cm,刺激神经使内收肌收缩以定位。

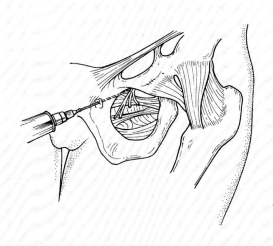

图 4.35　闭孔神经阻滞。

第 6 节 骶神经与尾神经丛

骶神经与尾神经的前初级支之间的连接有很多变异:以下就是这些神经丛通常的组成方式。

骶神经丛由部分 L4 神经前支, 全部 L5、S1、S2、S3 神经前初级支和部分 S4 神经前支组成。尾神经丛由余下的 S4 神经前支、S5 及尾神经前主支组成。

神经丛的组成(图 4.36)

腰骶干由部分 L4 神经和全部 L5 神经的前支组成,位于腰大肌内侧缘、闭孔神经内侧。其主干越过骨盆边缘并在骶髂关节前方参与 S1 神经的组成。S1-4 神经的前初级支经骶前孔穿过,S5 神经从骶骨的下外侧角和尾骨横突之间通过,而 Co.1 神经从横突下方经过,穿透尾骨肌。

毗邻关系(图 4.37)

骶神经根参与形成一个很宽的神经带,并分裂成两终末支:坐骨神经和闭孔神经。神经丛位于盆腔后壁,盆底筋膜后方,梨状肌前表面。神经丛的前方是髂内血管和输尿管,左边是乙状结肠,右边是下回肠环。尾神经丛位于尾骨肌的前方。

骨盆盆腔内有四条动静脉从神经丛之间穿过。

1. 髂腰血管从 L4 和 L5 神经根之间通过。

2. 臀上血管从腰骶干和 S1 神经或从 S1 和 S2 神经根之间通过。

3. 臀下血管从 S1 和 S2 或从 S2 和 S3 神经根之间通过。

4. 阴部内血管从坐骨神经和阴部内神经之间通过。

骶神经丛分支的总结

骶神经丛的分支可以分为侧支神经与终末神经。

• 侧支神经:

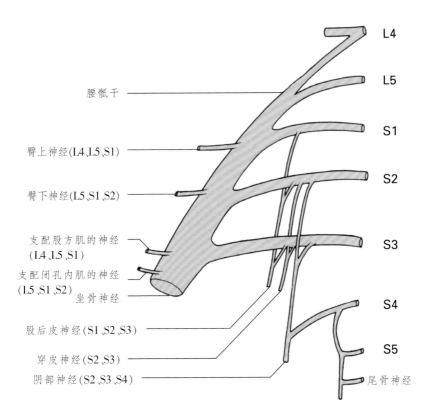

腰骶干

臀上神经(L4、L5、S1)

臀下神经(L5、S1、S2)

支配股方肌的神经
(L4、L5、S1)

支配闭孔内肌的神经
(L5、S1、S2)

坐骨神经

股后皮神经(S1、S2、S3)

穿皮神经(S2、S3)

阴部神经(S2、S3、S4)

L4

L5

S1

S2

S3

S4

S5

尾骨神经

图 4.36　骶丛平面图。

　　–肌支；

　　–皮支；

　　–内脏支(盆腔神经丛中的副交感支)。

● 终末神经：

　　–坐骨神经；

　　–阴部神经。

侧支神经

　　侧支神经及其神经根的起源如下：

● 肌支：

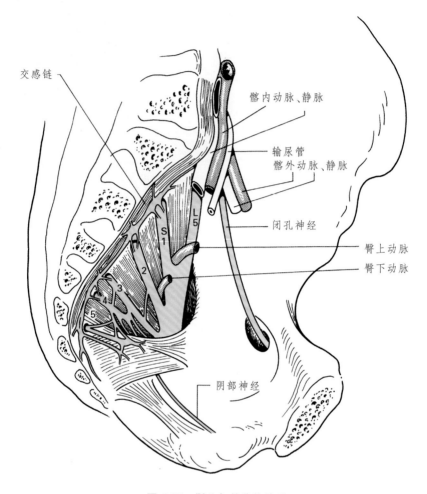

交感链

髂内动脉、静脉

输尿管
髂外动脉、静脉

闭孔神经

臀上动脉
臀下动脉

阴部神经

图 4.37　骶丛与骨盆的关系。

-支配股方肌的来自 L4、L5、S1；
-支配闭孔内肌的来自 L5、S1、S2；
-支配梨状肌的来自 S1、S2；
-臀上神经来自 L4、L5、S1；
-臀下神经来自 L5、S1、S2；
-支配肛提肌、尾骨肌和肛门外括约肌的来自 S4。

- 皮支：
  - 股后皮神经来自 S1、S2、S3；
  - 穿皮神经来自 S2、S3。
- 内脏支：
  - 盆腔内脏神经来自 S2、S3。

侧肌支（图 4.38）

支配股方肌的侧肌支（L4、L5、S1）从坐骨大孔的下半孔穿过，即从梨状肌下方，在坐骨与坐骨神经的深面之间穿过。侧肌支在髋关节后方下行，从孖肌肌腱和闭孔内肌肌腱下方经过，最终进入并支配股方肌。另外，它还支配下孖肌并发出分支到髋关节。

支配闭孔内肌的侧肌支（L5、S1、S2）从梨状肌下方穿过坐骨大孔进入臀部，然后从阴部内血管的内侧和坐骨神经外侧之间穿过坐骨棘。该神经在臀部支配着上孖肌，然后穿过坐骨小孔进入坐骨直肠窝的外侧壁，并支配闭孔内肌。

支配梨状肌的侧肌支（S1、S2）在走行中有很短的一段进入梨状肌近骨盆的一面，而有时该神经会成对出现。

臀上神经（L4、L5、S1）与臀上血管伴行，是穿过坐骨大孔上部隔室（从梨状肌上方）的唯一结构。它支配臀中肌和阔筋膜张肌。

臀下肌神经（L5、S1、S2）从坐骨大孔下部隔室穿过，进入臀大肌的深部。

来自 S4 的肌支从 S4 神经的主干分出后从肛提肌和尾骨肌的骨盆面进入并支配这些肌肉。另外，被称为 S4 神经会阴支的神经纤维穿过尾骨肌，进入坐骨直肠窝，下行并支配肛门外括约肌。

侧皮支

股后皮神经（S1-3）穿过坐骨大孔，从梨状肌下方通过，位于坐骨神经的内侧，在大腿后方下走行至小腿中部。发出的分支如下。

1. 大腿后侧的分支：支配腘窝及小腿中上段。
2. 臀支：绕过臀大肌的下缘，支配臀下外侧部分的感觉。

3. 会阴支:从坐骨结节的下方经过到达阴囊(或大阴唇)。

穿皮神经(S2、S3)穿透骶结节韧带,然后绕过臀大肌的下缘到达并支配臀部下内侧的皮肤。这支神经有时起自大腿后侧的皮神经或者阴部神经。

侧脏支

盆腔内脏神经(S2、S3)是白交通支,从 S2、S3,有时也从 S4 神经的神经根发出副交感神经到盆腔自主神经丛,支配盆腔脏器(见第 5 章第 3 节)。

终末支(图 4.38)

坐骨神经(L4、L5、S1-3)是人体最粗大的外周神经;其起始处形成一个超过 1cm 宽的神经带。正因为它十分粗大,骶丛的所有神经根都是由它发出。事实上,坐骨神经由两支神经组成——胫神经和腓总神经,二者共用一个纤维组织形成的神经鞘。坐骨神经通常会在腘窝的顶端分成这两部分,但也可能在其他水平分开。胫神经和腓总神经有时从骶丛发出后即分开,这种情况下,腓总神经常穿透梨状肌(10%的可能性)。

与坐骨神经一起下行的是起源于臀下动脉的伴行动脉。在膝上截肢术中,要找到并结扎这些血管后才能分离神经;否则处理血管时可能会损伤该神经,导致术后剧烈的残肢痛。

坐骨神经走行

坐骨神经离开骨盆后壁后,从梨状肌下方穿过坐骨大孔,进入臀部区域,位于坐骨结节与大转子中点稍内侧。然后坐骨神经沿大腿后正中线垂直下降到腘窝顶端。

在前方,坐骨神经沿着坐骨背面(同位于坐骨神经与坐骨之间的股方肌神经一起)、上孖肌、闭孔内肌肌腱、下孖肌、股方肌和大收肌逐一下行。坐骨神经上段有臀大肌覆盖。在臀大肌的远端,坐骨神经位于筋膜下,由于位置表浅,相对轻微的外伤就可能损伤坐骨神经。坐骨神

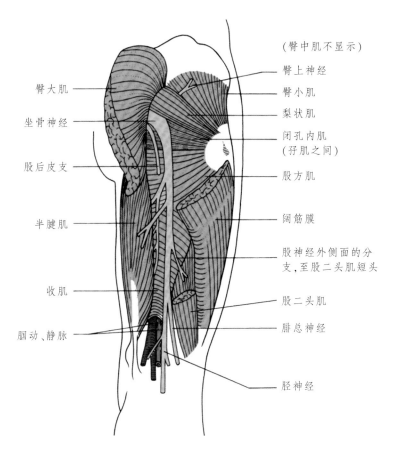

（臀中肌不显示）
臀上神经
臀小肌
梨状肌
闭孔内肌
（孖肌之间）
股方肌
阔筋膜
股神经外侧面的分支，至股二头肌短头
股二头肌
腓总神经
胫神经

臀大肌
坐骨神经
股后皮支
半腱肌
收肌
腘动、静脉

图 4.38　坐骨神经在大腿和腘窝处的解剖。除去臀中肌，显露臀小肌。

经在股二头肌浅面斜行，从内侧至外侧跨过股二头肌长头。

体表标志（图 4.39）

　　坐骨神经在体表的投影可以用一条线来表示。这条线的起点是髂后上棘（位于骶骨韧窝的深部，容易找到）和坐骨结节尖端连线的中点，然后从大转子与坐骨结节连线中点的内侧向外下弯曲下行，再继续沿大腿后正中线垂直下行。

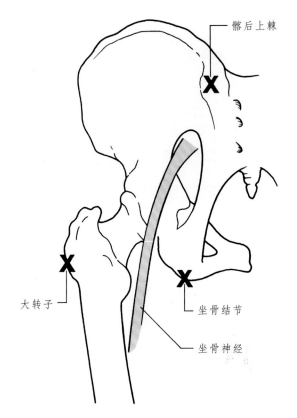

髂后上棘

大转子

坐骨结节

坐骨神经

图 4.39 坐骨神经的体表标志。连接髂后上棘与坐骨结节的中点和大转子与坐骨结节中点的曲线。该曲线在腿后方垂直下行,代表坐骨神经的全程走行。

临床要点

坐骨神经阻滞

　　坐骨神经阻滞的方法很多。其中一种常见而可靠的方法是Labat 法——后路法。患者侧卧,膝部屈曲,画一条直线连接大转子与髂后上棘。在这条线的中点,做一条垂线。穿刺点为该垂线上 4~5cm 处。如图 4.39 所示,这样进针正好朝向坐骨神经。联合使用神经刺激器,当足背屈时可确定穿刺针位于目标位置。一些医生倾向于其他方法,例如前路、侧路和 Raj 法,因为应用这些方法时患者无需侧卧。然而,为了使下肢麻醉完全,除了坐骨神经阻滞,还要进行腰丛神经阻滞,这时患者的理想体位仍为 Labat 法的体位。

注射后坐骨神经损伤

臀部肌肉注射损伤坐骨神经看似不可思议,因为坐骨神经位置固定且体表标志明显,但在临床上损伤确实经常发生,以至于有人建议禁止在臀部肌内注射。我们相信完全禁止臀部肌内注射是由于少部分人的心理原因造成的;而对于臀部肌内注射合理的建议是选择臀部外上象限的区域进行注射。而整个臀部的界限为:上到髂嵴,外到大粗隆。在很多卫生保健职业人员的脑海里,臀部仅仅是指臀部突起的部分,在此界限内常常发生麻醉医生关注的意外——臀部肌内注射致坐骨神经损伤。在这一小区域的外上象限注射时,针与坐骨神经非常接近。一个更好的识别臀部注射安全区的方法如下:伸开手,置于臀部,拇指和鱼际沿髂嵴放置,拇指尖触到髂前上棘,这时手所覆盖的区域即是安全区域。另一个有用的体表标志是从大转子至髂后上棘连线的前方进行注射(图 4.40)。

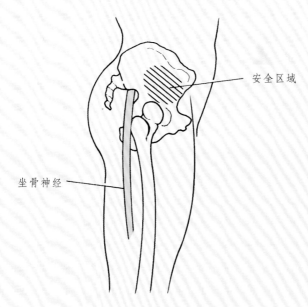

图 4.40　臀部注射的"安全区域"。

分支

坐骨神经分支的分类如下：

1. 肌支：

a. 半腱肌；

b. 半膜肌；

c. 大收肌；

d. 股二头肌。

2. 关节支：髋关节。

3. 终末支：

a. 腓总神经；

b. 胫神经。

这些肌支的排列与分布有一些有趣的特点。真正的绳肌群起自坐骨，受到来自坐骨神经内侧的胫神经部分的支配，在 10%的神经高位分离的人群中，这些肌肉直接受胫神经支配。绳肌群包括半腱肌、半膜肌和股二头肌长头。另外，大收肌的坐骨头可以看作绳肌的一部分，它也受胫神经支配。大收肌真正的内收肌成分起自坐骨支，受闭孔神经支配（见本章第 5 节）。股二头肌短头起自股骨干的后侧，逐渐发展成臀大肌而非绳肌的一部分；它是该肌群里唯一受坐骨神经腓总神经部分支配的肌肉，位于坐骨神经的外侧。

胫神经（L4、L5、S1–3）是坐骨神经两终末支中较大的一支。通常起自腘窝顶端（图 4.41）。但是已经有人发现，胫神经也可能在接近骶丛处或直接从骶丛发出。胫神经横穿腘窝，从上到下依次通过股骨的腘面、膝关节囊和腘肌的后面。胫神经的上部被内侧的半腱肌、半膜肌和外侧的股二头肌覆盖；胫神经的下部被腓肠肌的两个头所覆盖。

胫神经起始部位于腘血管的外侧——由于这些靠近腘窝的血管从内收肌裂孔稍内侧通过。然后胫神经从血管的浅面跨过，到达腘窝下端内侧。

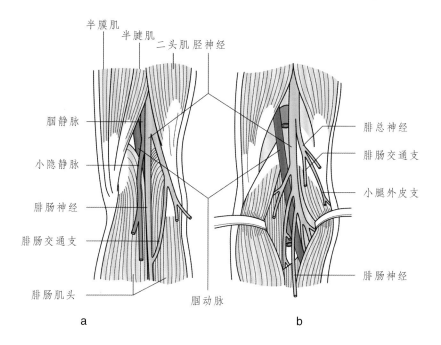

半膜肌
半腱肌
二头肌 胫神经
腘静脉
小隐静脉
腓肠神经
腓肠交通支
腓肠肌头
a
腘动脉

腓总神经
腓肠交通支
小腿外皮支
腓肠神经
b

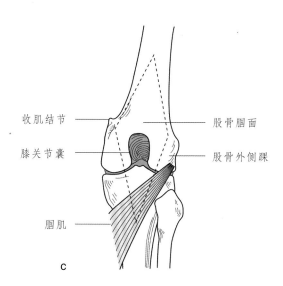

收肌结节
膝关节囊
腘肌
c
股骨腘面
股骨外侧踝

图 4.41 右腘窝：(a)浅层解剖；(b)深层解剖；(c)骨层。

腘窝中的神经分支

1. 肌支:

a. 腘肌腱;

b. 腓肠肌;

c. 比目鱼肌;

d. 跖肌。

2. 皮支:腓肠神经。

3. 关节支:至膝关节。

除了支配腓肠肌内侧头的神经,腘窝内所有胫神经的肌支都起自胫神经的外侧缘(与坐骨神经相较而言;见上文)。

在腘窝内可以用外侧路或后路法直接阻滞坐骨神经。在腘窝水平,坐骨神经通常分成两个终末支,因此,有人建议要分别识别和阻滞这两根神经。

腓肠神经(L5、S1、S2)起自腘窝(图4.41),位于腓肠肌的两个头之间,在小腿中点处穿透深筋膜,接收腓总神经腓交通支,然后自外踝后方下行,沿着足外侧行至第5趾。腓肠神经支配的区域包括小腿下1/3的后外侧、足部外侧与第5趾。

胫神经继续下行至腘肌的下缘(图4.42)。在此处由比目鱼肌的起始弓部下方通过,沿胫骨后肌下行,然后在小腿下半部分直接沿着胫骨干的后表面下行。胫神经的上部由比目鱼肌和腓肠肌肌腹覆盖;在下肢的下1/3,胫神经位于深筋膜下。胫神经全程与胫后血管伴行。胫后血管先是位于神经的外侧,但在腘肌下方胫后血管进入到神经的深(前)面并沿着神经的内侧下行。血管与胫神经的复杂关系及其延续现描述如下:胫神经沿着腘窝和小腿垂直下行;这些血管先是在胫神经的内侧,当胫前血管从胫腓骨之间的骨间膜上方通过时,胫前血管把胫后血管拉向外侧,然后这些血管又回到胫神经的内侧。

胫神经末端终止于内踝后面,分为终末支——内侧和外侧足底神经。胫神经的终末支位于屈肌系带的下方,其体表投影是内踝与跟腱之间连线中点的垂线。

　概括从踝部内后方通过的各种结构的排列顺序是非常有用的(图4.43),从内踝向外侧有:

　1.胫后肌腱;

　2.趾长屈肌肌腱;

　3.胫后静脉;

　4.胫后动脉;

　5.胫神经;

　6.䣫长屈肌肌腱。

胫神经在小腿和足部的分支

　1.肌支:

　a.胫后肌;

　b.趾长屈肌;

　c.䣫长屈肌;

　d.比目鱼肌。

　2.皮支:跟骨内侧神经。

　3.关节支:至踝关节。

　4.终末支:

　a.足底内侧神经;

　b.足底外侧神经。

　(注意比目鱼肌受到来自胫神经的双重支配:一支在其浅部,另一支在其深面。)

　跟骨内侧神经穿过屈肌支持带,支配足底内侧面的皮肤。

　足底内侧神经是胫神经较大的终末支。其分布与正中神经在手部的分布十分相似(见本章第 3 节和图 4.28),仅存在两点不同之处:一是足底内侧神经只支配一个蚓状肌,而正中神经支配两个蚓状肌;二是它支配趾屈短肌,而正中神经支配对掌肌。

　足底内侧神经起自屈肌支持带下方,从䣫展肌的深面通过,与足底内侧血管伴行,在䣫展肌与趾屈短肌之间发出肌支,分为趾足

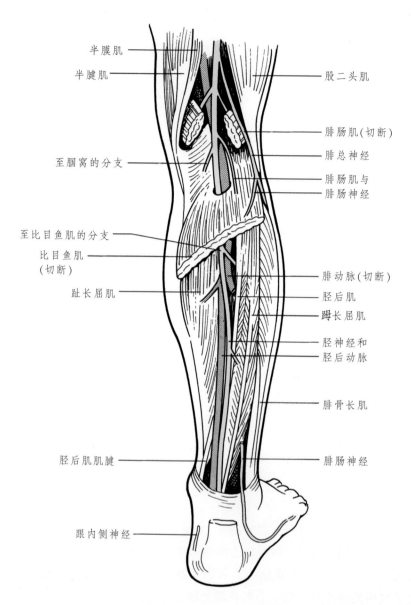

半膜肌

半腱肌

至腘窝的分支

至比目鱼肌的分支

比目鱼肌
(切断)

趾长屈肌

胫后肌肌腱

跟内侧神经

股二头肌

腓肠肌(切断)

腓总神经

腓肠肌与
腓肠神经

腓动脉(切断)

胫后肌

姆长屈肌

胫神经和
胫后动脉

腓骨长肌

腓肠神经

图 4.42 胫神经在小腿的走行。

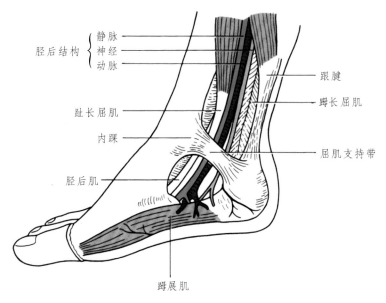

胫后结构 { 静脉 / 神经 / 动脉

趾长屈肌

内踝

胫后肌

跟腱

踇长屈肌

屈肌支持带

踇展肌

图 4.43　胫神经在内踝处与其他结构的位置关系。

底分支。

　　足底内侧神经支配如下：

　　1. 肌支：

　　a. 踇展肌；

　　b. 趾长屈肌；

　　c. 趾短屈肌；

　　d. 第 1 蚓状肌（来自第 1 足底神经）。

　　2. 皮支：支配足底内侧 2/3 和内侧三个半脚趾的足面皮肤。

　　足底外侧神经是胫神经较小的终末支。其分布与尺神经在手部的分布十分相似（见本章第 3 节）。

　　足底外侧神经先是位于踇展肌下方，然后伴足底外侧血管穿过足底到达第 5 趾的根部，位于踇短屈肌（在足底肌肉的第 1 层）和屈肌支持带（足底肌肉的第 2 层）之间。趾足底分支的起点在足外侧；该神经的深部仍与血管伴行，继续从踇展肌（足底肌肉的第 3 层）和骨间肌

(足底肌肉的第 4 层)之间穿过足底。

足底外侧神经支配如下：

1. 肌支至：

a. 所有骨间肌；

b. 第 2、3 和 4 蚓状肌；

c. 踇展肌；

d. 小趾短屈肌；

e. 副屈肌；

f. 小趾展肌。

(足底所有的小肌肉都不受足底内侧神经支配。)

2. 皮支支配足底外侧 1/3 和外侧一个半脚趾的足面皮肤。

腓总神经(L4、L5、S1、S2)是坐骨神经的两个终末支之一，但它只有胫神经直径的一半。它从腘窝顶端(图 4.41)或更高处发出(见本节)，在二头肌与腓肠肌外侧头之间沿着二头肌的内缘斜行。

之后腓总神经绕腓骨颈，在腓骨长肌的深面分为终末支：腓深神经和腓浅神经(图 4.44)。

分支(坐骨神经部分，见本节)

腓总神经的分支如下：

1. 皮支：

a. 腓神经交通支；

b. 腓肠外侧皮神经。

2. 关节支：至膝关节。

3. 终末支：

a. 腓深(胫前)神经；

b. 腓浅(肌皮)神经；

腓神经交通支起自腓总神经腘窝处，越过腓肠肌外侧头下行，加入腓肠神经并与之一同分布(见本节)。有些腓神经不发出交通支与腓肠神经相连，而是保持独立，支配小腿与踝关节外侧的皮肤。

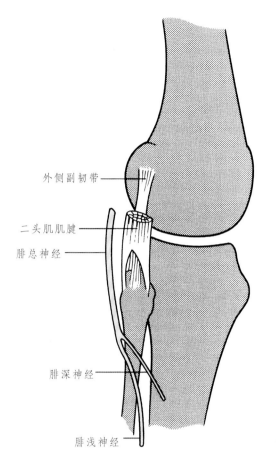

图 4.44　腓总神经(腘神经外侧)在膝关节处的解剖。可在腓骨颈处触及腓总神经,它是下肢唯一可以触及的神经。

腓肠外侧皮神经也起自腘窝,并越过腓肠肌外侧头下行。它支配小腿上部前外侧及后外侧皮肤。

腓深神经(图 4.45)起自腓总神经在腓骨颈与腓骨长肌之间的分叉处。它经过趾长伸肌上部的深面到达骨间膜前面,继而沿着骨间膜下行,然后在胫骨下 1/3 处沿胫骨前方下行,直至跨过踝关节前方之前分裂成终末支。腓深神经最初是位于趾长伸肌与胫前肌之间。

　　然而,蹋长伸肌起自趾长伸肌内侧的腓骨中轴的第二、三象限,因此蹋长伸肌位于腓深神经的外侧;胫前肌始终位于腓深神经的内侧。在踝关节处,蹋长伸肌肌腱从腓深神经外侧斜行至该神经的内侧,并最终到达蹋趾。

　　在穿过小腿的过程中,腓深神经与胫前血管伴行。由于它们从骨间膜的起点处越过骨间膜上方,且腓深神经绕过腓骨颈,沿着骨间膜从胫前血管的外侧下行。在小腿中部,血管绕到神经的后方,但在神经的下 1/3 处又回到其内侧。

　　腓深神经支配:

　　1. 肌支:

　　a. 胫前肌;

　　b. 蹋长伸肌;

　　c. 趾长伸肌;

　　d. 腓骨肌。

　　2. 关节支:至踝关节支。

　　3. 终末支:

　　a. 内侧——至第 1 趾和 2 趾相邻面的终末支;

　　b. 外侧——趾短伸肌的肌支和足部关节的关节支。

　　内侧终末支在足背动脉的外侧,与足背血管伴行直到动脉下降到第 1、2 趾骨根部之间。在足趾之间的网状结构中,该神经发出分支以支配第 1、2 趾相邻面的背面。

　　(注意蹋趾和第 2 趾背面很小的一块区域是整个腓深神经支配的唯一一处皮肤区域。)

　　外侧终末支在足背位于趾短伸肌深面,支配趾短伸肌并发出分支来支配足部的关节。

　　腓浅神经(图 4.45)与腓深神经一同起自腓总神经在腓骨颈的分叉处。它沿着腓骨肌与伸肌群之间的肌间隔下行,先是在腓骨长肌内侧,然后是在腓骨短肌内侧,并且全程都在趾长伸肌外侧。

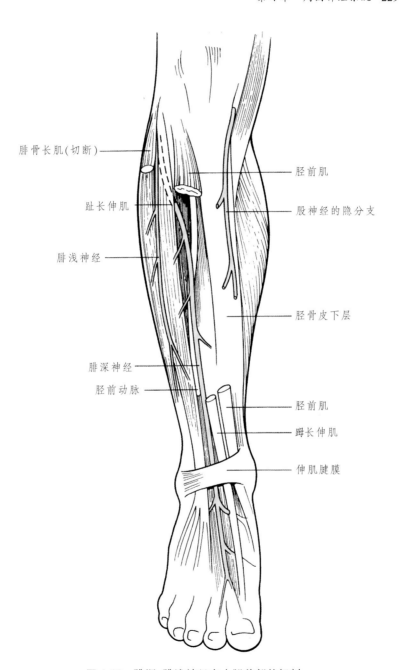

腓骨长肌(切断)

趾长伸肌

腓浅神经

腓深神经

胫前动脉

胫前肌

股神经的隐分支

胫骨皮下层

胫前肌

姆长伸肌

伸肌腱膜

图 4.45　腓深、腓浅神经在小腿前部的解剖。

腓浅神经支配：

1. 肌支：

a. 腓骨长肌；

b. 腓骨短肌。

2. 皮支：小腿下部外侧皮肤。

3. 终末支：

a. 至足与足趾背面的内侧终末支；

b. 至足与足趾背面的外侧终末支。

内侧终末支从踝关节前跨过，然后发出分支。内侧终末支的分支支配踇趾内侧的区域越大，则外侧分支支配第 2、3 趾背侧相邻面的面积越大。

外侧终末支支配足的背面，然后发出两个趾背支，一支到第 3、4 趾的相邻面，另一支到第 4、5 趾的相邻面。

趾背神经的支配概括如下：

1. 腓肠神经——第 5 趾外侧面；

2. 腓深神经——第 1、2 趾的相邻面；

3. 腓浅神经——其余的脚趾。

然而，在腓浅神经支配的外侧区域有相当大的一部分可能还受到腓肠神经的支配。

临床要点

踝关节的神经阻滞

在踝关节处穿过外踝皮下囊：胫后神经、腓肠神经、腓深神经、腓浅神经和隐神经（图 4.42、图 4.43 和图 4.45）。这些神经都可以在局部麻醉中被阻滞，而患者的手术部位将决定选择阻滞哪一条神经。

胫后神经位于胫后动脉后方，在内踝后方就可直接阻滞胫后神经。在此处注射 7~10mL 的麻醉药可达到麻醉目的。如果注射过程中有异感，可以适当减小剂量。在外踝与跟腱之间注入局部麻醉药

即可阻滞腓肠神经。伸肌腱外侧注射麻醉药可阻滞腓深神经。伸
肌腱与外踝之间皮下注射局部麻醉药可阻滞腓浅神经。伸肌腱与
内踝之间的皮下浸润可阻滞隐神经,注意勿将局部麻醉药注入大
隐静脉。

　　会阴部的神经支配主要来自阴部神经(S2-4);它的走行很复杂,
经过骨盆,穿过臀部,沿坐骨肛门窝内壁走行,穿过深会阴窝,最终支
配外生殖的皮肤(图 4.37 和图 4.46)。

　　阴部神经作为骶丛主要的下级分支(虽然相对于粗大的坐骨神经

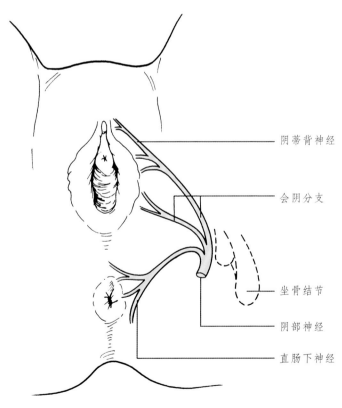

阴蒂背神经

会阴分支

坐骨结节

阴部神经

直肠下神经

图 4.46　女性阴部神经的分布。

而言该神经十分细小），它离开骨盆，从梨状肌下方穿过坐骨大孔。它起自臀区，与外侧的阴部内血管伴行，通过坐骨棘的前面并穿过坐骨小孔进入会阴。阴部神经经过坐骨直肠窝的外侧壁，与阴部内血管伴行。在被称为阴部管（Alcock 管）的闭孔内肌内侧，会阴神经位于一明显的筋膜室内。在会阴管内，阴部神经首先发出直肠下神经，后者通过坐骨直肠窝而支配肛门外括约肌和肛周皮肤；然后阴部神经分出会阴神经和阴茎或阴蒂背神经。

会阴神经是二者中较大的一个。它几乎一开始就发出分支；较深的分支进入会阴深窝并支配尿道括约肌和会阴前部的其他肌肉——坐骨海绵体肌、球海绵体肌、会阴浅横肌和会阴深横肌。较浅的分支支配阴囊后面的皮肤。

阴茎（或阴蒂）背神经进入会阴深窝，在会阴膜的顶点附着穿过会阴膜，然后穿过阴茎悬韧带并支配该结构的背面。

坐骨孔

我们在此归纳坐骨大孔和坐骨小孔的边界及其内容物。

坐骨大孔以其切迹的边缘、骶结节韧带和骶棘韧带为边界；坐骨小孔以坐骨小切迹和以上两条韧带为边界（图 4.47）。

通过坐骨大孔的最大的结构是梨状肌。梨状肌将坐骨大孔分为上下两室。上室有以下结构通过：

1. 臀上血管；
2. 臀上神经。

下室有以下结构通过（从外到内）：

1. 坐骨神经，覆盖下室；
2. 股方肌神经在深面；
3. 大腿后方的皮支；
4. 臀下神经；
5. 臀下血管；
6. 闭孔内肌神经；
7. 阴部内血管；

8. 阴部神经。

最内侧的 3 个结构(闭孔内肌神经、阴部神经与血管)都穿过骶棘韧带或坐骨棘,然后通过下坐骨孔进入会阴。除这些结构外,唯一通过坐骨小孔的结构是闭孔内肌肌腱。5 个通过坐骨大孔的靠外侧的结构

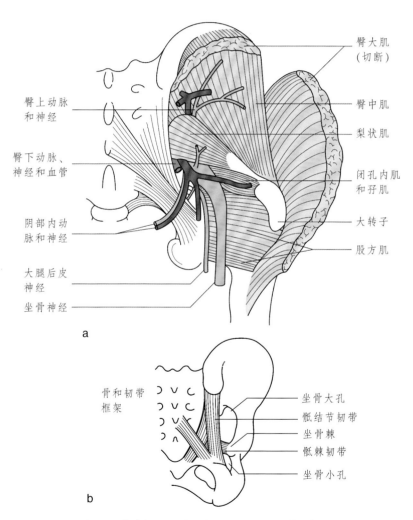

臀大肌
(切断)

臀中肌

梨状肌

闭孔内肌
和孖肌

大转子

股方肌

臀上动脉
和神经

臀下动脉、
神经和血管

阴部内动
脉和神经

大腿后皮
神经

坐骨神经

a

骨和韧带
框架

坐骨大孔

骶结节韧带

坐骨棘

骶棘韧带

坐骨小孔

b

图 4.47　坐骨孔。(a)内容物和相关肌肉。(b)边界和韧带框架。注意梨状肌将坐骨大孔分为上下两室。

越过坐骨的背面,到达臀部或下降到大腿。

尾丛

尾丛十分微小;由 S4 的一部分和全部的 S5 及 Co.1 组成。它形成一个单一的神经干("肛尾神经"),该神经穿过骶结节韧带以供应肛周的皮肤。

下肢的节段性神经支配

下肢皮肤的节段性神经支配如图 4.4 所示。可归纳如下:

1. L1、L2 和 L3 支配大腿前面全部的皮肤;

2. L4 支配小腿前内侧皮肤;

3. L5 支配小腿前外侧皮肤并延伸到足内侧;

4. S1 支配足外侧皮肤和足底;

5. S2 支配小腿和大腿后面的皮肤;

6. S3 和 S4 支配臀部和会阴区域的皮肤。

(注意,S3 支配阴囊或外阴后部的皮肤,L1 支配该结构前部的皮肤。)

下肢肌肉的节段性神经支配可归纳如下:

1. L2 和 L3 支配屈肌、内收肌和髋关节内侧旋肌;

2. L3 和 L4 支配伸肌、内收肌和髋关节外侧旋肌;

3. L3 和 L4 支配膝关节的伸肌;

4. L5 和 S1 支配膝关节的屈肌;

5. L4 和 L5 支配踝关节的背屈;

6. S1 和 S2 支配踝关节的跖屈面;

7. L4 支配踝内翻肌;

8. L5 和 S1 支配踝外翻肌。

(陈园   宦烨   王锷 译)

第 **5** 章 自主神经系统

第 1 节 概述

神经系统可以分成两大部分：脑脊髓系统，由脑、脊髓、颅神经和脊神经组成；自主神经系统(也称植物神经系统、内脏神经系统或不随意的神经系统)，由自主神经节及其神经组成。总的来说，脑脊髓神经系统与躯体对外环境做出的反应相关，而自主神经系统参与内环境的调控。后者表现在自主神经系统对心肌、血管、支气管、肠道、泌尿生殖道、瞳孔等处的平滑肌的支配，以及对体内许多腺体分泌的调节，如消化道内及其附属腺体、汗腺，还有特殊的腺体如肾上腺髓质。

这两大系统并不是相互独立的，其实它们在解剖及功能上均密切相关。在解剖上，自主神经纤维伴行于多数脊神经及部分颅神经；此外，自主神经系统的上级神经元连接位于脑和脊髓中。在功能上，这两大系统在脑和脊髓内紧密联系，参与生理活动的整合。

自主神经系统的特征是：发自于大脑或脊髓的有髓传出纤维，在周围神经节内换元后发出细小的无髓神经纤维到相应支配的器官。而脑脊髓神经系统传出的神经纤维不经换元直接支配其终端(图5.1)。

综合解剖形态、功能和药理的特点，将自主神经系统分为交感和副交感神经。

1. 解剖形态：交感神经系统的运动神经元核团位于脊髓T1–L2节段的灰质侧柱。副交感神经系统解剖学上不规则，可进一步细分为沿着Ⅲ、Ⅶ、Ⅸ、Ⅹ颅神经分布的颅部副交感神经丛，以及由脊髓骶部第2~4节段的骶副交感核发出的骶部副交感神经丛。

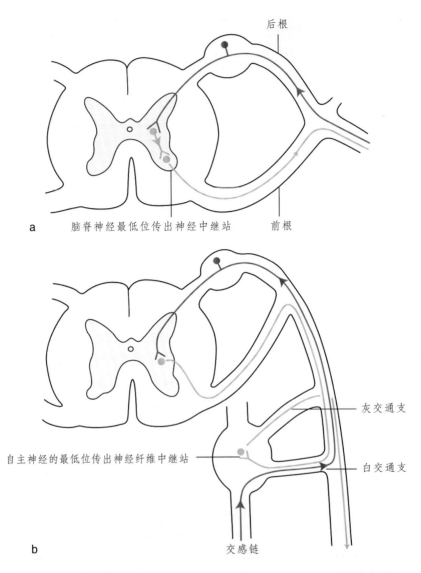

后根

a 脑脊神经最低位传出神经中继站

前根

b

灰交通支

白交通支

自主神经的最低位传出神经纤维中继站

交感链

图 5.1 脑脊神经和自主神经系的主要区别。**(a)** 脑脊神经系统的最低位传出神经中继站位于中枢神经系统内。**(b)** 自主神经系统的最低位传出神经中继站位于外围神经节（图中以典型的交感神经节为例）。

2. 功能(表 5.1):交感神经系统主要参与躯体应激反应。交感兴奋后,瞳孔扩张;周围血管收缩,血液分流至更重要器官;心肌收缩力、收缩频率及氧耗增加;支气管扩张;通过抑制胃肠蠕动和增加括约肌张力使胃肠活动减少;肝内糖原分解增加;肾上腺髓质分泌增加;此外还出现竖毛反应和出汗;盆交感神经使膀胱舒张,膀胱内括约肌收缩并支配子宫平滑肌的活动。

交感兴奋后,冠状动脉的血流量增加。这可能是其对心脏血管的直接作用的结果,也可能是由以下增加冠状动脉流量因素的间接作用引起的:更有力的心肌收缩,收缩期缩短、舒张期相对延长,局部血管扩张物质或代谢物的浓度增加。

副交感与交感神经系统是相互对立的系统。副交感兴奋导致瞳孔收缩;心率减低,心脏的传导和兴奋性降低,肠道蠕动增强,括约肌松

表 5.1　交感及副交感刺激兴奋后产生作用汇总

	交感刺激	副交感刺激
眼球	瞳孔扩张	瞳孔缩小,晶状体调节
泪腺	血管收缩	促进分泌
心脏	增强心肌收缩力,心率增快,加快传导,兴奋性增强	减弱心肌收缩力,心率减慢,减慢传导,兴奋性减弱
肺	支气管舒张	支气管收缩;促进黏液腺分泌
皮肤	汗腺分泌 竖毛反应 血管收缩	—
唾液腺	血管收缩	促进分泌
消化道平滑肌	抑制蠕动	增强蠕动,括约肌松弛
胃酸分泌	—	促进分泌
胰腺	—	促进分泌
肝脏	肝糖原分解	—
肾上腺	促进分泌	—
膀胱	抑制膀胱逼尿肌 尿道括约肌收缩	逼尿肌收缩 括约肌松弛
子宫	子宫收缩 血管收缩	血管扩张

弛,消化道腺体分泌增加。此外,盆副交感神经纤维使膀胱内括约肌舒张,促进膀胱逼尿肌收缩。

相对而言,交感神经系统作用更加普遍,刺激任何部位的交感神经均可产生广泛交感反应。副交感神经活动通常较独立、局限。这种差异部分是由于两大系统在外周解剖结构联系上的不同导致的,将在下文进一步阐述。

交感和副交感神经系统的作用并非完全对立,认为两者相互协同的说法可能更确切。例如,心率反射性减慢是由于迷走神经兴奋性增强、交感神经兴奋性降低的共同作用引起。此外,一些器官只受到一种自主神经纤维支配;例如,肾上腺髓质和皮肤小动脉仅有交感神经纤维支配,而神经调节的胃液分泌则完全由通过迷走神经(X)的副交感神经控制。

3. 药理:交感节后纤维末梢释放肾上腺素和去甲肾上腺素;例外的是,支配汗腺的交感节后纤维释放乙酰胆碱,这一点同所有的副交感节后纤维末梢一样。

自主神经传入纤维

自主神经传入纤维与传出纤维共同构成自主神经反射弧,同时负责内脏痛觉的传导, 其换元中继站位于脊髓背根神经节或相关的颅神经神经节内。起自于内脏的自主神经传入纤维上升至相应的自主神经丛, 而起自于躯体的自主神经传入纤维走行于相应的外周脊神经。同一部位的自主神经传入纤维及传出纤维走行于相同的通路。

自主神经传入纤维上行至下丘脑并由此通过某种尚未明确的途径传导至视皮质及额叶脑回。通常,我们并不能感受到自主神经传入冲动,除非是超过痛阈的强烈刺激引起的内脏痛,如冠状动脉缺血的疼痛、间歇性跛行或肠绞痛。

接下来将进一步详细阐述构成自主神经系统的交感和副交感神经。

第 2 节　交感神经系统

方便起见,将从脊髓水平、外周分布、中枢联系三方面阐述交感神经系统。

脊髓水平

中枢神经系统内的交感神经传出纤维发自于脊髓 T1–L2 节段的灰质侧柱(图 5.2)。从灰质侧柱每一个节段发出的小的有髓轴突组成相应的前主分支并通过白交通支进入交感干。

脊髓节段对应的交感神经支配部位并不精确，表 5.2 列举了大概的支配区域及对应的节段。

交感干

交感干由同侧相邻的椎旁神经节通过节间支连接而成，上至颅底,下至尾骨。位于脊柱旁,距躯体中线大约 2.5cm。

交感干起自于颅底下方的颈上神经节，然后紧邻颈动脉鞘后壁,于颈椎横突前方下行(图 1.37)。经第 1 肋骨颈前方下行进入胸腔,沿上位肋骨小头前方下行,并在倒数 3 或 4 个胸椎椎体旁下行。其表面有胸膜将其覆盖;在每个椎间隙,后方的肋间血管与其交叉(图 1.54 和图 1.55)。

表 5.2　交感神经纤维的脊髓节段分布

区域	脊髓节段
头颈部	T1–2
上肢	T2–5
胸部脏器	T1–4
腹部脏器	T4–L2
盆部脏器	T10–L2
下肢	T11–L2

　　交感干经由内侧弓状韧带后方进入腹部（图 1.62），走行于腰大肌间与同侧腰椎椎体形成的沟中。其位于腰动脉前面，与腰静脉偶有交叉。左侧腹部交感链毗邻腹主动脉，右侧毗邻下腔静脉。交感链之后在髂总血管后方下行，在骶骨翼前方进入盆腔，并沿骶前孔内侧继续下行。两侧交感干在尾骨前汇合而成奇神经节。

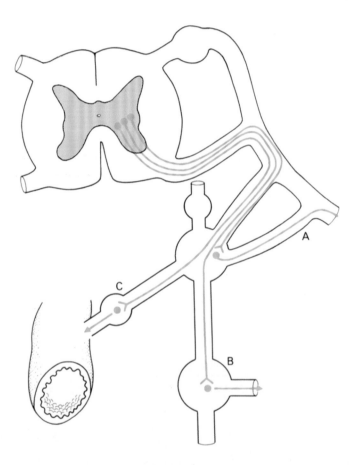

图 5.2　交感节前纤维经白交通支进入交感干后去向：(A)在对应的神经节内换元后进入脊神经分布至对应器官；(B)在交感链内上行或者下行，然后在上方或者下方的交感神经节内换元；(C)穿经交感干神经节至器官旁节内换元。

　　交感干内包含一系列的神经节细胞：运动神经元的节前有髓纤维进入神经节内与下位神经元发生突触联系，发出无髓的节后神经纤维。最初每个周围神经都对应一个神经节，而随着进化的过程，神经节数目逐渐减少，人类有 3 个颈节、12 个或者更少的胸节，2~4 个腰节和 4 个骶神经节。只有 T1–L2 神经节直接接受白交通支；高位和低位的神经节接受某些在相应神经节中不换元，而是沿交感链上行或下行的有髓神经节前纤维。还有一些节前纤维穿经神经节后在外周的内脏神经节换元。因此节前纤维经白交通支进入交感干后，有 3 种去向(图 5.2)。

　　1. 进入相应的交感神经节内换元(仅限于 T1–L2 节段神经节)。

　　2. 在交感干内上行或者下行，然后在上方或者下方的交感神经节内换元。

　　3. 穿经交感干神经节至器官旁节内换元。因此，刺激一个白交通支就会产生很广泛的影响。这也是交感刺激"广泛作用"的解剖基础。

　　交感神经节发出的神经纤维分支可以分为躯干群及内脏群。

躯干群

　　每个脊髓神经包含来源于交感神经节的一个或多个灰交通支。灰交通支是交感神经的节后无髓纤维，其后将分布至相应脊神经节段支配的皮肤区域。这些节后纤维支配小动脉血管收缩、汗腺分泌，以及竖毛肌收缩，使毛发直立。

内脏群

　　头部、颈部和胸部脏器交感节后的纤维发自于交感干神经节细胞。头部节后纤维沿颈内动脉和椎动脉上行；胸部节后纤维沿心脏、肺和食管丛分布至相应脏器。

　　支配腹腔及盆腔脏器的节后纤维较为特别，它们的神经元细胞位于外周脏器旁的神经节——腹丛、腹下丛、盆丛，其节前纤维由内脏神经构成。

　　肾上腺髓质有其独特的神经支配。大量的节前纤维穿经腹腔神经节不换元，而是直接支配腺体。节前神经纤维末梢与髓质嗜铬细胞接触,释放乙酰胆碱(同所有自主神经节前纤维),刺激肾上腺髓质分泌肾上腺素和去甲肾上腺素。因此肾上腺髓质嗜铬细胞被视为不发出节后纤维的交感神经细胞。事实上,胚胎发育中肾上腺髓质和交感神经起源于共同的神经嵴。

交感干神经节

颈部神经节(图 5.3)有 3 个。起自于脊髓 T1–L5 节段的节前纤维,在这里换元后发出节后纤维分布至头部、颈部和上肢。节后纤维沿外周脊神经走行,或者围绕颈动脉及其分支、椎动脉构成神经丛。

颈上神经节约为 2.5cm 甚至更长,位于 C2-3 横突的前方,由 C1-4 的神经节融合而成。其分支分布如下。

1. 灰交通支分布至 C1–4 颈神经。

2. 沿颈内动脉分布,构成颈内动脉丛,其分支分布如下:

a. 岩深神经分布至翼腭神经节(见第 6 章第 6 节);

b. 其分支经睫状神经节分布至瞳孔,调控瞳孔收缩(见第 6 章第 6 节);

c. 纤维分布至脑内血管及垂体。

3. 颈外动脉及其分支构成的神经丛发出纤维至下颌下神经节及耳神经节,这些纤维调控唾液腺血管舒缩(见第 6 章第 6 节)。

4. 灰交通支分布至第Ⅶ、Ⅸ、Ⅹ 和Ⅻ 对颅神经。

5. 心上神经沿左侧下行至心浅丛,右侧下行至心深丛。

颈中神经节很小,而且并非所有人都存在,位于 C6 横突水平,是 C5、C6 混合神经节。其分支分布如下。

1. 沿灰交通支加入 C5、C6 前初级支。

2. 经甲状腺支沿甲状腺下动脉分布至腺体。

3. 沿心中神经下行至心深丛。

颈下神经节位于 C7、T1 椎间盘间隙水平,由 C7、C8 神经节融合而成,约 80%的人与 T1 神经节混合成星状神经节。是 C7、C8 混合神经节。

颈下神经节与颈中神经节不仅通过交感干,还可通过锁骨下襻相连,即绕过锁骨下动脉下缘经由其前方上行至颈中神经节。其分支分布如下。

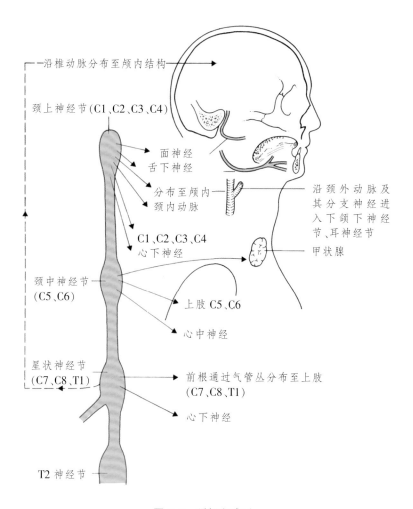

沿椎动脉分布至颅内结构

颈上神经节(C1、C2、C3、C4)

面神经
舌下神经

分布至颅内
颈内动脉

C1、C2、C3、C4
心下神经

沿颈外动脉及
其分支神经进
入下颌下神经
节、耳神经节

甲状腺

颈中神经节
(C5、C6)

上肢 C5、C6

心中神经

星状神经节
(C7、C8、T1)

前根通过气管丛分布至上肢
(C7、C8、T1)

心下神经

T2 神经节

图 5.3　颈部交感干。

1. 灰交通支分布至 C7、C8 神经。

2. 沿椎动脉丛至大脑。

3. 沿心下神经下行构成心深丛。

胸部神经节有 12 对(图 1.54 和图 1.55),但也有些人可能因为神经节融合而少于 12 对,例如,T1 神经节与颈下神经节融合成星状神经节较为常见。每一个神经节与其对应的肋间神经节灰交通支、白交通支相连,其分布如下。

1. 经灰交通支至肋间神经。

2. 来自 T2、T3、T4 的分支构成心丛、肺后丛、食管丛。

3. 分布至主动脉壁。

4. 发自于 T5-12 神经节的内脏神经:

a. 内脏大神经:发自于 T5-9 或者 T10 神经节,沿椎体前方斜行向下,与奇静脉或者半奇静脉伴行,然后穿过膈角加入腹腔神经节;

b. 内脏小神经:(T9、T10 或者 T10、T11 神经节)也穿过膈角终止于腹腔神经节;

c. 发自于最后一个胸腔神经节的最低位的内脏神经,穿过膈角或者弓状中韧带后方加入肾丛。

腰交感神经节(图 5.4)通常有 4 个,上两个接受来自相应腰神经的白交通支纤维。其分支分布如下。

1. 经灰交通支返回相应的腰神经。

2. 构成腹主动脉丛。

3. 沿髂总血管下行终于下腹神经丛。

腰交感干神经节位于腰椎椎体前外侧的腹膜后间隙,后方为腰椎前纵韧带,左侧毗邻腹主动脉,右侧毗邻下腔静脉(图 5.5)。

临床要点

腰交感神经阻滞及腰交感神经切断术(图 5.6)

腰交感神经节可以使用局麻药暂时阻滞,亦可使用苯酚、无水乙醇及最近较常使用的射频消融进行半永久性阻滞(可维持数月),后者被称为腰交感神经切除术。腰交感神经阻滞常用来治疗以下疾病:

● 症状性血管痉挛;

● 不可手术治疗并出现静息痛、局部溃疡或浅表坏疽等症状的血管闭塞性疾病;

● 下肢复杂区域性疼痛综合征 I 型、II 型;

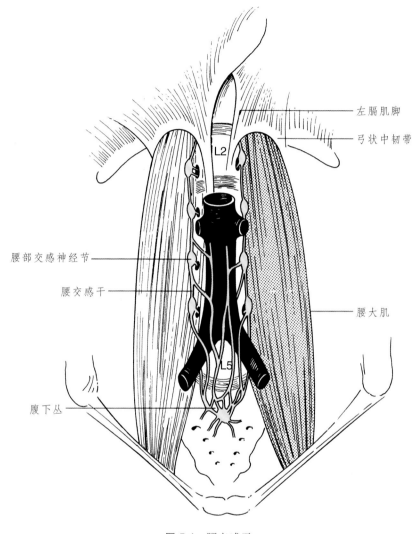

图 5.4　腰交感干。

- 幻肢痛和残肢痛；
- 下肢皮肤急性带状疱疹或带状疱疹后神经痛；
- 急性或慢性肾绞痛。

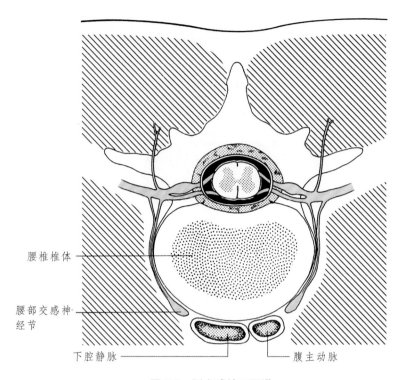

腰椎椎体

腰部交感神·
经节

下腔静脉　　　　　　　　　　　　　　　　腹主动脉

图 5.5　腰交感神经阻滞。

　　腰交感神经阻滞可以短时间缓解疼痛症状,通常用来预测腰交感神经切除术的有效性。阻断的临床表现与被阻滞区域灌注情况并不相关,被阻滞区域血流会随时间恢复正常。

　　腰交感神经切除术通常在增强的放射成像技术引导下完成,目前已使用 CT 引导。患者取侧卧位或俯卧位,旁开正中线进针,进针深度为 10~12cm,针尖朝向 L2 或 L3 椎体。如果针尖碰到骨头,则退针后针尖方向稍向前倾斜继续进针,即可避开椎体前外侧面;从影像上可以看到此时穿刺针位于椎体前外缘。当针尖刺破腰大肌筋膜进入腹膜后间隙时,有微弱的落空感。回抽排除针尖位于血管内后,实时成像下注射 0.5~2mL 显影剂(图 5.7),此时针尖应该位置正确,且注射阻力很小、造影剂沿椎体前缘上下扩散。然后注入局麻药(15~20mL

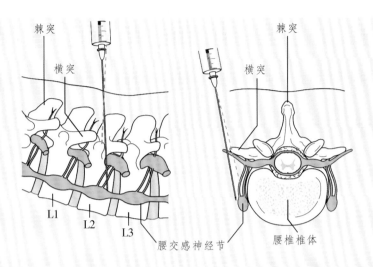

图 5.6　腰交感神经阻滞。图中针尖位于 L2 椎体前外侧毗邻腰交感神经节处。

含肾上腺素的 0.25% 丁哌卡因）。单一的神经阻滞使用大约 10mL 含造影剂的 10% 苯酚。目前尚无证据支持多平面神经阻滞较单一平面神经阻滞更有效。通常选取 L2、L3、L4 水平行射频消融。

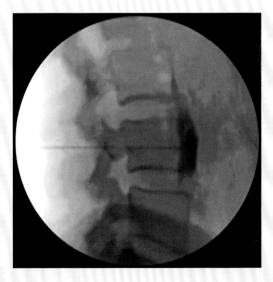

图 5.7　腰椎侧位片显示腰交感神经阻滞时注射造影剂。

骶交感神经节一般有 4 个,其分支通过灰交通支返回骶神经或者构成盆丛。

交感神经丛

支配胸腔、腹腔内脏器的交感神经构成许多神经丛,如心丛、腹丛、下腹神经丛,神经换元常常位于此处。副交感神经纤维通常也走行于这些神经丛及其分支内,但是副交感神经纤维在支配脏器的表面换元。

心丛分为心浅丛和心深丛,两者间紧密联系。

心浅丛位于肺动脉前方,主动脉弓下方,其包含发自于左侧颈上交感神经节的心上神经及左侧迷走神经心支。其分支至心深丛、左前肺丛、右冠状动脉丛。

心深丛位于气管分叉前,主动脉弓后方。其包含发自于右侧所有颈交感神经节、左侧颈中、颈下神经节、上 4 个胸交感神经节及来自双侧迷走神经的心支(见第 6 章第 11 节)。

心丛的分支经肺门与肺丛相连,同时分支分布至左右冠状动脉。

腹腔丛(图 5.8)是最大的交感神经丛,位于 L1 水平,围绕在腹主动脉根部。发出许多纤维与位于膈脚直径约 2.5cm 的左右腹腔神经节相互交织。右侧的腹腔神经节毗邻下腔静脉,左侧则毗邻胰体及脾动脉。腹腔丛内包含有来自内脏大小神经、右迷走神经腹腔支的神经纤维(见本节)。

此外,还有节前纤维的一大分支不经换元直接通过腹腔丛,分布至肾上腺髓质。其他的神经纤维沿腹主动脉下行构成主动脉丛(接受来自腰交感节的神经纤维),并继续沿其分支血管分布构成膈丛、肝丛、脾丛、胃左丛、肾丛、肠系膜丛、睾丸(卵巢)丛。

下腹神经丛位于骶岬与左侧下腔静脉、髂总动脉之间,主要由来自于腹主动脉丛的骶前神经和腰交感干神经纤维构成。该丛的神经纤维沿髂内动脉下行继续构成左右盆丛。起自于 S2、S3(有时包括 S4)脊神经的副交感纤维与盆丛纤维一起构成盆内脏神经,支配盆腔内脏器。

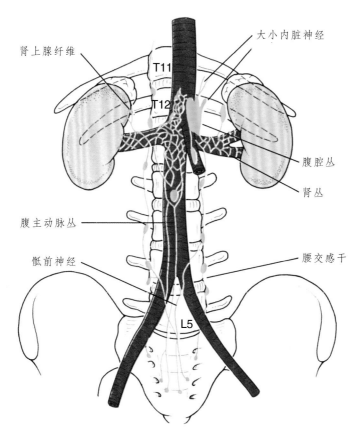

肾上腺纤维

大小内脏神经

T11

T12

腹腔丛

肾丛

腹主动脉丛

骶前神经

腰交感干

L5

图 5.8 腹腔丛。

临床要点

腹腔丛阻滞(图 5.9)

急慢性胰腺炎疼痛难忍时可以采用腹腔丛阻滞。联合阻滞下位肋间神经及腹腔丛可用于腹腔内手术麻醉。腹腔丛毁损常用于控制上消化道恶性肿瘤所致疼痛,腹腔丛阻滞可以阻断疼痛引起的交感兴奋传入。由于内脏交感反应被阻断会产生血管扩张、一定程度的低血压,因此阻滞腹腔丛前需静脉补液。腹腔丛阻滞一般

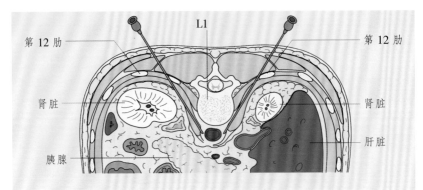

图 5.9　腹腔丛阻滞。注意穿刺针紧邻腹主动脉及其他重要脏器。

需双侧阻滞,通常在 CT 引导下操作,患者取俯卧位,在镇静及局麻浸润浅层结构后操作。

在患者背部 L2 水平做一标记。旁开后正中线 8~10cm,贴第 12 肋下缘进针。针尖朝向 L1 椎椎体,向头端偏斜,与冠状面成 45°角进针。如果刺到椎体,则退针调整方向,向椎体前外侧继续进针。当左侧穿刺到位后,腹主动脉波动即可传送至穿刺针。通常右侧进针深度较左侧稍深,左侧穿刺针针尖应到达主动脉后方,右侧穿刺针针尖应到达主动脉前外侧。穿刺到位后应回抽,确定针尖未进入血管。

穿刺到位后,注射造影剂,此时造影剂位于 L1 附近,可显示腰大肌筋膜的光滑的后界。进行局部神经阻滞时,每侧注射 10mL 局麻药。如进行神经毁损,则注射苯酚或 50% 无水乙醇。双侧的腹腔丛阻滞需告知患者可能有短暂的体位性低血压。此外,也可行经腹主动脉的腹腔丛阻滞。

由于腹腔丛分布较为弥散,射频毁损效果不及其他神经效果显著。目前,内脏神经射频毁损主要被认为是腹腔丛神经毁损术的替代疗法。

交感高级中枢

调控交感神经的高级中枢位于脑干、下丘脑及大脑皮质。脑干交感中枢在脑桥的基底部和第四脑室近中线处,是调控血管舒缩反应的中枢。皮质和下丘脑中枢紧密相连,被称为边缘系统,包括扣带回、海马回、内侧的皮层脑沟、前丘脑核、杏仁核和下丘脑。边缘系统兴奋可引起心率的变化、肠蠕动和瞳孔反应。此外,灰质侧柱神经纤维经髓质与边缘区域连接,而边缘系统是调控自主神经活动的最高中枢。

第 3 节　副交感神经系统

副交感神经系统包括颅部副交感神经和骶部副交感神经。副交感神经系统有髓节前纤维进入位于其支配器官周围或者壁内的神经节内换元。因此,其节后纤维对效应细胞的支配短而直接,这也决定了副交感神经作用范围较为局限(图 5.10)。

颅部副交感神经

颅部副交感神经纤维走行于第Ⅲ、Ⅶ、Ⅸ、Ⅹ对颅神经内,其中第Ⅹ对颅神经(迷走神经)分布范围最广,最为重要。这些神经纤维的功能总结如下:

1. 收缩瞳孔、收缩睫状肌(调节晶状体);

2. 促进唾液腺分泌;

3. 促进泪腺分泌;

4. 抑制心脏传导、心肌收缩、兴奋性及节律形成(心率减慢、心肌收缩力减弱);

5. 支气管收缩、黏液腺分泌增多(可能参与肺部血管扩张);

6. 支配结肠左曲以上的消化道,促进蠕动,松弛幽门括约肌,促进胃肠道内腺体分泌。

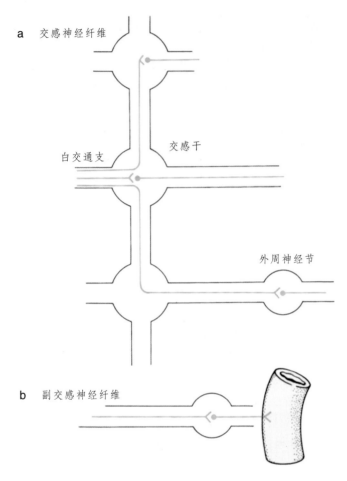

图 5.10 交感神经作用广泛与副交感神经作用局限的解剖基础。(a)来自于同一白交通支发出节后纤维广泛分布。(b)副交感神经节后纤维局限分布。

　　走行于第Ⅲ、Ⅶ、Ⅸ对颅神经内的副交感神经纤维经过 4 个神经节换元发出节后纤维至相应器官。这 4 个神经节内同时有交感神经纤维和感觉纤维通过(后两者并不在此换元,因此与副交感神经纤维间无功能联系),共同支配同一部位。

　　第Ⅲ对颅神经(动眼神经)内的副交感纤维经睫状神经节换元后

(见第 6 章第 6 节),节后纤维分布至瞳孔括约肌和睫状肌。兴奋后收缩瞳孔和调节晶状体。

第Ⅶ对颅神经（面神经）内副交感纤维经翼腭神经节(见第 6 章第 6 节)和颌神经节(见第 6 章第 6 节)换元,相应的节后纤维调控的泪腺、颌下腺和舌下腺涎腺分泌。

第Ⅸ对颅神经(舌咽神经)内的副交感纤维经耳神经节(见第 6 章第 6 节)换元,发出节后纤维,促进腮腺分泌。

第Ⅹ对颅神经(迷走神经)内的副交感纤维构成了副交感神经系统最重要的部分,其分布最为广泛(见第 6 章第 11 节)。其分支分布至除了眼、唾液腺、泪腺外其余所有的受副交感系统支配的器官。由于延髓下段中央灰质的迷走神经背核发出的节前纤维广泛分布于心脏、肺和消化道神经丛,在位于脏器内的神经节换元后发出节后纤维至相应器官；在肠道，这些节后神经纤维构成黏膜下神经丛(submucosal plexus)或称为麦氏神经丛(Meissner plexus)和肌间神经丛(myenteric plexus)或称为欧氏神经丛(Auerbach plexus)。

骶部副交感神经

脊髓骶部第 2~3 节段,间或第 4 节段发出节前纤维,形成经盆内脏神经及阴茎勃起神经，然后加入盆部交感神经丛分布至盆部器官，并在器官内神经节换元后发出节后神经纤维支配相应器官。

骶副交感神经系统的作用被形象地称为"排空机制"。因为其运动纤维支配直肠(或者低位结肠)平滑肌,松弛内部(不自主) 肛门括约肌,同时分布至膀胱壁,松弛膀胱内括约肌。此外,其血管扩张纤维分布至阴茎和阴蒂海绵窦,控制其勃起。

副交感神经传入纤维

从心脏、肺、消化道发出的内脏传入纤维沿迷走神经走行,通过位于结状神经节内的神经节细胞,然后进入迷走神经背核。骶部副交感传入纤维经盆内脏神经进入 S2、S3、S4 节段内与膀胱、前列腺、直肠和子宫等内脏痛相关的区域。这些脏器所致的牵涉痛区域位于到骶部、臀部和大腿后部,牵涉痛产生的原因是由于这些部位与病变器官受同一脊神经节段支配。

（注意,虽然交感神经和副交感神经均有传入神经纤维,但是它们是与自主神经系统完全独立的部分;它们不在自主神经节内换元,与躯体感觉纤维相同,止于脊髓背角或颅神经核团。它们仅仅把自主神经当作由外周进入大脑的一种方便的解剖传输系统(见第 8 章第 6 节)。

（丁卓峰　陈旦　杨勇　译）

第6章 颅神经

第1节 概述

12 对起源于大脑的周围神经被称为颅神经(图 6.1);而其他起源于脊髓的周围神经则被称为脊神经。

前两对颅神经为非典型颅神经:嗅神经(Ⅰ)是由嗅觉感觉细胞的无髓中枢突起形成;视神经(Ⅱ)则是眼睛在胚胎发育过程中由从脑发出的神经束组成的。

其余 10 对神经有一个共同的组成规律,这将有助于我们更好地认识颅神经。

颅神经核的基本通路

"典型的"颅神经的核团一般位于脑桥和延髓中。同脊髓接收传入纤维进入它的后角灰柱,还中继来自前角灰柱细胞的突触后传出纤维类似,这些颅神经核分为后传入和前传出的细胞群。在这里,必须引入一些胚胎学的知识;原始的管形后脑类似于脊髓的截面,被分成背(翼)层和腹(基)层,由界沟分开,界沟划分背侧传入部分和腹侧传出部分 (图 6.2a)。在日后将形成脑桥的区域中,后脑变得扭曲 (脑桥曲),从而使其顶面向两侧伸展、变平,形成第四脑室。然而翼层和基层仍然可以被分辨,并且其功能仍保持完整。

在基层,产生了 3 个不连续的运动细胞柱(图 6.2b)。

1. 躯体传出柱是最靠近腹侧的,如同脊髓的前角细胞。它与头部

颅神经　　　　　　　　　　　　　　　　　　　动脉

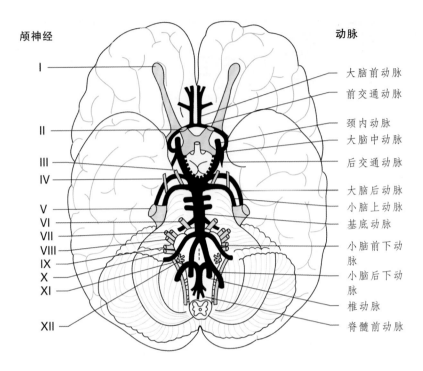

　　　　　　图 6.1　　脑底:颅神经根和 Willis 环及其分支的关系。

肌肉的神经支配有关,支配由肌节衍化的肌肉(眼外肌和舌肌),躯体
传出柱包括Ⅲ、Ⅳ、Ⅵ、Ⅻ颅神经的运动核。

　　2.鳃传出柱位于较背侧,并与脊髓不同。它负责支配由鳃弓衍化
的肌肉;Ⅴ的运动核支配第 1 号,Ⅶ支配第 2 号,Ⅺ支配第 3 号,Ⅹ的
疑核支配第 4 号和第 6 号。

　　3.一般内脏传出柱是这 3 个运动细胞柱中最靠近背侧的。它相当
于脊髓外侧灰质柱,支配内脏自主神经。它包括Ⅲ的 E-W 核、Ⅶ的上
泌涎核、Ⅸ的下泌涎核和Ⅹ的迷走神经背核,这些核团负责颅部的副
交感神经传出。

　　在翼层,共有四种可以接收传入纤维的细胞群体(图 6.2b):

　　1.特殊躯体传出柱(或听觉外侧柱)位于最背侧。它是耳朵的两个

图中标注(动脉,从上到下):
大脑前动脉
前交通动脉
颈内动脉
大脑中动脉
后交通动脉
大脑后动脉
小脑上动脉
基底动脉
小脑前下动脉
小脑后下动脉
椎动脉
脊髓前动脉

图中标注(颅神经,从上到下):
Ⅰ
Ⅱ
Ⅲ
Ⅳ
Ⅴ
Ⅵ
Ⅶ
Ⅷ
Ⅸ
Ⅹ
Ⅺ
Ⅻ

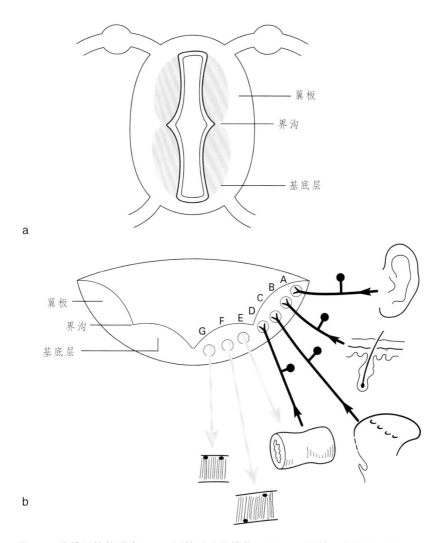

图 6.2 脑神经核的形成。(a) 原始后脑的横截面观。(b)颅神经中枢的形成：A，特殊躯体感觉传入纤维(听觉和前庭)；B，一般躯体感觉传入纤维(三叉神经感觉纤维)；C，特殊内脏传入纤维(味觉面神经、舌咽神经、迷走神经)；D，一般内脏传入纤维(迷走神经内脏传入纤维)；E，一般内脏传出纤维(三叉神经、面神经、舌咽神经、迷走神经的内脏传出纤维)；F，鳃弓传出纤维(鳃弓衍化而来的三叉神经、面神经、舌咽神经、迷走神经的肌肉)；G，感觉传出纤维(动眼神经、滑车神经、展神经、舌下神经的颅生肌节)。

特殊感受器(耳蜗和前庭器)的中继站。

2.一般躯体传出柱位于特殊躯体感觉柱内侧；它包括Ⅴ的感官核,涉及面部的神经支配。

3.特殊内脏传入柱接受味觉的传入冲动；它包括位于延髓中央灰质的孤束核,其可以接收Ⅶ的鼓索纤维、Ⅸ和Ⅹ的味觉纤维。

4.一般内脏传入柱位于最靠近延髓"赤道"的位置,接收来自内脏的传入纤维,包括迷走背核的感觉成分。

第 2 节　嗅神经(Ⅰ)

不同于其他内脏传入纤维，嗅神经纤维不是神经节细胞的周围突,而是嗅觉细胞的中央突(图 6.3)。

嗅觉感受器的中枢突从嗅黏膜向上鼻甲和鼻中隔上部延伸,集合成大约 20 条小神经束。穿过筛板最终在嗅球和僧帽细胞的树突形成突触。僧帽细胞向嗅束发送轴突,并最终到达回沟的皮质以及前穿质区域。虽然进一步的嗅觉传递通路仍未明确,但目前明确的是海马-穹隆系统与嗅觉无直接关联。

人类的嗅觉并不发达,而且很容易受到鼻黏膜环境的影响(如普通感冒)。然而,单侧的嗅觉丧失可能是前额叶肿瘤的重要征象。回沟的肿瘤可能导致所谓的钩状症,表现为与意识缺损和无意识的咀嚼动作相关的幻嗅。脑外伤之后常发生由于嗅神经损伤导致的双侧嗅觉丧失,尤其是颅前窝骨折时。

因为嗅神经束穿透筛板，包裹其外的脑膜与颅外神经鞘膜融合,这就形成了一个从鼻腔到蛛网膜下隙重要的感染通道。

第 3 节　视神经(Ⅱ)

视神经是与视觉相关的神经。它不是真正的颅神经,而是从大脑发出的束支。从胚胎学来说,它与视网膜一同发育成为前脑的侧憩室。和其他脑组织一样,视神经纤维没有神经鞘,分化之后便不能再生。延

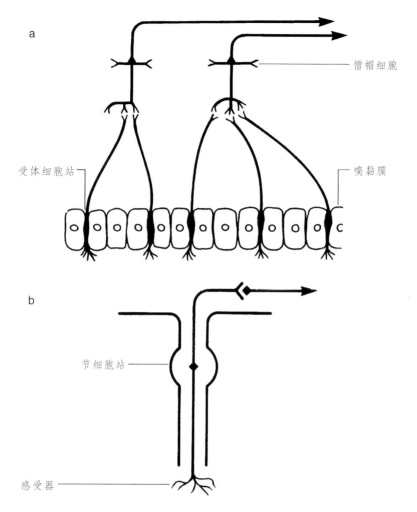

图 6.3 (a)嗅神经和(b)典型颅感觉神经的对比。嗅神经的细胞站是在嗅黏膜上的受体细胞;典型颅感觉神经的细胞站位于它的神经节里。

a

僧帽细胞

受体细胞站

嗅黏膜

b

节细胞站

感受器

伸的脑膜以及蛛网膜下隙共同包围视神经,并与巩膜的结缔组织交融在一起。升高的脑脊液压力可以通过延伸的蛛网膜下隙传送,并有可能导致视神经的静脉回流障碍,从而导致视盘水肿。

从功能角度来说,视网膜可以分为 3 个细胞层:由视杆细胞和视锥细胞构成的受体细胞层;由双极细胞构成的中间层;以及神经节细胞层(图6.4)。来自视网膜各部分的神经节细胞发出轴突,汇聚到视神经盘,并从此处穿出巩膜形成视神经。

视神经向后内通过视神经孔到达上蝶骨体背部的视沟;所以视神经分为眶内部分和颅内部分。眶内部分长约2.5cm。视神经位于由眼直肌包围的眼眶脂肪内,其旁为睫状神经节。视神经眶内走行过半时,与视网膜中央动静脉伴行并共同穿过视网膜中央。在视神经孔内,视神经位于眼动脉上方(图6.5)。视神经的颅内部分长约1.25cm;沿着颈动脉内侧走行直至视交叉。在视交叉处,来自视网膜内侧的视神经纤维(支配颞侧视野)交叉到对侧,而视网膜外侧发出的纤维(支配鼻侧视野)不交叉沿同侧走行(图6.6)。

视束中的大部分纤维终止于丘脑的六层外侧膝状体,但有一小部分支配瞳孔和眼球反射的神经纤维绕过膝状体到达上丘。视辐射从外侧膝状体向后外发射到达视皮质(距状沟上下的视觉区),视网膜的上下

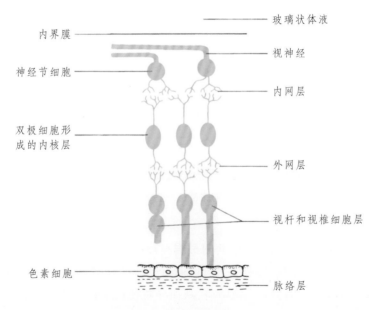

图6.4　视网膜的组成。

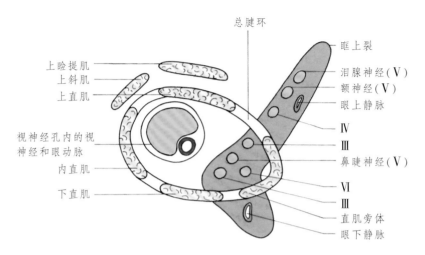

总腱环

眶上裂

上睑提肌
上斜肌
上直肌

泪腺神经（V）
额神经（V）
眼上静脉

视神经孔内的视
神经和眼动脉
内直肌
下直肌

IV
III
鼻睫神经（V）

VI
III
直肌旁体
眼下静脉

图 6.5　眶上裂和眼外肌起源的总腱环，显示了脑神经进入眼眶时的相互关系。

两部分的代表区分别为距状沟的上下部分。有趣的是，视网膜中央部比周围部具有更大的皮层代表区；这与视黄斑区具有较强的视敏度有关。

　　视网膜或者视神经的损伤会导致受损区域的单侧偏盲，而视束和视通路中央部分的损伤将导致同侧的视觉缺失。与此类似，视交叉的损伤，例如垂体肿瘤的增大压迫将导致双颞侧偏盲，也就是说患者将出现双侧颞侧视野缺失。

第 4 节　动眼神经（III）

　　动眼神经除了支配外直肌和上斜肌以外的所有眼外肌，还传递支配瞳孔括约肌和睫状肌副交感神经的节前纤维。动眼神经核位于上丘中脑导水管上方，由两部分组成：支配眼外肌的躯体传出核以及发出副交感神经的一般内脏传出柱的 E-W 核（图 6.7）。

　　控制眼球运动的动眼、滑车、展神经的躯体传出核，有相同的中枢联接，因此它们的功能类似。眼球的随意性运动是由运动皮质发出冲动，并下传到对侧锥体束，从而支配对侧眼球运动。眼球的反射性运动依赖于视皮质和前庭器官发出的冲动;这就使得 3 对颅神经核经过上丘和顶盖球束与枕叶皮质相连接,经过内侧纵束与听神经的前庭部分相连接。除此之外,动眼神经的 E-W 核还接收视神经经上丘发出的纤维,从而支配对光反射(图 6.6)。

从这两个动眼神经核发出的纤维垂直通过中脑顶盖到达大脑脚内侧。

动眼神经在小脑上动脉和大脑后动脉(图 6.1)之间向前通过,穿透硬膜沿着海绵窦(图 6.8)的外侧壁走行到眶上裂。在进入裂孔之前分成上下两支,皆通过腱环(即直肌发生的地方)进入眼眶(图 6.5)。上支从视神经外侧经过,支配上直肌和上睑提肌,下支支配三块肌

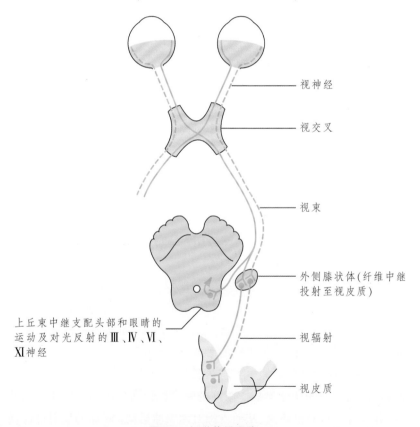

视神经

视交叉

视束

外侧膝状体(纤维中继投射至视皮质)

上丘束中继支配头部和眼睛的运动及对光反射的 III 、IV 、VI 、XI 神经

视辐射

视皮质

图 6.6 视觉传导通路。

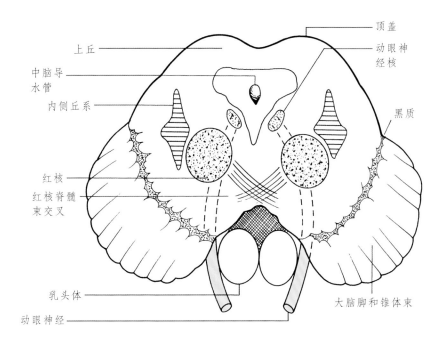

图 6.7 中脑红核水平平面的动眼神经核。

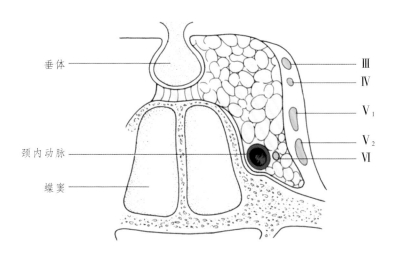

图 6.8 海绵窦部位动眼、滑车、三叉及展神经之间的关系。

肉——内直肌、下直肌和下斜肌(该神经还传输副交感神经纤维至睫状神经节。见第6章第6节)。

动眼神经离断可引起下列特征性改变。

1. 上睑下垂,由于上睑提肌麻痹导致。

2. 外斜视,由于上斜肌和外直肌没有对抗运动导致眼球转向外侧。

3. 瞳孔散大,由于交感纤维的扩张肌运动失去对抗。

4. 集合反射和光反射的消失,因睫状肌麻痹所致。

5. 复视。

第5节 滑车神经(Ⅳ)

滑车神经是颅神经中最细长的,而且它只支配一块眼部肌肉——上斜肌。其躯体传出核的位置与动眼神经核较近,位于下丘平面导水管正下方。该核团与中枢的联系已与动眼神经核一并描述。从其核发出的纤维在中脑导水管背侧走行,然后在上髓帆处交叉(图6.9)。

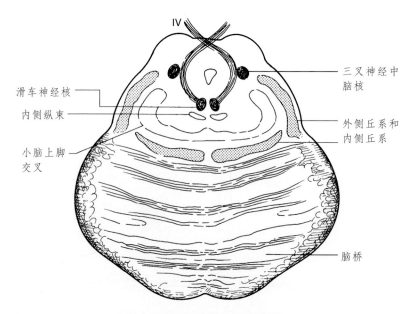

图6.9 脑桥平面的滑车神经核。

滑车神经在下丘下方发出,绕过大脑脚,然后在小脑上部和大脑后动脉中间向前走行,并穿过硬膜。它在海绵窦外侧壁(图6.8)动眼神经和眼神经之间向前走行,通过眶上裂在腱环(即直肌发生的地方)的外侧进入眼眶(图6.5)。然后从视神经的内侧上方通过支配上斜肌。

滑车神经损伤可以导致上斜肌瘫痪,当患者向下和向外看时会出现复视。

第 6 节 三叉神经(V)

三叉神经是颅神经中最大的神经。由于它是支配面部、眼眶、鼻和嘴的主要感觉神经,而且它的分支特别适用于精确的麻醉阻滞,所以它对麻醉医生而言非常重要。

三叉神经有一个大的感觉根和小的运动根,此外,它还与4个自主神经节相连。其分布如下。

1. 感觉——分布于面部和后至顶部的头皮;鼻腔、鼻旁窦、鼻咽部;眼球和眼眶;口腔、牙龈、上腭的黏膜;舌头前2/3以及牙齿。

2. 运动——咀嚼肌、下颌舌骨肌、二腹肌的前腹、腭帆张肌和鼓膜张肌。

3. 神经节联系——睫状神经节、翼腭神经节、下颌下神经节和眼神经节。

三叉神经的运动核属于鳃传出柱,其位于脑桥上部,在第四脑室(图6.10和图6.11)底层外侧部的下面。它接受两侧,尤其是对侧的大脑运动皮质发出的皮质延髓束。

三叉神经的感觉核属于一般感觉传出柱,其分为三部分(图6.10和图6.11)。三叉神经感觉纤维在进入脑桥时分成升支和降支,升支纤维传递到中脑灰质的中脑核,以及运动核外侧的上级(或主要的)感觉核,将后者与小脑上脚分开。降支神经构成三叉神经的脊束,向下沿脑桥和髓质走行,并与胶状质混合,在此处,其传出纤维与外侧网状结构形成突触。这些神经覆盖脊髓灰质后脚。在此束深侧为脊束的核团,从

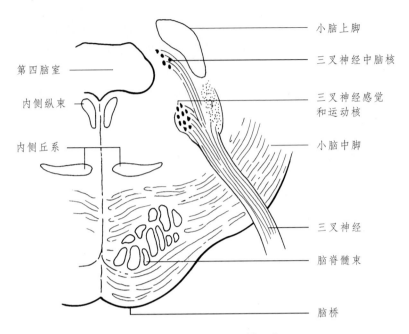

图 6.10 脑桥横截面的三叉神经核。

前庭上核一直延伸到脊髓的尾端。

这 3 个感觉核都有不同的特征。中脑核与本体感觉相关,前庭上核与触觉相关,脊束核与痛温觉相关。在脊束核之中有一个三叉神经 3 个分支的有序排列:眼神经纤维终止于最尾端,上颌神经居中,下颌神经终止于最上侧。由于其分布成阶梯状,所以下颌神经位于背侧,然后是上颌神经,最腹侧为眼神经。

三叉神经的中央纤维从三个感觉核的交叉发出,然后上行至三叉丘系直到丘脑外侧核,在这里也收集来自更远的中央后回(感觉)的面部区域发出的纤维。

三叉神经的两个神经根由脑桥上界腹外侧发出(图 6.1);较大、靠外侧的(大部分)是感觉根,而较小、靠中间的(小部分)是运动根。三叉神经从腹侧通过桥池,长约 1cm,然后感觉根膨胀形成三叉神经节,成为感觉纤维的第一个细胞站。

三叉神经节,也称为半月节,相当于脊神经的背侧感觉神经节。其

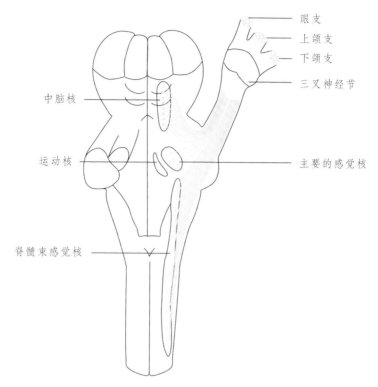

眼支

上颌支

下颌支

三叉神经节

中脑核

运动核

主要的感觉核

脊髓束感觉核

图 6.11　三叉神经的传导通路以及三叉神经的背面观。

位于小脑幕前部硬膜凹陷的囊内,呈月牙形,凸面指向外侧。神经节位于颞骨岩部的顶点附近,在覆盖了破裂孔的软骨上方。三叉神经的运动根和岩大神经都在神经节深部通过。神经节上方为大脑的颞叶海马回;内侧为颈内动脉,后部为海绵窦。

从神经节的内侧凹面发出的纤维,经小脑幕的顶点,向后下方通过岩上窦到达脑桥。三叉神经在神经节的前下方,分成三叉神经的第 1 支(眼神经)、第 2 支(上颌神经)和第 3 支(下颌神经),每个分支支配胚胎学上相对的面部段,即分别支配胚胎发育过程中的额鼻突、上颌突和下颌突(图 6.12)。眼神经分成向前上通过眶上裂的 3 个分支,上颌神经向前通过圆孔进入翼腭窝,下颌神经几乎垂直向下穿过卵圆孔进入颞下窝。

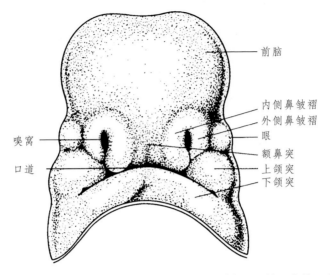

前脑

内侧鼻皱褶
外侧鼻皱褶
眼
额鼻突
上颌突
下颌突

嗅窝

口道

图 6.12 面部的发育:胎儿额鼻突、上颌突和下颌突分别由三叉神经的第 1、第 2 和第 3 分支支配。

临床要点

三叉神经节阻滞(图 6.13)

三叉神经节阻滞最常见的适应证为顽固性三叉神经痛。它也可用于治疗顽固性癌症疼痛和丛集性头痛。研究认为,三叉神经痛是由于其神经被弯曲的或扩张的血管压向脑干,导致神经脱髓鞘引起的。

微血管减压术(MVD)是一种可以缓解三叉神经被压迫的手术,疗效持久,但患者需要进行枕下开颅手术。神经压迫最常见于在入口区神经被小脑上动脉的分支压迫。4%的患者术后会出现并发症,如脑脊液漏(<2%)或小脑梗死(0.45%)。

当减压指征不明显或当 MVD 不可行或不能被患者接受时,我们可以采用其他神经破坏或毁损手术来进行治疗。常见的方法包括射频消融,将甘油注入 Meckel 凹陷和气囊压缩法。此外,在有些医学中心可以采用立体定向放射手术(伽玛刀),将放射激光瞄准位于后颅窝的三叉神经根进行治疗。

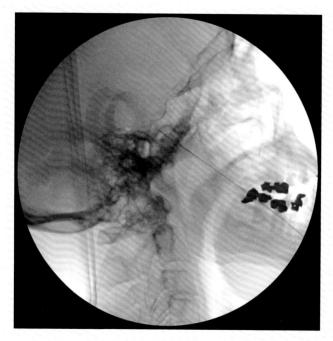

图 6.13 穿刺针穿过卵圆孔阻滞三叉神经的 X 线片。

我们也可以利用 X 线影像增强器或 CT 引导的介入手术来治疗三叉神经痛。将导引器或引导针在颧骨下方后 1/3, 即正对着上颌第 2 磨牙处插入, 然后在放射线的引导下从翼状板中后方通过卵圆孔进针。穿过卵圆孔后, 再将针推进 1cm 即进入神经节, 这时患者通常会有三叉神经分布部位的感觉异常。这时应进行回抽, 以确保未刺穿硬脑膜, 并通过注射不透射线的染料证实未刺穿脑膜。如果造影剂集中在卵圆孔区域, 就可以注射压缩剂或进行射频消融了。

大约有 4% 的患者接受这些治疗后有一定程度的角膜感觉减退和缺失。有些感觉丧失发生率高达 50%。

眼神经(V′)

三叉神经第 1 分支眼神经(图 6.14 和图 6.15)是完全司感觉的。它分布在眼球和眼结膜,上眼睑和相邻的泪腺;前额、鼻子和头部后方直到头顶的皮肤;鼻腔前部内外侧壁的黏膜,以及毗邻的额窦和筛窦。

眼神经在动眼神经和滑车神经下方(图6.8)走行,沿海绵窦外侧壁穿行到达眶上裂,在这里分为泪腺神经、额神经和鼻睫神经。

由于眼神经与视神经位置接近,在眼科手术中应用局麻药阻滞眼神经时,可能会引起暂时的视力障碍。阻滞眼神经时,不应用肾上腺素作为局麻药的溶液,因为视网膜中央动脉是一种终动脉;而且不应使用有神经毁坏性的溶剂阻滞该神经,因为会有永久失明的风险。

泪腺神经是3个分支中最小的。它经眼外肌腱环的上方,眶上裂的外侧进入眼眶(图6.5)。它发出一分支到泪腺,传输从翼腭神经节发出的副交感神经分泌纤维;这些纤维从上颌神经颧支发出的传递末梢到达泪腺神经。泪腺神经从眶缘最外侧下缘出眶;它的终端纤维支配结膜和靠近外眼角的上眼睑皮肤。

额神经是眼神经最大的分支。它从眶环(图6.14)和上睑提肌上方通过眶上裂。出眼眶时,分为(大)眶上神经和(小)滑车上神经。

眶上神经上行穿过眶上嵴凹陷(有时称为小孔),分布于内侧的上眼睑、前额和头皮,向后直到头顶。

滑车上神经从上斜肌的滑车上方通过,分布于结膜、上眼睑近内眼眦的皮肤、眼眶上方的前额内侧和鼻根部的皮肤。

如果把3个手指从前额中线向外并排放置时,第2手指与眼眶交界处是滑车上神经交叉,第3手指位于眶上神经位置。后者常由眶上切迹触诊来确定,按压此处会有令人不舒服的感觉。

鼻睫神经在眼外直肌起源的腱环(图6.5)内进入眶上裂,斜穿过眼眶的内侧壁,靠内侧从视神经上方穿过,然后进入筛前孔。在这里,其形成筛前神经,沿着筛板上的前颅窝进入鼻腔,从近鸡冠的裂隙穿过,在此分裂成鼻内侧神经和鼻外侧神经。鼻内侧神经分布于鼻中隔前部的黏膜;鼻外侧神经分布于外侧壁的前部,然后其如鼻外侧神经一样,从鼻骨的下界和外侧鼻软骨中间发出,分布于鼻翼和鼻尖的皮肤(因此鼻睫神经分布于鼻软骨尖内侧和外侧)。

鼻睫神经在它的行程中发出以下分支(图6.15)。

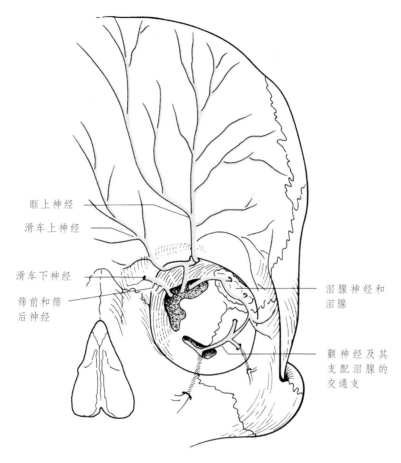

眶上神经

滑车上神经

滑车下神经

筛前和筛
后神经

泪腺神经和
泪腺

颧神经及其
支配泪腺的
交通支

图 6.14　眼眶正面观,显示三叉神经眼神经的分支。

1. 睫状神经节的感觉成分(见下文)。

2. 两个睫状长神经,进入眼球后部;它们是支配感觉的,但也传递交感神经瞳孔扩大肌纤维。

3. 筛后神经,是由鼻睫神经到达眼眶内侧壁时发出的,其分支通过筛后孔分布于后筛窦。

4. 滑车下神经,由鼻睫神经进入筛前孔之前发出;它离开眼眶,正如其名字所示,位于滑车下面并支配鼻侧的皮肤和内眼角附近的结膜。

睫状神经节

睫状神经节(图 6.15)位于眼眶尖端附近,在视神经和外直肌之间。这是一个很小的结构,直径大约 1mm,它接收副交感神经、交感神经和感觉神经纤维。

其副交感成分由动眼神经发出,由其分支行至下斜肌,这些纤维起源于 E-W 核(见本章第 4 节),在睫状神经节中继,然后节后纤维以大约 6 支睫状短神经到达眼球。在那里,它们控制瞳孔括约肌和睫状肌。刺激该神经可以导致瞳孔收缩,并调节晶状体。

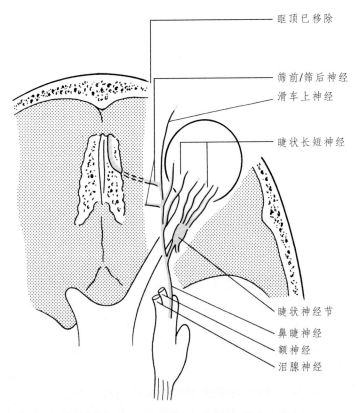

图 6.15 眼眶俯视图,显示三叉神经眼支和鼻睫神经的分布。

交感神经纤维从颈上神经节经颈内神经丛到达睫状神经节。

感觉纤维来自于眼神经的鼻睫分支。交感和感觉成分都不是经由睫短神经从睫状神经节行至眼球,在那里它们分别控制眼球血管的收缩和感觉。(请注意,多数支配瞳孔扩大肌交感神经纤维通过鼻睫神经的睫状长分支传递到眼。)

上颌神经(V″)

上颌神经(图 6.16 至图 6.19)是三叉神经的第 2 个分支,无论大小还是位置都在第 1 和第 3 分支之间;完全司感觉。它的走行穿过 4 个解剖区:颅底、翼腭窝、眶下管、面部的皮下组织。

上颌神经起源于三叉神经节的前缘,然后在眼神经(图 6.8)下方沿着海绵窦的下侧壁走行。然后,它通过圆孔离开颅底,并穿过翼腭窝。之后被称为眶下神经,接着沿眶下沟走行至颚骨眶下部分的眶下管。眶下神经在上唇提肌下方从眶下孔穿出,然后发出分支分布于下眼睑、鼻子、脸颊和上唇的一侧。

上颌神经依据神经解剖通路的四个连续部分可分为四组。

1. 颅内:脑膜神经。

2. 翼腭窝:颧神经、神经节和后上牙槽神经。

3. 眶下管:上牙槽神经中支和前支。

4. 面部:眼睑、鼻和唇的分支。

脑膜分支分布于颅窝硬脑膜。

当上颌神经穿过翼腭窝时发出颧神经。它通过眶下裂行至眼眶的外侧壁,分为两个分支。

1. 颧颞神经穿过颧骨的颧颞管进入颞窝;因此,它上行部分分布于颞区的皮肤。其仍留在眼眶内的部分发出分支到泪腺神经,沿着此分支,翼腭神经节副交感神经分泌纤维被传至泪腺。

2. 颧面神经穿过颧骨的颧面孔,从眼眶行至颊隆起部的皮肤。

腭神经(两支)包括翼腭神经节的感觉根(见下文)。

上牙槽神经后支可以为两支,从上颌骨的后表面上方下行,然后于上颌骨的后部进入后牙根管 (又可以是两支),发出分支到每个白

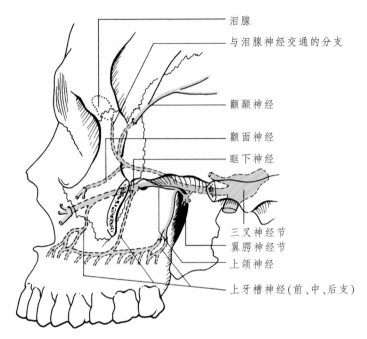

图 6.16　除了翼腭神经节的三叉神经上颌支分支的侧面观。

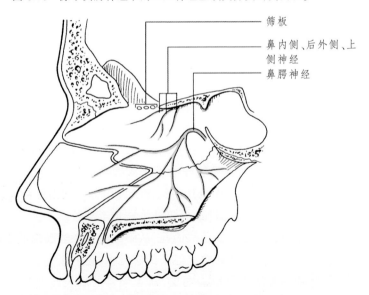

图 6.17　在鼻内侧壁上与翼腭神经节相沟通的上颌神经分支。

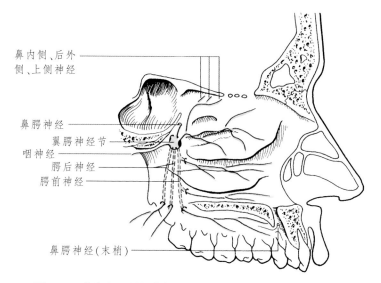

鼻内侧、后外
侧、上侧神经

鼻腭神经

翼腭神经节

咽神经

腭后神经

腭前神经

鼻腭神经(末梢)

图 6.18　在鼻和上腭的外侧壁上与翼腭神经节相交通的上颌神经分支。

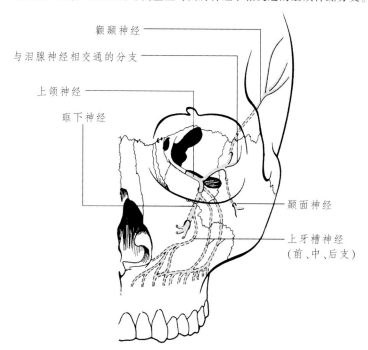

颧颞神经

与泪腺神经相交通的分支

上颌神经

眶下神经

颧面神经

上牙槽神经
(前、中、后支)

图 6.19　除了翼腭神经节分支的三叉神经上颌支分支的正面观。

齿。此外,其还发出分支到上颌窦黏膜。

上牙槽神经中支起源于眶下管的后部,然后向下行至上颌骨的外侧壁,分布于上颌骨两侧上方的前磨牙。

上牙槽神经前支起源于眶下管的前端,并在上颌骨前壁下行,支配上犬齿和门牙。一个微小的分支穿过下鼻道的外侧壁分布于外侧壁下前部和鼻腔底板的黏膜。

眶下神经从眶下孔分成雾状分支。

1. 睑支分布于下眼睑和结膜的皮肤。

2. 鼻支分布于鼻侧的皮肤。

3. 唇支分布于上嘴唇和颊前部的皮肤和黏膜。

翼腭神经节

翼腭神经节(图 6.18)与上颌神经密切相关,深埋于翼腭窝的上部。它接收副交感神经、交感神经和感觉神经纤维。

副交感神经成分由起源于面神经膝状神经节的岩大神经发出。该神经横穿颞骨岩,然后在前表面骨槽深入至三叉神经节,进入破裂孔。岩深神经在此处与其结合形成翼管神经(翼管神经),其穿过翼管到达翼腭神经节。这些已经到达神经节的副交感神经纤维,还没有完成它们复杂的行程。它们还通过上颌神经的颧颞支传递到眼神经的泪腺分支,由此它们作为分泌纤维抵达最终目的地——泪腺。

从颈内丛衍生的交感神经纤维形成岩深神经,如上文所述,通过翼管神经到达神经节。

感觉成分由上颌神经的两条蝶腭分支衍生而来。

神经节的感觉和交感(血管收缩)分支通过以下分支分布于鼻、鼻咽、腭和眼眶(图 6.17 和图 6.18)。

1. 鼻腭(长蝶腭)神经从内侧通过蝶腭孔,穿过鼻腔的顶板,然后沿鼻中隔向下和向前行走,在梨骨上槽走行,达到切牙孔和口腔顶部的黏膜(图 6.17)。它的长丝分布至鼻顶板的后部、鼻中隔和与切牙相关的那些牙龈和硬腭前部。

2. 内侧和后外上鼻神经也从内侧通过蝶腭孔；它们提供感觉纤维分布于上、中鼻甲和鼻中隔(图 6.18)的后部。

3. 腭大(前)神经下降穿过腭大管，然后在从腭颌缝后方硬腭上的腭大孔发出(图 6.20)。它支配前至犬牙水平的牙龈和硬腭的黏膜。其他纤维向后传递支配软腭的两面，而鼻支刺穿腭骨垂直板分布于下鼻甲的区域。

4. 腭小(中，后)神经，两支或三支，与腭大神经一起通过腭大管，但从单独的腭小孔穿出，穿过上腭骨结节的中上部(图 6.20)。其神经分布于软腭、悬雍垂和扁桃体。

5. 咽神经向后通过翼腭窝后壁的咽管，分布于咽鼓管小孔后的鼻咽黏膜。

6. 眶神经很小，它们构成两或三支穿过眶上裂，分布于相邻的骨膜，也可以从翼腭神经节传递一些分泌纤维至泪腺。

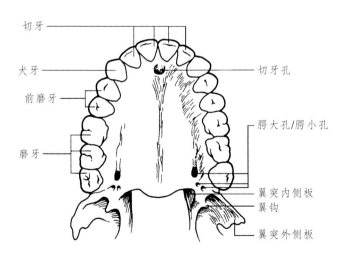

图 6.20　硬腭上的裂孔。

翼腭窝的补充

在这里简要地考虑翼腭窝的解剖结构也许是很重要的,因为来自翼腭神经节、上颌神经第二部分的许多分支都通过其开口。

翼腭窝呈狭长形,为眼眶尖端下方的一锥形间隙,其位于上颌骨后表面的上部之后,以及蝶骨的大翼和翼突根之前。其顶板内侧由蝶骨体的下表面形成,但顶板外侧是缺如的,翼腭窝通过眶上裂的后部与眼眶相通。在内侧,该空间由腭骨的垂直板封闭,但在外侧,翼腭窝是敞开的,并通过颞上颌裂与颞下窝连通。在下方,前壁和后壁接触并列,从而封闭了该窝的底部。

翼腭窝入口和出口如下。

1. 内侧:蝶腭孔是上腭骨垂直板上端的空隙,位于眼眶和蝶突之间;鼻腭神经、内侧和外侧后上鼻神经及其伴行的上颌骨血管都通过此处进入鼻腔。

2. 后路:

a. 上颌神经通过圆孔入窝;

b. 翼管有翼管神经走行,它是由岩深神经和岩浅大神经融合形成的神经(见本节);

c. 咽管有翼腭神经节的咽支走行,与伴行的血管一起进入鼻咽部。

3. 前面:眶下裂将翼腭窝的上端与眼眶相连。上颌神经、颧神经、翼腭神经节的眶支及眶下血管走行其中。

4. 外侧:翼上颌裂通向颞下窝。这是上颌动脉进入翼腭窝的入口。上颌神经的上牙槽神经后支通过这个缝隙进入上颌骨后面的后牙管。

5. 下面:腭大管内有通过腭大、小孔穿出硬腭的腭大(前)、小(中、后)神经和血管走行。

临床要点

上颌神经阻滞

上颌神经阻滞适用于急性或慢性疱疹性神经痛、三叉神经痛，最常用于癌症疼痛。其可使半侧上颌骨麻醉。由于上颌神经从圆孔发出后位于翼腭窝，所以可在此处注射。我们在颧弓下方冠状凹的中点进针，垂直于颅骨基底部推进 3.5~5.0cm 到达翼突外侧板。将针稍微回退，然后推向前上方进入翼腭窝。患者通常会有感觉异常。回抽确认针头没有误入血管内，注射 3~5mL 局麻药。由于这个区域存在静脉丛，意味着有形成血肿的风险（图 6.21）。通常在 X 线图像增强器引导下注射麻药。

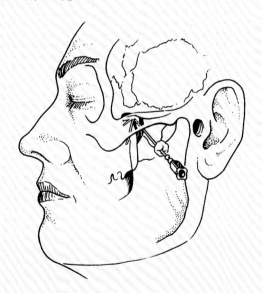

图 6.21 上颌神经阻滞的解剖。

有时我们也会用到眶下神经局部神经阻滞。眶下孔通常可以在眼睛的外眼角和鼻翼的中点触诊得到。眶上切迹（或孔）、眶下孔和颏孔位于同一矢状面（图 6.22）。

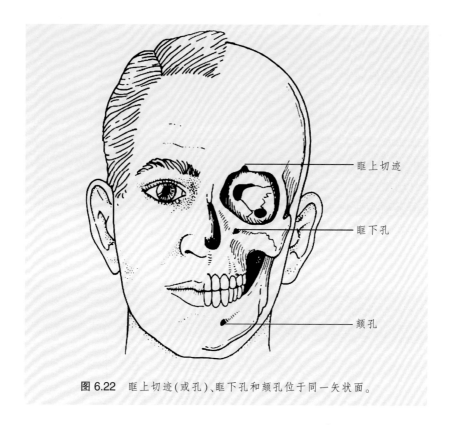

眶上切迹

眶下孔

颏孔

图 6.22 眶上切迹(或孔)、眶下孔和颏孔位于同一矢状面。

下颌神经(V''')

下颌神经(图 6.23 和图 6.24)是三叉神经分支中最粗大、分布范围最广且唯一有运动支的分支。

其感觉性神经分布于颞区、耳颞区和耳廓前、下颌骨及下唇皮肤、舌前 2/3 及口腔底的黏膜。运动性神经纤维支配咀嚼肌、鼓膜张肌、腭帆张肌及下颌舌骨肌和二腹肌前腹。

其感觉和运动神经根各自穿过卵圆孔后在翼外肌的深面及腭帆肌上合并成一短干,被腭帆张肌与咽鼓管分隔开来。耳神经节(见本节)紧随之位于神经中央,其后就是脑膜中动脉。

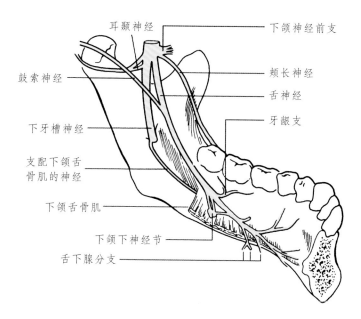

耳颞神经

下颌神经前支

鼓索神经

颊长神经

舌神经

牙龈支

下牙槽神经

支配下颌舌
骨肌的神经

下颌舌骨肌

下颌下神经节

舌下腺分支

图 6.23　舌神经的分布。

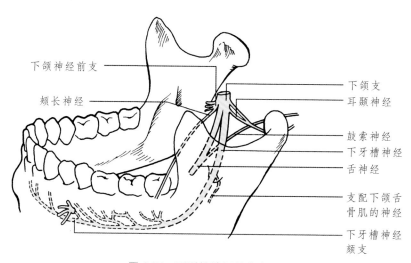

下颌神经前支

颊长神经

下颌支
耳颞神经

鼓索神经
下牙槽神经
舌神经

支配下颌舌
骨肌的神经

下牙槽神经
颏支

图 6.24　下牙槽神经的分布。

临床要点

下颌神经阻滞

　　与上颌神经阻滞类似:自颧弓下缘、冠状切迹中点处进针,垂直于颅骨基底部推进 3.5~5.0cm 到达翼突外侧板;退针再向后上方进针,使之离开翼外板的后表面并与刚出卵圆孔的下颌神经相遇。在此处,神经与脑膜中动脉、上颌动脉及翼静脉丛的关系紧密。阻滞成功可使咀嚼肌群麻痹并使下颌下部、同侧舌及覆盖下颌骨的皮肤麻痹(图 6.25)。使用此法时常用到 X 线增强显影。

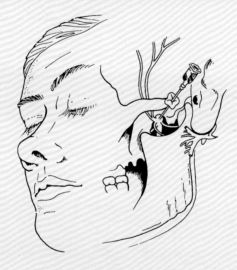

图 6.25　下颌神经阻滞解剖。

下颌神经分支

　　下颌神经随后马上分为细小的前干和粗大的后干;神经干及其主要分支如下。

　　1.主干:

　　a.棘神经(感觉性);

　　b.翼内肌神经(运动性)。

2. 前干：

a. 颊神经(感觉性)；

b. 咬肌神经(运动性)；

c. 颞深神经(运动性)；

d. 翼外肌神经(运动性)。

3. 后干：

a. 耳颞神经(感觉性)；

b. 舌神经(感觉性)；

c. 下牙槽神经(混合性)。

(还包括耳神经节及下颌下神经节的分支。)

棘神经伴随脑膜中动脉经棘孔入颅,并分为前、后两支分布于邻近硬脑膜。

翼内神经支配翼内深部肌群。运动性神经纤维由翼内神经经耳神经节再传至翼张肌及鼓膜张肌。

颊神经经翼外肌两头之间向下向深部至颊肌,并在下颌骨升支前缘达到皮下组织。它分布到面部前部分的皮肤,以及通过穿颊肌的纤维分布到颊部黏膜及邻下颌磨牙的外侧牙龈。

咬肌神经在翼外肌上缘发出并横向越过下颌切迹至咬肌。另外,有一小分支分布至颞下颌关节。

颞深神经,其前支、后支,有时有中间支,经颞外肌上缘至颞肌。

翼外肌神经支配翼外肌。

耳颞神经以两根在近后干发源处起于后干,其间夹持脑膜中动脉,向后合成一干,向深部先至翼外肌,继续至下颌颈并位于骨与蝶骨下颌韧带之间。此韧带为蝶骨棘与位于下颌孔前缘下颌小舌之间的韧带；除耳颞神经外,通过此韧带与下颌骨之间的结构还包括翼外肌的止点、上颌血管、下牙槽血管和神经以及一腮腺深小叶。

耳颞神经在腮腺深面自颞颌关节下下颌颈的后面发出,上行越颧弓至耳前于颞浅血管之后,此处易触及颞浅动脉搏动,可据此划定该神经的体表定位。

耳颞神经有以下分支。

1. 耳支:分布至耳屏及邻近的外侧耳轮。

2. 颞浅支:分布至颞区皮肤及外侧头皮。

3. 外耳道分支:(常为两支),分布至外耳道皮肤及鼓膜。

4. 关节支:分布至颞下颌关节。

5. 腮腺支:包括支配腮腺分泌纤维、交感及感觉纤维分布至腮腺(见耳神经节)。

舌神经始于翼张肌与翼外肌之间,接受来自面神经的鼓索支(图6.29),在翼外肌下缘下颌支与翼内肌之间前行通过咽上缩肌起点之下至口底,分布至颌骨内侧低于第3磨牙牙根水平的牙龈黏膜。该神经继续沿舌侧向前,依次经过茎突舌肌外侧、舌骨舌肌及颏舌肌,深至下颌舌骨肌并行于下颌下腺深部之上。舌神经在这段行程与Wharton管的关系紧密,舌神经行于下颌下腺导管之下,并从导管外侧转自内侧(图6.26)。舌神经终末端分布于舌黏膜下。

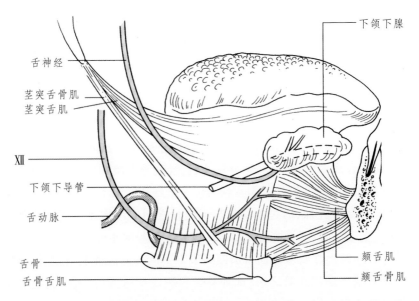

图 6.26 舌神经与 Wharton 导管的关系。

舌神经传导舌前 2/3、口腔侧壁及口底黏膜的感觉。舌神经还接受来自面神经的鼓索,后者的味觉纤维接受舌前 2/3 的味觉,副交感纤维支配下颌下腺和舌下腺的分泌。

下牙槽神经(图 6.24)是下颌神经的最大分支。在舌神经的后方翼内肌与翼外肌之间下行,然后在翼外肌下缘舌神经后部,蝶下颌韧带与下颌支之间伴下牙槽血管经下颌孔入下颌骨。下牙槽神经横贯下颌骨管,其分支分布到每颗磨牙及前磨牙。在第 1 与第 2 前磨牙根之间,下颌骨管分为两管:门齿管,继续在犬齿及门齿下前行;颏管,向上、向外并向后开口于颏孔。下牙槽神经与下颌骨管的分支类似:门齿支向前分布至犬齿及门齿;颏支自颏孔浅出分布于颏部及下唇的皮肤和黏膜。

入下颌孔之前,下牙槽神经分出下颌舌骨支,此支向前下方走行于翼内肌与下颌骨内侧面之间的下颌舌骨肌沟内,并穿过该支所支配的下颌舌骨肌。其还支配二腹肌的前腹。

临床要点

下牙槽神经阻滞

最好在口内进针。此处,下牙槽神经位于蝶下颌韧带外侧面,下颌支的内侧面。进针点为近下颌骨前缘的下颌支内侧面第三磨牙所对应的颊黏膜上约 1cm 处。注射器应平行于下颌骨体和咬合面。嘴张开时从对侧最容易操作。在应用带注射器筒的牙科注射器时应注意,因为这种注射器不能抽吸。

麻醉范围包括下颌牙,下唇的皮肤、黏膜,以及由麻醉药物弥散至舌神经引起的同侧舌感觉消失。

如果只要求下唇的麻醉,可以注射局部麻醉药至颏孔,位置在对应的第 2 前磨牙,下颌骨上下缘的中点。

下颌神经与两个神经节的关联非常紧密,分别为下颌下神经节及耳神经节。

下颌下神经节

下颌下神经节悬于舌神经并越过舌骨舌肌浅面。与之相联的有交感、副交感及感觉神经纤维。

它的副交感纤维源于面神经上泌涎核,进入中间神经并加入到面神经的主干。这些副交感纤维组成鼓索神经(见本章第 8 节)加入到舌神经,支配下颌下腺及舌下腺的唾液分泌。

交感纤维来自通过面动脉交感丛的颈上神经节;引起下颌下腺及舌下腺的血管收缩。

感觉根来自舌神经,分布到各唾液腺及口底黏膜。

耳神经节

耳神经节因为包含有副交感和感觉神经的成分而在和三叉神经有关系的 4 个神经节中显得十分特别。它位于卵圆窝的稍下方,在下颌神经的内侧并与之有紧密联系。

它的副交感纤维来源于舌咽神经的下泌涎核。这根神经的鼓室分支发出岩小神经 (到达在棘孔内侧通过卵圆孔或者无名小管的神经节)。这些神经纤维在神经节换元后,经耳颞神经分布并管理腮腺的腺体分泌。

交感纤维来源于沿着包围在脑膜中动脉周围的神经丛和来源于耳颞神经感觉纤维的颈上神经节,它们可以分别控制收缩血管和传递腮腺的感觉。

运动纤维经翼内肌到达神经节(下颌神经的一条分支),分布于鼓膜张肌和腭帆张肌。

医学上,完整三叉神经的分离不仅可以导致单侧面部皮肤、头皮和耳廓前部、鼻子、嘴以及舌头前 2/3 黏膜皮肤麻醉,并且可以引发咀嚼肌的麻痹和瘫痪。神经单独部分的损伤可以导致其相应分布区域感觉的缺失。

三叉神经的分区见图 6.27。

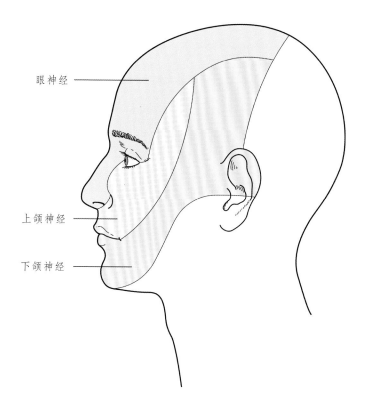

眼神经

上颌神经

下颌神经

图 6.27 三叉神经的三分支在面部的分布。

第 7 节 展神经（Ⅵ）

和滑车神经一样,展神经仅仅支配一个眼部的肌肉:外侧直肌。它的核团是躯体传出纤维柱的一部分,属于上部脑桥并且紧挨着第四脑室底部(图 6.28)。其脑部中央的连接在之前介绍过。从这个核团发出,神经纤维通过脑桥被盖的交界处在脑桥和延髓的大脑基底部出现。神经然后向前进入海绵窦（图 6.8）。在这里,它位于颈内动脉的外侧和第Ⅲ、第Ⅳ和第Ⅴ对颅神经的内侧。它穿过下方第Ⅲ对颅神经的腱环,进入轨道穿透（图 6.5）外直肌的深面。

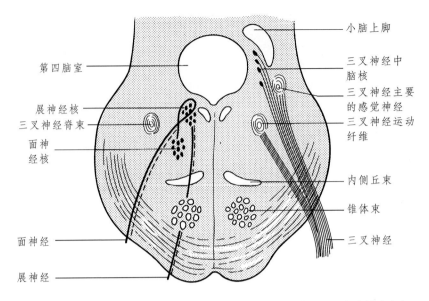

图 6.28 展神经右核水平脑桥横截面,显示面神经及三叉神经(左)在脑桥内走行。

因其长度和斜向颅内的缘故,而展神经经常被颅底的损伤所累。当损伤时,它可以引起复视及会聚性斜视。眼睛外展(横向偏差)不可能发生在受累侧。

第8节 面神经(Ⅶ)

面神经支配面肌的运动,支配泪腺、下颌下腺及舌下腺的分泌,传导舌前 2/3 的味觉。这三大功能分别由脑桥的各核团负责。

运动核团属于特殊内脏运动柱(支配由鳃弓衍化的骨骼肌),位于脑桥下部网状结构,三叉神经脊束的腹正中侧,接受来自运动皮质的皮质延髓纤维。核团下部支配上部面肌,接受交叉和未交叉的皮质纤维;核团上部支配下部面肌,只接受来自对侧的纤维。单侧的运动皮层损伤,如卒中,仅会引起对侧下面部的瘫痪。

支配腺体分泌的神经纤维来自上泌涎核,属于一般内脏运动柱,其位置在脑桥网状结构之上,面神经运动核的背侧部。

传导味觉的神经纤维的一级神经元在膝状神经节,上联于孤束核的上部(特殊内脏感觉柱)。纤维从此核团发出交叉至对侧丘脑核团,再投射至中央后回(感觉)皮层的面区。

发自运动神经核团的面神经的传出纤维在展神经核上有一段迂回曲折的走行(图 6.28),它们在第四脑室底形成面神经丘,然后向下前方直至在橄榄核与小脑下脚之间从脑桥下缘发出。感觉性神经纤维作为一单独的小支发出,称为中间神经,其发源点在面神经运动根内侧与听神经外侧之间(图 6.1)。

两根与面神经一起进入内耳门,离开面神经穿内耳道底进入面神经管。在这里,它们与前庭并行直至鼓上隐窝的内侧面,然后直转向后于中耳岬之上。此转折,又称面神经膝,是面神经节所在,支配泪腺分泌的纤维也从这里发出,形成岩大神经。面神经之后在鼓室的骨性后侧面中下行直至茎乳孔(图 6.29)。

在入茎乳孔前,面神经发出鼓索穿过近鼓膜深面的鼓室后侧面,越过鼓膜松弛部及锤骨颈向前,然后一直走行于黏膜之下。它之后穿

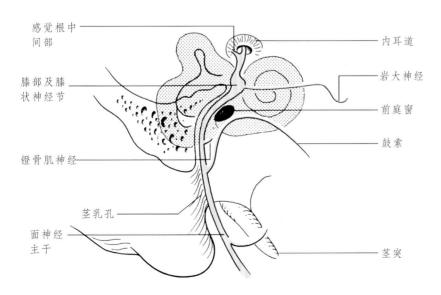

图 6.29 颞骨内面神经的分布。

过一个位于岩鼓裂内端的小管骨质出岩鼓裂,在颅骨底下约 2.5cm 处加入到舌神经。舌前 2/3 的味觉神经经鼓索传入,支配下颌下腺分泌的神经通过鼓索传出。

出茎乳孔后的面神经为单纯的运动性神经纤维,神经干在进入终末分叉前分为 3 条分支。

1. 耳后神经,向后至乳突,发出一耳支分布到耳的外部肌肉,枕支继续向后直至枕额肌的枕腹。

2. 二腹肌支支配二腹肌的后腹。

3. 茎突舌骨肌支支配茎突舌骨肌。

面神经干横过茎突、颈外动脉及下颌后静脉;在这里,面神经干可由手术暴露于乳突和骨性外耳道之间的缝隙。神经由此点向上马上进入腮腺的后部同时分成两支——面颞支和面颈支;有时在进入腮腺前就分为两支。

这一神经穿过腺体的独特现象可从胚胎学中找到解释。发育过程中,腮腺是夹在面神经两个主要分支间的口甲憩室。随着腮腺增大,逐渐覆盖神经干,且随腮腺浅、深叶的融合逐渐将神经包埋于其中。但将其结构比喻成三明治却是不恰当的,因为腮腺的深、浅叶在两支神经的周围以及中间都融合得相当紧密。

面颞支分出颞支和颧支,相对小一些的面颈支分出下颌缘支和颈支,而中间的颊支可由上述两支中的任意一支发出(图 6.30)。这两支在腮腺内可完全相互独立,它们之间可形成相互关联的混合神经丛,或者更常见的情况是少数联接支,这些都可在解剖时离断,不会引起功能障碍。

颞支越过颧弓支配耳的肌肉、枕额肌的前腹及眼轮匝肌。

颧支越过颧骨支配眼轮匝肌。

颊支水平向前分布至颊肌及口唇周围肌。

下颌支于下颌角以下颈阔肌深部,走行于位于二腹肌三角的下颌下腺表面,然后向前至下颌骨表面支配到下唇及下颏诸肌。下颌支极易被损伤,下颌下腺切除术、颈淋巴结清扫及此区域内其他手术都有可能损伤到该神经。由于损伤后会引起降口角肌的麻痹,所以损伤侧

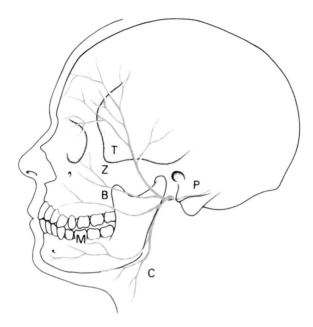

图 6.30　面神经分布:T,颞神经;Z,颧支;B,颊支;M,下颌支;C,颈支;P,耳后支。

口角上抬为其特征。

　　颈支向下向前走行到颈部支配颈阔肌。穿腮腺的结构除面神经还包括下颌后静脉(由颞浅静脉和上颌静脉向下汇合而成)以及颈外动脉,三者中面神经走行最浅(图 6.31)。面神经的分支全部都从腮腺缘出腮腺,由于腮腺表面不会有神经发出,所以腮腺在手术中可被完全暴露而不用担心损伤面神经。

　　面神经或其中央通路损伤会引起面瘫。辨别核性及核下性面瘫与核上性面瘫很重要。核性及核下性面瘫可引起一侧面肌的全部瘫痪,而核上性面瘫不会影响到睑裂以上的面肌,因为支配睑裂以上面肌的核团接受来自双侧皮层的下行纤维。值得注意的是,这种患者可能会出现睑裂以上面肌只能非自主运动而无法任意运动的情况。

　　核上性面瘫常见于皮质延髓通路的血管性疾病,如颅内出血。核性面瘫可见于脊髓灰质炎或其他延髓麻痹, 核下性面瘫见于多种情

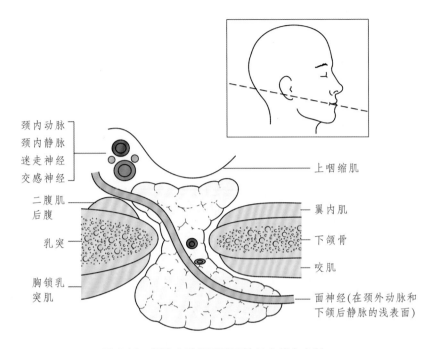

图 6.31　腮腺水平截面示面神经在其内走行。

况,包括桥小脑脚受压(如听神经瘤)、颞骨骨折及恶性腮腺肿瘤侵犯。然而,最常见的面瘫是 Bell 面瘫,其发病原因未明,可能与病毒感染有关。

　　当面神经颅内段受损, 或颅底骨折累及面神经时, 常伴舌前 2/3 味觉消失(鼓索受累)及关联的听觉受损(听神经受损)。

第 9 节　听(前庭蜗)神经(Ⅷ)

　　听神经包含两组纤维——人工耳蜗和前庭,因此其备选名称为前庭蜗神经。耳蜗神经纤维(与听觉有关)由耳蜗内的双极螺旋神经节细胞构成,它横穿内耳道到达髓质的侧面,在那里终止于背、腹面的耳蜗核。这些核的传出纤维绝大多数穿越到另一侧,那些来自背侧核团的纤维在第四脑室底形成了听纹,那些发自腹侧核的传出神经形成脑桥腹侧部的斜方体(图 6.32)。大部分传出纤维终止于核与斜方体的同一侧或另一侧，然后在内侧丘系上升到达下丘脑到或内侧膝状体中；前者纤维到达颅神经的运动核并且形成了听反射通路；后者纤维横向扫到对颞上回的听觉皮层的听觉放射。

前庭纤维(与平衡有关)进入到耳蜗内侧髓质并终止于前庭神经核。许多传出纤维从这些核团传出穿过小脑到达小脑脚，与绕过前庭神经核的纤维并行。其他前庭的连接是动眼神经、滑车神经、展神经和副神经核通过内侧纵束和高位颈髓通过前庭脊髓束。这些连接使眼睛和颈部肌肉处于前庭反射的控制之下。

耳蜗病变导致耳聋，可能伴或不伴有耳鸣。除了对耳蜗神经本身有损伤，听觉传导通路的单侧病变不大会影响听觉锐敏程度。如果颞叶肿瘤侵占听觉辐射或颞上回，则可能会导致幻听。前庭迷路损伤或者前庭小脑通路损伤可能导致头晕、共济失调和眼球震颤。

第 10 节　舌咽神经(IX)

舌咽神经包含传导咽、扁桃体区及舌后 1/3 感觉(包括味觉)的感觉性神经纤维，支配茎突咽肌及腮腺的运动性神经纤维。还分布神经至颈动脉窦和颈动脉体。

与其功能相适应，舌咽神经发源于脑干的 4 个核团。

1. 起于疑核前腹部的特殊内脏运动纤维支配茎突咽肌，由第 3 鳃弓衍化而来。

2. 下泌涎核位于一般内脏运动柱，位于迷走神经背核的尖端，发出副交感纤维支配腮腺的分泌。

3. 味觉传导纤维进入孤束核(其还接受来自面神经的鼓索支及迷走神经的味觉传导纤维)，此核团为特殊内脏感觉柱的代表核团。

4. 来自咽、扁桃体区及舌后 1/3 的一般感觉纤维，进入位于一般内脏感觉柱的迷走背核。

舌咽神经于橄榄与小脑下脚之间以 4 或 5 支神经根出延髓 (图6.1)。先向外向前，然后急转向下经颈静脉孔穿出。此处舌咽神经在迷

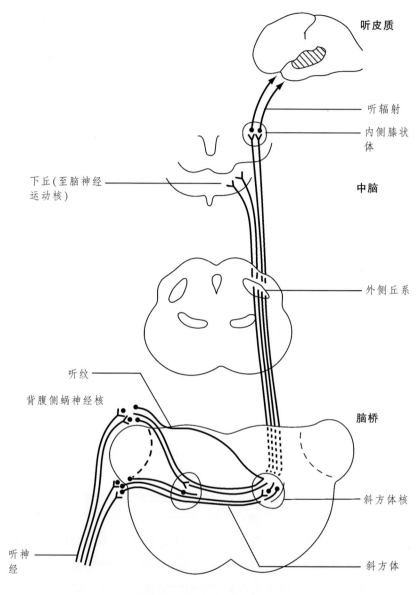

听皮质

听辐射

内侧膝状体

下丘(至脑神经运动核)

中脑

外侧丘系

听纹

背腹侧蜗神经核

脑桥

斜方体核

听神经

斜方体

图 6.32 听神经的听觉通路。

走神经与副神经的前方,但不与后两者共用硬脑膜鞘,它们的后方是颈静脉。

在颈静脉孔内,舌咽神经有上、下两个神经节,它们是味觉与一般感觉纤维一级神经元体。同时在颈静脉孔内,舌咽神经发出鼓室支。

在颈静脉孔以下,舌咽神经在颈内动脉与颈内静脉之间向下向前行,深至茎突及其肌肉。舌咽神经之后在颈外动脉和颈内动脉之间转向前(图6.33),越茎突咽肌穿咽上缩肌和咽中缩肌之间入咽。在这里,舌咽神经发出的终末支分布到舌后 1/3(包括一般感觉和味觉)、咽及

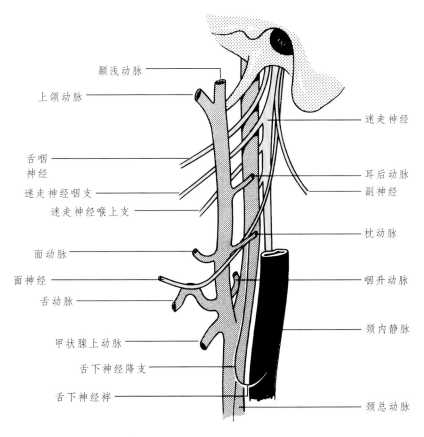

图 6.33　舌咽神经、迷走神经、副神经和面神经与颈动静脉的关系。

扁桃体的黏膜。

鼓室神经分布到鼓室,其终末支岩小神经含耳神经节的副交感节前纤维(支配腮腺分泌的纤维。见本章第6节)。

颈动脉支在颈静脉孔下方发出,沿颈内动脉下行分布到颈动脉窦和颈动脉体,是压力感受器颈动脉窦和化学感受器颈动脉体的传入神经。

颈动脉窦为颈内动脉起始处一隆起,此处血管壁薄且富含来自舌咽神经的纤维,是体内主要的压力感受器,能负反馈调节血压和心率。

颈动脉体深埋于颈总动脉的分叉处,是一长约5mm的棕红色椭圆形结构。与主动脉体一起,能灵敏感受血液的化学变化,特别是氧、二氧化碳分压的改变及氢离子浓度的升高。组织学上小体由多角细胞组成,散在分布有嗜铬细胞。小体有丰富的窦血供且富含来自舌咽神经的纤维。小体组织每克的单位血流量高于身体其他任何器官,为其监测血液中氢离子浓度及氧分压的变化提供了独特的条件。

舌咽神经的完全离断会导致咽部感觉、舌后1/3的一般感觉及味觉的丧失,一些咽肌肌力受损及腮腺唾液分泌丧失。然而,单独的舌咽神经受损很难发现且较少发生,因为舌咽神经受损常会伴有迷走神经或其核团损伤而引起一些相关症状。

舌咽神经痛是一种异常痛苦的疾患,扁桃体剧烈的疼痛可因打哈欠诱发,严重时甚至由咀嚼诱发。可通过舌咽神经阻滞进行控制。

临床要点

舌咽神经阻滞

该神经阻滞适用于舌咽神经痛患者及头颈部恶性肿瘤患者疼痛的缓解性治疗。阻滞位置为舌咽神经出颈静脉孔、茎突深部之前的那一段。由乳突至下颌角划一线,于此线中点垂直面部皮肤进针。在3cm内可遇到茎突,继续向后方进针,当骨感刚刚消失时注药。由于麻醉药物扩散,其他脑神经也有可能受到影响,包括迷走神经、副神经及舌下神经。除了偶发的胸锁乳突肌和斜方肌无力,对患者并无其他影响。心动过速及发声困难提示迷走神经阻滞。绝对禁止双侧舌咽神经阻滞。

第 11 节　迷走神经(X)

迷走神经是最大也是分布最广的颅神经,同时也是唯一非对称分布的颅神经。它含运动、感觉和支配腺体分泌的纤维,分支如下。

1. 运动纤维支配到:

a. 咽部;

b. 支气管肌肉;

c. 消化道(远至脾曲);

d. 心脏(负性调节)。

2. 感觉纤维分布到:

a. 硬脑膜;

b. 外耳道;

c. 呼吸道;

d. 消化道(远至升结肠);

e. 心脏;

f. 会厌(味觉)。

3. 支配分泌神经分布到:

a. 支气管黏液腺;

b. 消化道及其附属腺。

迷走神经在延髓起源于 3 个核团:迷走背核、疑核以及孤束核(图6.34)。

迷走背核位于延髓尾部的第四脑室底的中央灰质,是一般内脏感觉混合性的感觉和运动中心。它是支配到心脏、支气管及消化道的运动性神经元体所在,还接受来自喉、肺、咽、消化道及心脏的感觉纤维。

特殊内脏运动柱的疑核发出运动性神经纤维至舌咽神经、迷走神经、副神经,支配由鳃弓衍化而来的咽、喉、腭的随意运动肌;该核团位于延髓网状结构的深部。

孤束核(特殊内脏感觉柱)接受味觉纤维,位于延髓的中央灰质。核团前部、中间部、后部分别接受来自鼓索(Ⅶ)、舌咽神经、迷走神经的纤

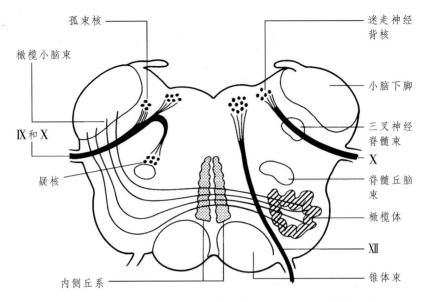

图 6.34　延髓于第四脑室尾部水平横截面的迷走神经、舌下神经核。

维。后部接受通过喉上神经内支传导会厌及会厌谷的味觉纤维。

　　迷走神经约以 10 条左右根丝紧接舌咽神经根丝之下自橄榄与小脑下脚之间的后外侧沟出延髓(图 6.1)。之后合成一干,与副神经在同一硬膜鞘内经颈静脉孔穿出,与舌咽神经由一纤维隔隔开。

　　(注意,通过颈静脉孔的结构从前往后依次为岩下窦;舌咽神经、迷走神经、副神经;颈内静脉。)

　　迷走神经有上、下两个神经节,上神经节在颈静脉孔内,下神经节从颈静脉孔穿出;二者含迷走感觉纤维的单极细胞,就像脊神经后根上的脊神经节含脊神经感觉纤维的神经元。上神经节(或颈静脉神经节)与舌咽神经及颈上交感神经节之间有交通支;下神经节(或结状神经节)与面神经及连接第 1、第 2 颈神经的神经环有交通支。

走行与联系

　　迷走神经在颈动脉鞘内 (图 1.37),先于颈内静脉与颈内动脉之间,再于颈内静脉与颈总动脉之间沿颈部下行(图 6.33)。颈交感链于颈动脉鞘的后方,被来自头长肌与颈长肌的椎前筋膜分隔开。自颈根部往下,左、右迷走神经的行程有很大不同。

右迷走神经经过锁骨下动脉第一段并在其下缘发出喉返神经(图6.35),然后在右头臂静脉后方深行入胸腔至气管外侧,这里有奇静脉穿过,它将神经与肺和胸膜分隔开来(图 1.54)。迷走神经之后行至肺根后方,分支(与交感神经纤维一起)构成右肺后丛,发出神经从肺门入肺。从右肺后丛发出两支或多支神经索至食管后,并接受来自左迷走神经的纤维一起构成食管后丛,之后神经纤维(含来自双侧的迷走神经成分)又集中重新构成右迷走神经干。

右迷走神经(或迷走神经后干)在食管的右后方经膈肌食管裂孔进入腹腔(图 1.62),发出分支分布到胃体上部的前后壁,但它主要构成腹腔干,伴胃左动脉行至腹腔神经节,并发出纤维至小肠及其相关

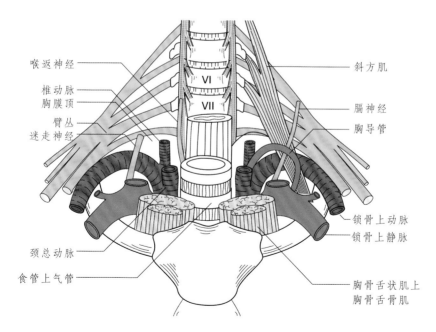

喉返神经
椎动脉
胸膜顶
臂丛
迷走神经

斜方肌
膈神经
胸导管

VI
VII

锁骨上动脉
锁骨上静脉

颈总动脉

食管上气管

胸骨舌状肌上
胸骨舌骨肌

图 6.35 颈根部图示迷走神经和右喉返神经与锁骨下动脉的关系。

器官、双侧肾及肾上腺(图 6.36b)。

左迷走神经在左颈总动脉与左锁骨下动脉之间,左头臂静脉后入胸腔。在膈神经外后侧方越过主动脉弓(图 1.55),两神经由左肋间上静脉隔开。左迷走神经在主动脉弓下缘发出喉返支后继续向下,并于肺根后方分支构成左肺后丛,该丛发出两支或多支神经索下行至食管前方,并接受来自右迷走神经的纤维一起构成食管前丛。往下又集合为一干,含来自双侧的迷走神经成分,在食管前方通过膈肌食管裂,与迷走神经后干相比,前干与食管相邻更加紧密。

迷走神经前干分支到心脏、胃小弯且发出肝支(图 6.36a),肝支随后发出幽门支至幽门上缘及分布到胃窦区形成 Latarjet 神经。

左、右迷走神经不对称有两个原因。在颈根部,左、右迷走神经及其喉返神经位置关系的差异可由主动脉弓及其分支的发育解释(图 2.14)。在胚胎发育过程中,小网膜囊形成时胃发生转位,使原来的左外侧成为最终的前壁,这使得在食管裂的位置左迷走神经在食管的前方,右迷走神经在胃的后方。

迷走神经的分支及其分布

迷走神经分支多且分布广泛,最好按其发源来归类。

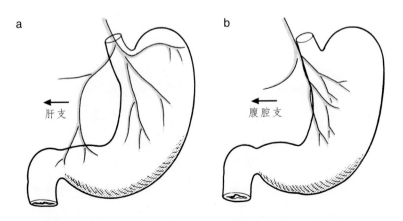

图 6.36 迷走神经在胃部的分布:(a)迷走前干;(b)迷走后干。

1. 颈静脉窝：

a. 脑膜支；

b. 耳支。

2. 颈部：

a. 咽支；

b. 喉上神经；

c. 右喉返神经；

d. 心脏支。

3. 胸部：

a. 心脏支；

b. 左喉返神经；

c. 前、后肺支；

d. 心旁支；

e. 食管支。

4. 腹部：

a. 胃支；

b. 肝支；

c. 腹腔支。

脑膜支发自上神经节，向后穿过颈静脉孔分布到硬脑膜。

耳支也自上神经节发出，进入颈静脉窝外侧壁的一小管通到颞骨，然后重新出现于乳突和鼓板之间。分布于耳廓中部、外耳道及鼓膜的外表面。它与面神经在颞骨岩部有交通支，在出颞骨处与面神经的耳廓后支也有交通支。

这是"Alderman 神经"——冷水或其他对外耳的刺激据说能刺激食欲；该说法的解剖学基础是迷走神经分布到外耳同时也参与到消化道腺体的分泌与排空机制。鼓膜受到激惹确实可能引起呕吐，这可能与迷走反射有关，而且在儿童中，急性中耳炎可表现为腹痛。

咽支发自迷走神经下神经节(图 6.33)。教科书一直将其描述为发自副神经的颅神经根。最近一项研究表明，它其实属于迷走神经，发自疑核的下部并以 4~5 条神经根丝出延髓(见副神经。本章第 11 节)。该神经于颈内动脉与颈外动脉之间向下前方走行至咽中缩肌,在这里参与构成咽丛。咽丛还接受来自舌咽神经的咽支及颈上神经节的交感神经纤维。

咽丛的分支支配:

1. 咽上、中、下缩肌;

2. 舌腭肌、腭咽肌、腭提肌,即除腭张肌外的所有腭肌,支配腭张肌的神经来自三叉神经的下颌支;

3. 分布到咽部黏膜的感觉性神经纤维。

有关喉上神经及喉返神经的内容在喉部解剖中已作相关介绍(见第 1 章第 4 节)。

心脏支发于颈部和纵隔。颈支通常在每侧有两支:一支发自迷走神经上部,另一支发自颈根部。右边的两支在锁骨下动脉后方沿气管下降加入心深丛(见第 5 章第 2 节)。左边的两支伴迷走神经主干入胸腔,靠上的一支沿气管下行至心深丛,另一支越过主动脉弓前方加入到心浅丛。

其他心脏支来自纵隔内的迷走神经及双侧的喉返神经,这些都加入到心深丛。

肺支分为前、后两部分。前面一般有 2~3 支,发自肺门之上进入前肺丛。后部的神经更大、更多,参与构成后肺丛。前、后肺丛均含有交感纤维成分,参见前文相关介绍。

有关食管、胃、腹腔、肝支的分布已在上文介绍。

迷走神经与其他神经的交通

上文提到迷走神经与其他神经之间存在许多交通支,总结如下。

1. 迷走神经干及其神经节与滑车神经、副神经、舌下神经、颈上交感神经节及 C1、C2 神经。

2. 耳支与舌下神经。

3. 咽丛与舌咽神经及颈上神经节。

4. 心、肺、食管、胃支与内脏交感神经系统。

第 12 节　副神经 (XI)

传统观点认为副神经(图 4.6 和图 6.1)有颅神经根及脊髓部的神经根。颅神经根由自橄榄与小脑下脚之间出延髓的神经根丝组成。这些根丝加入到脊髓部的神经根并同行一小段后,在颈静脉孔内又分离出来,与迷走神经一起分布到腭、咽、喉的肌群。

但一项更新、更详细的解剖研究显示,所有发自延髓的神经根丝若未加入组成舌咽神经可在颈静脉孔加入到迷走神经;组成副神经的神经根丝全都来自橄榄尾部,副神经和迷走神经在颈静脉孔内没有可证实的任何联系。这样看来,副神经不含任何颅内成分,其纤维全部来自以前所认为的脊髓部的神经根丝。

此脊髓部的神经根由一位于上 5 个颈髓节段前角的长行核团发出的纤维组成,它于脊髓前、后根之间发出,向上穿过枕骨大孔。之后,副神经与组成迷走神经的神经根丝在同一硬膜鞘中入颈静脉孔;舌咽神经在迷走神经前方于另一硬膜鞘中进入颈静脉孔。

有关副神经不应再归于"颅神经"存在争议。这是一个词义学问题,副神经确实是从颅骨的颈静脉孔发出的,这一事实让我们认为它是脑神经,尽管它的神经纤维全部来自脊髓的上颈段。

脊髓部神经根从颈内静脉前方(少数情况下深面)穿过(图 6.33),横过寰椎的横突,在这里它自己被枕动脉越过,继续前行穿入并支配胸锁乳突肌,接着穿过颈后三角在锁骨上方约 5cm 处进入斜方肌深面。

单纯的副神经脊髓部神经根损伤并不常见,往往伴随迷走神经损伤引起的咽喉部肌肉的瘫痪,可导致发声及吞咽困难。

脊髓部神经根分支的离断(或病灶累及其发源核团处细胞)将导致胸锁乳突肌及斜方肌瘫痪,常见于颈淋巴结的清扫时为尽量把颈后三角清扫干净而不保留神经。

副神经的体表投影很易划出,只需自耳屏至斜方肌前缘锁骨上 5cm 处做一连线,此线过寰椎横突及胸锁乳突肌后缘中上 1/3 交点处。

第 13 节 舌下神经 (XII)

舌下神经分布于所有舌内肌和舌外肌 (颚舌肌除外)。作为躯体传出柱的一部分,它的神经核位于第四脑室底部。一串大概有 12 根的神经根丝从神经核起始, 在延髓侧部, 锥体和橄榄之间的沟穿出 (图 6.34)。这些神经根丝聚集在一起,经前髁突或者舌下神经管穿出。一开始,神经位于颈内动脉和颈静脉的深处,之后在两根血管之间下行直至下颌角水平。在这里,它向前跨越颈内动脉和颈外动脉 (图 6.33),穿过舌动脉环,然后向前上方倾斜于舌骨舌肌,在二腹肌腱、茎突舌骨肌和下颌舌骨肌的深面穿过。在舌骨舌肌处,舌下神经位于下颌下腺管和舌神经的下方,并与深面的下颌下腺相联系。然后,到达颏舌肌并分布于舌部肌肉 (图 6.37)。

在寰椎水平, 舌下神经接受一条来自于 C1 神经前主支的重要分支。这些 C1 神经的大部分纤维形成舌下神经降支,随后作为神经的主干跨越颈内动脉。这条降支在颈动脉鞘前面下行,与来自于 C2、C3 的纤维形成一个环,称为颈袢 (图 4.5)。颈襻发出分支支配肩胛舌骨肌、胸骨甲状肌和胸骨舌骨肌。C1 的其他纤维随着舌下神经到达甲状舌骨肌和颏舌骨肌。

舌下神经离断 (例如,在进行颈动脉内膜切除术出现疏忽的时候可能发生) 或者损伤累及其核团时可以导致身体同侧麻痹以及舌肌瘫痪。临床上可通过舌偏向受累侧发现。核上瘫 (累及皮质延髓的传导通路) 可导致对侧身体轻度瘫痪,但不会引起萎缩。

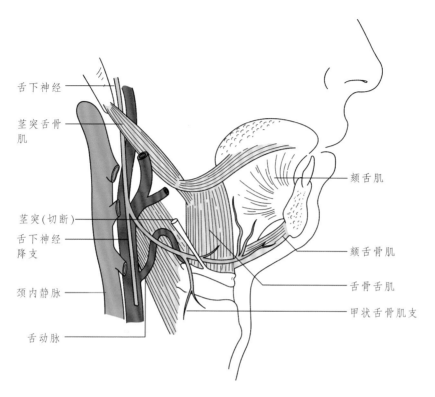

舌下神经

茎突舌骨
肌

茎突(切断)

舌下神经
降支

颈内静脉

舌动脉

颏舌肌

颏舌骨肌

舌骨舌肌

甲状舌骨肌支

图 6.37 舌下神经远端走行。

(陈旦 程智刚 译)

第**7**章 其他相关区域

第1节 胸廓入口

　　胸廓入口无论是从骨骼还是在解剖的角度上看都是一个极其狭小的空间,其内却含有肺尖、气管、食管、大血管(头臂动脉、头臂静脉、左颈总动脉、左锁骨下动脉)以及迷走神经、颈交感链、膈神经以及胸导管。胸廓入口以臂丛为中心有两侧壁,臂丛走行于前斜角肌和中斜角肌之间。麻醉医生常在此处进行臂丛神经阻滞、星状神经节阻滞、颈内或者颈外静脉置管(图6.35),因此此区域具有重要的临床意义。

轮廓和边界

　　胸廓入口因 T1 椎体向前凸起而成肾形,其横径约 10cm,前后径为 5cm。其由 T1 椎体、第 1 肋及其肋软骨及胸骨柄上缘围绕而成。

　　胸廓入口平面呈向前,向下倾斜,并与水平面形成约 60° 夹角。实际上,在胸廓入口的前、后骨端之间存在一个 4cm 的高度差,使得胸骨柄上缘与 T2-3 之间的椎间盘相对应(图1.49)。平静呼吸时,这一水平几乎不发生改变,但在用力吸气和呼气时,胸骨柄上缘会上下移动约一个椎体的高度。

第1肋(图7.1 和图7.2)

　　第 1 肋是所有肋骨中最短、最扁平、弯曲度最大的肋骨,是维持此

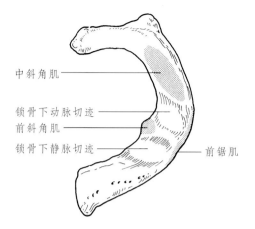

图 7.1　第 1 肋上面观。

中斜角肌

锁骨下动脉切迹
前斜角肌
锁骨下静脉切迹

前锯肌

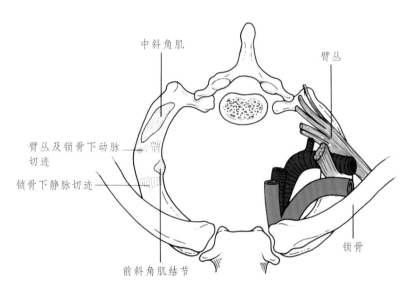

中斜角肌

臂丛

臂丛及锁骨下动脉
切迹

锁骨下静脉切迹

前斜角肌结节

锁骨

图 7.2　胸廓入口上面观及穿过第 1 肋的解剖结构。

区域中重要的神经血管关系的关键结构。第 1 肋的末端扁平而弯曲,形成了宽阔的上、下表面和锐利的内、外缘。内缘承接斜角肌结节,前斜角肌附着于此。

第 1 肋的肋头较圆,与 T1 椎体形成单一关节,肋颈长并有一突起的结节,与 T1 的横突形成关节。一些结构可以横越肋骨颈:肋骨颈内侧为交感干,外侧为传入臂丛的 T1 神经前支的大分支。两者之间是肋间最上动脉(来自肋颈干)。

斜角肌结节是前斜角肌的附着点。紧邻结节的前方,在肋骨表面上缘有一切迹,锁骨下静脉从此经过。由于胸廓入口倾斜,使该静脉恰好位于锁骨下方(并且固定在锁骨后方)。

斜角肌结节后方第二条切迹可以容纳锁骨下动脉和臂丛的下干(C8、T1)。当机体存在由大部分起自 T2 神经分支组成的"后固定"臂丛时,该切迹尤为明显。紧邻该切迹后方为中斜角肌的附着点。

胸膜上膜又称为希氏筋膜,附着于第 1 肋骨的内侧缘。此筋膜由坚韧的纤维组织构成,其起自 C7 横突,如帐篷一样覆盖在胸膜顶,起保护作用。由于胸膜顶位于锁骨中、内 1/3 上方约 4cm 处(图 1.41),因此,在臂丛神经阻滞或锁骨下静脉置管时,如果操作不慎有刺破胸膜顶的可能。

锁骨下肌虽然没有很大的临床意义,但可使第 1 肋的解剖关系及附着物更加完整。该肌起自第 1 肋上面的前端,止于锁骨下面。前锯肌及第 1 肋间肌附着于肋骨外侧缘,其下侧缘靠近胸膜顶。

颈肋

大约有 0.5% 的人有颈肋,最常见的类型是 C7 颈椎横突延长,在刚越过斜角肌结节时延续为纤维索带与第 1 肋相连。第 2 种是真正的肋骨,其小关节面与 C7 椎体和横突形成关节连接,再以纤维束和第 1 肋连接。第 3 种是完整的肋骨,其可与第 1 肋前端形成关节连接或融合,并可使斜角肌附着。

颈肋通常无任何症状,有时会出现神经或者血管受压的症状。有趣的是,在完全型颈肋中,臂丛几乎不受压。这是由于在这些病例中,臂丛通常是"前固定"的(它的主要组成部分起源于 C4-8),完全位于肋骨之外。相反的,臂丛(组成部分起源于 C6-T2)也有可能是"后固定"的,这可能与未发育并被纤维索带取代的第 1 肋有关。

不完全型颈肋中,臂丛的下干可能在延长的纤维索带表面跨越走行,导致 C8 和 T1(前臂和手尺侧缘)支配区域的感觉异常,以及手部尤其是手掌鱼际肌的肌力下降和肌肉萎缩。

在完全型颈肋中,锁骨下动脉被顶起,在锁骨上窝中特别突出,以致经常被误认为动脉瘤。锁骨下动脉可能在此处形成狭窄,并易导致狭窄后扩张,从而形成血栓。此种来源的栓子可能会导致上肢寒冷、发绀、无脉、跛行性疼痛甚至形成与颈肋有关的手指坏疽。

体表标记物

第 1 肋是锁骨上臂丛神经阻滞途径(如锁骨上入路、锁骨上血管旁入路)的重要解剖结构。在锁骨上窝,臂丛的上、中、下三干紧密地聚集在第 1 肋和表面皮肤之间,手指可在此处触及臂丛。臂丛神经在此水平所占的空间最小, 因此相对少量的局麻药就能够使全手臂麻醉。然而由于第 1 肋与锁骨下动脉、锁骨下静脉、胸膜顶等结构位置关系密切,很多麻醉医生不愿意在此处进行局部麻醉。

由于大部分人的第 1 肋无法完全触及,因此,必须依靠其他标记物定位臂丛越过肋骨的位置。目前有两种有效的方法可以迅速在锁骨上方定位。一是在锁骨中点上方,二是在锁骨下动脉搏动点的外侧。锁骨下动脉穿过斜角肌间隙,在臂丛前方直接越过第 1 肋(图 4.14 和图 7.2),因此可在此处触及搏动。见第 4 章第 3 节。

第 2 节 肘前窝

对解剖学家来说, 肘前窝是血管和神经干经过前臂的部位;对外科医生来说,肘前窝是肘部外伤中肱动脉容易受累的部位;对麻醉医生来说,尽管有误伤动脉或神经的危险,此处也是其找寻浅表静脉的部位。除此之外,肘窝也是动脉置管和阻滞下臂四大神经的部位。

边界

　　肘窝呈一凹陷的倒三角形,其下内侧界为旋前圆肌,下外侧界为肱桡肌,上界为肱骨内、外上髁的连线。

顶部(图7.3)

　　肘窝顶部由深筋膜覆盖,并有肱二头肌腱膜加固。肘正中静脉越过深筋膜表面(有时在深层),其附近有前臂内侧皮神经,在此处行静脉穿刺时有可能会损伤该神经。其外侧为头静脉和前臂外侧皮神经,内侧为贵要静脉。

内容物(图7.4 和图7.5)

　　当肘窝处肌肉收缩时,从内至外可以依次辨别出以下结构。

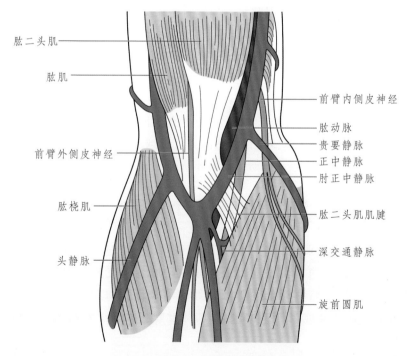

肱二头肌

肱肌

前臂内侧皮神经

肱动脉

贵要静脉

正中静脉

肘正中静脉

前臂外侧皮神经

肱桡肌

肱二头肌肌腱

深交通静脉

头静脉

旋前圆肌

图7.3　肘窝浅表解剖图。

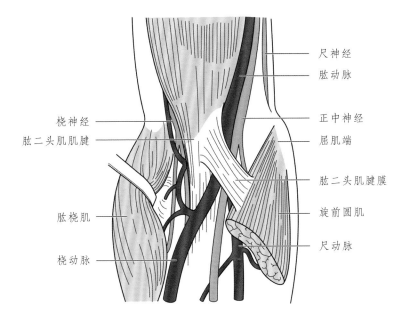

图 7.4　前臂深部解剖。

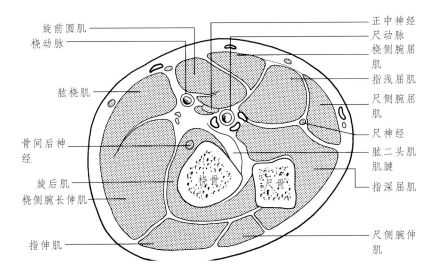

图 7.5　肘前窝顶部横截面。

1. 正中神经。

2. 肱动脉:在桡骨颈分为桡动脉和尺动脉两个终末分支。

3. 肱二头肌肌腱。

4. 桡神经:在此处发出骨间后神经。

重要临床解剖结构

浅表静脉(图7.4 和图7.6)

头静脉在前臂桡侧缘发出分支,依次沿肘前窝外侧缘、肱二头肌

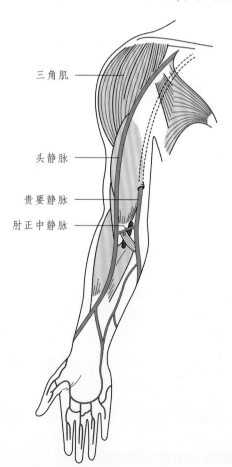

三角肌

头静脉

贵要静脉

肘正中静脉

图7.6 上臂浅表静脉。

外侧沟及胸大肌下缘的深筋膜上行,经三角胸大肌间沟,穿锁胸筋膜汇入腋静脉。当需要从上腔静脉输液时,三角胸大肌间沟是一个定位标志。

贵要静脉从前臂尺侧发出,沿肱二头肌内侧缘上行,在上臂中点穿入深筋膜,然后继续上行至腋窝下缘,并与肱动脉伴行静脉一起汇入腋静脉。

临床要点

当头静脉经过胸锁筋膜时呈一锐角,且汇入处常有瓣膜,因而经头静脉向腋静脉和上腔静脉置管较为困难。选择右侧头静脉,会提高上腔静脉置管的成功率。

肘正中静脉(亦称贵要正中静脉或头正中静脉)常起自头静脉,相当于肱骨外上髁远侧约 2.5cm 处,向内上方延伸,在肘横纹稍上方 2.5cm 处与贵要静脉汇合,形成如图 7.7 所示斜行的“H”形。

肘正中静脉收集许多来自前臂的静脉分支,同时发出深正中静脉,穿肘前窝筋膜顶汇入肱动脉伴行静脉。

肘正中静脉变异较多,常接受前臂正中静脉的回流,后者在肘前窝末端处有时形成分支,分别注入头静脉和贵要静脉,呈一“M”形(图7.7)。

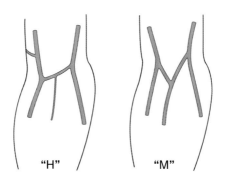

图 7.7　肘正中静脉变异图。

肱二头肌腱膜(图 7.3 和图 7.4)

　　肱二头肌腱膜从肱二头肌及其肌腱下端的内侧缘发出,向内下与覆盖在前臂屈肌群起点的深筋膜相连。前臂屈曲旋后时,腱膜上缘变厚,并容易被触及。该筋膜位于肱动脉与肘正中静脉之间,起保护作用。一些传统的外科医生特别青睐这一筋膜,他们常在此处利用肘前静脉放血。

肱动脉(图 7.4)

　　对麻醉医生来说,了解肱动脉的解剖变异非常重要。这些变异包括如下几方面。

　　1. 肱动脉在上臂高位或腋窝水平分为两支:一支为主干(向下延续至前臂形成骨间总动脉),另一支为肱浅动脉,其为发起尺、桡动脉的总干,在不同的水平分为桡动脉和尺动脉(占人群中 1%)。

　　2. 在上臂上缘由肱动脉发出桡浅动脉,这一变异几乎没有临床意义,因其行程与正常桡动脉相同(占人群中 14%)。

　　3. 2% 的人在上臂由肱动脉发出浅表尺动脉,向下走行至前臂屈肌的起点,在前臂远侧继续向下走行至尺侧腕屈肌外侧缘,代替正常尺动脉位置。在肘部或上臂,尺浅动脉可能在深筋膜下面或皮下走行。

　　这种浅表位于皮下的异常尺动脉,紧贴肘正中静脉下方,无肱二头肌腱膜的保护。在肘前静脉注射时有很大的误刺风险,幸运的是,骨间总动脉并不发出这种浅表尺动脉,而是发自桡动脉,所以误行浅表尺动脉注射,通常不会影响骨间总动脉及前臂肌的血供。

临床要点

动脉置管位置

　　动脉置管一般用于持续动脉血压监测、多次动脉血标本采集以及不能采用无创测压等情况时。尽管所有能允许小导管置入的动脉都满足置管要求,但仍需遵循以下原则:选取的动脉应远离手术部位或疾病区域,其血流不受手术或疾病的影响;不能选取直接供应大脑的动脉,因其有脑栓塞风险;不应选取终末动脉,而应选取侧支循环丰富的动脉。综上所述,手腕处的桡动脉和足背部的足背动脉是置管的最佳选择。有时也可选择尺动脉或胫后动脉。当外周动脉不易置管时,可以选择肱动脉、腋动脉、股动脉等大的终末动脉进行置管。

第 3 节 眼眶及其内容物

在眼科手术如爆裂性下颌骨骨折及头额部受伤时可采用区域神经阻滞进行麻醉,因此,对麻醉医生来说,了解眼眶及其内容物显得尤为重要。

注意:视神经和视觉通路详见第 6 章第 3 节和第 4 节;眶内颅神经详见第 6 章第 4 节至第 7 节(动脉神经详见第 6 章第 4 节和第 5 节;滑车神经详见第 6 章第 5 节和第 6 节;眼神经详见第 6 章第 6 节;展神经详见第 6 章第 7 节)。

骨性眼眶

眼眶边缘呈四角形,由额骨、颧骨和上颌骨组成(图 7.8)。颧骨额突和额骨颧突间的连接在眼眶外侧缘中点易触及。眶上切迹在眼眶上缘中间可触及。用指甲在此处按压能产生疼痛感,因眶上神经从此经过。若按压于眶上孔,则可不出现疼痛。

眼眶为锥状骨腔,左右眶内壁平行,被鼻腔隔开,相距约 2.5cm。双侧眼眶外壁成直角(图 7.9)。眼眶的尖端为视神经孔,底端为眶缘。眼球直径为 2.5cm,相当于眼眶直径的一半,体积约 30mL,眶内外壁深约 5cm。

眼眶由 7 块骨组成,包括额骨、颧骨、上颌骨、筛骨、蝶骨、泪骨以及颚骨(图 7.8)。

视神经孔由蝶骨小翼及蝶骨体围成,其外侧呈明显的"V"形裂隙,"V"形上支为眶上裂,是蝶骨大小翼之间的裂口。下支为眶下裂,是蝶骨大翼与上颌骨之间的开口。眶下裂在上颌骨眶面延续为眶下沟,然后变成眶下管,最后在上颌骨前方形成眶下孔。眶下神经及其伴行动静脉依次经过眶下沟、眶下管,最后从眶下孔穿出(图6.19)。

眶内侧壁主要由骨质极薄的筛骨眶板及泪骨组成。在干燥标本

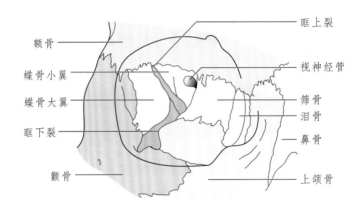

额骨

蝶骨小翼

蝶骨大翼

眶下裂

颧骨

眶上裂

视神经管

筛骨

泪骨

鼻骨

上颌骨

图 7.8　骨性眼眶。

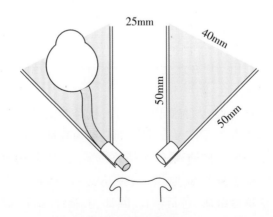

25mm

40mm

50mm

50mm

图 7.9　眼眶模式图。

中透过此处半透明的筛骨可见筛骨气房。在筛骨上缘透过筛孔可以见到额骨。

泪骨眶面有泪沟,由显著隆起的后泪嵴和稍稍隆起的前泪嵴构成。后泪嵴是眼筋膜鞘和 Tenon 筋膜(见下文)内眦韧带的附着点。泪囊手术通常会在筋膜层表面进行,以保护眼眶内容物。

泪骨前缘与上颌骨额突会合构成泪囊窝。

腭骨在构成眼窝骨性框架中的作用最小,其位于眶上、下裂交点内侧,插入筛骨和上颌骨眶面之间。

眶骨与骨膜结合非常松弛,部分骨壁可移动,因此外科手术时无须完全开放眶腔。

眼眶孔隙

包括以下内容。

1. 视神经孔:视神经和眼动脉穿过。

2. 眶上裂:动眼神经、滑车神经、三叉神经、展神经,眼上静脉以及眼下静脉经过。

3. 眶下裂:眶下神经和血管经过。

4. 鼻泪管:包含泪囊。

5/6. 筛骨前部和后部:分别有鼻睫状神经的筛骨分支,颅腔和鼻腔的血管经过。

7. 眶上切迹:眶上神经和血管通过。

8/9. 颧面孔/颧颞孔:颧神经和颧颞神经经过。

眼眶的细分结构

眼眶可以分成 4 个区域(图 7.10)。

1. 眼球。

2. 眶隔前间隙在垂直对称的眼眶隔膜前,是一层很薄的结缔组织,环绕眼眶,延续为骨膜(见下文)。这一隔膜能够阻止血液向前或后外渗或者阻止感染蔓延。

3. 球后(眶内)间隙在隔膜后面及眼直肌形成的环内。此间隙内含

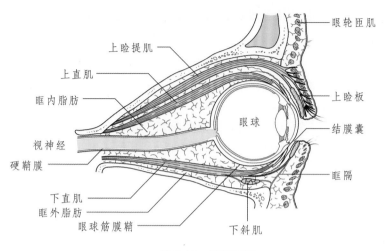

上睑提肌

上直肌

眶内脂肪

视神经

硬鞘膜

下直肌

眶外脂肪

眼球筋膜鞘

眼轮匝肌

上睑板

眼球

结膜囊

眶隔

下斜肌

图 7.10 眼眶间隔。

有视神经、动眼神经、展神经、鼻睫状神经、睫状神经节以及眼血管。因此,在该间隔内注入局麻药(球后注射)进行麻醉时,起效迅速,效果满意。

4. 球周间隙位于隔膜后面与肌锥外围间。间隙内神经较少,有泪腺神经、滑车神经。因此,此区域行局部麻醉时需较大剂量药物才可使麻醉药物扩散至球后间隙。

眼球(图 7.11)

眼球前后径和垂直径均接近 25mm,由两个大小不同的球体组成:前侧突出的透明部分约占眼球的 1/6,后侧不透明部分约占眼球的 5/6。视神经在距后极鼻侧(内侧)约 3mm 处进入眼。

眼球壁由外向内依次为纤维膜、血管膜和神经层(视网膜)。

光线依次经过角膜、前房、瞳孔、后房、晶状体和玻璃体到达视网膜。光线刺激视网膜光感受器前要经过整个视网膜,然后光感受器产生一连串电脉冲传到双极细胞,再传到神经节细胞。神经节细胞形成视神经,穿过眼眶与大脑相通(图 6.5 和图 6.6)。

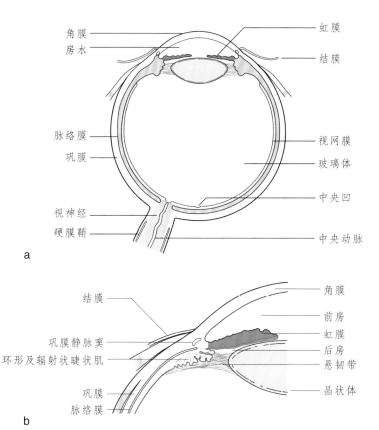

图 7.11　(a) 眼球截面。(b) 睫状体详图。

纤维膜

　　纤维膜由前方透明的角膜和后方不透明的巩膜组成。角膜在外周角膜巩膜连接处相连续。巩膜混浊,为纤维薄膜,其作用是维持眼球形状,提供眼外肌的附着点。巩膜后方有视神经穿过,并与视神经硬膜鞘相连。

血管膜

　　由脉络膜、睫状体及虹膜组成。

　　脉络膜是具有丰富血管的薄膜,内贴于巩膜上,其后面有视神经穿过,前面通过睫状体与虹膜相连。

睫状体包括睫状环(与脉络膜相连的纤维环)、睫状突(由 60~80
个皱褶组成,在睫状环与虹膜之间呈放射状排列,后侧通过悬韧带与
晶状体相连)和睫状肌(外层为放射状,内层为环形的平滑肌,作用为
调节晶状体的曲度,由动眼神经的副交感神经支配)。

虹膜是围绕在瞳孔周的收缩盘,它由四层结构组成。

1. 前缘层,与角膜上皮相延续(间皮细胞衬里)。

2. 包含色素细胞的结缔组织层。

3. 瞳孔扩大肌,为一组放射状分布的平滑肌纤维(由交感神经支
配);以及瞳孔括约肌,一组环形排列的平滑肌(由动眼神经的副交感
神经支配)。

4. 后色素细胞层,与视网膜的睫状体部相连接。

神经层

视网膜由外层的色素上皮层和内层的神经层组成,其位于脉络膜
和玻璃体的透明膜之间。其前部是不规则的边缘,即视网膜锯齿缘;而
在后部,神经纤维在其表面聚集形成视神经。图 7.12 示检眼镜下视网

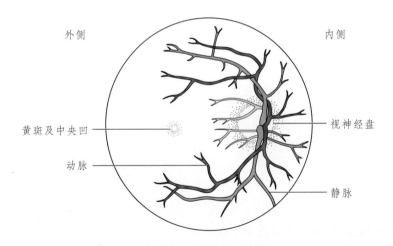

图 7.12　检眼镜示右眼底。

膜的结构。在视网膜的后极有一块淡黄色区域,称为黄斑,是视力中心。黄斑的内侧是苍白的视神经盘,由神经纤维通过视网膜形成,对应"盲点"。视网膜中央动脉由视神经盘发出,分为上下两支,然后各分支又分别分为鼻支和颞支。组织学上,视网膜由许多层组成,但从功能上看,仅需考虑三层:内层的受体细胞层(视锥视杆细胞层),中间层的双极细胞层以及外侧的神经节细胞层(神经节细胞的轴突形成视神经纤维的浅层)(图 6.4)。

眼球的组成

眼球内有晶状体、房水和玻璃体。

晶状体呈双面凸形,位于玻璃体和房水之间,虹膜的后方。晶状体混浊(白内障)可能影响视力,尤其是当混浊位于晶状体的中央或后部。

房水是虹膜和睫状体血管中血浆的渗透液形成的, 流向眼的后房, 后房即晶状体和虹膜之间的区域。房水从后房经瞳孔流向前房(角膜和虹膜之间),通过巩膜静脉窦(或 Schlemm 管)重吸收进入睫状静脉。

玻璃体占据眼球后 4/5 体积,是无色透明的胶状物质,被一层致密的玻璃体膜包围, 充满淋巴液的玻璃体管与之相穿通。玻璃体膜的前部分很厚, 与睫状突黏附在一起形成晶状体悬韧带。此韧带与晶状体赤道部前方的囊面相连接, 以维持晶状体的形状。当睫状肌径向收缩时,此韧带松弛并调节晶状体使其变得更凸(有利于近距离阅读)。

眼肌(图 6.5、图 7.10 和图 7.13)

眼部肌肉包括上睑提肌和眼外肌:眼内、外、上、下直肌和上、下斜肌。4 条眼直肌起自视神经孔周围及眶上裂内侧的腱环,附着于眼球赤道部前端的巩膜上。外直肌受展神经支配,其余的眼直肌受动眼神经支配。上斜肌起自腱环上部,通过环绕眶尖内侧纤维轮的长肌腱附着

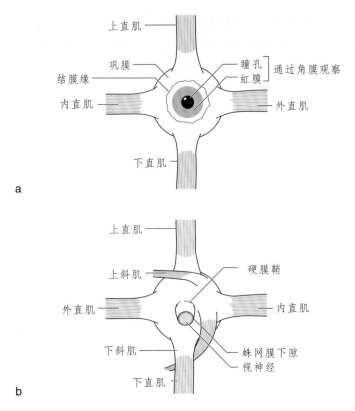

图 7.13 右眼眼肌示意图。(a)前面观;(b)后面观。

于上直肌附着点外侧的巩膜,由滑车神经支配。下斜肌由眼眶下壁内侧发出,止于上斜肌和外直肌之间的巩膜,由动眼神经支配。两斜肌均止于眼球赤道部的后方。

眼球可以上转、下转、内转、外展和旋转。内直肌和外直肌只能使眼球在一条轴上运动。其他四种眼肌可以使眼球在所有 3 条轴上运动。

1. 上直肌:上转、内转和内旋。
2. 下直肌:下转、内转和外旋。
3. 上斜肌:下转、外转和内旋。

4. 下斜肌：上转、外转和外旋。

眼球单纯的上转和下转由一条直肌和相反的斜肌控制，即上直肌和下斜肌一起引起单纯的眼球上转，下直肌和上斜肌一起作用引起眼球下转。一个有用的记忆方法是上斜肌是"踩踏肌"，它使眼球向下向外。这些肌肉的运动如图 7.14 所示。

眼的筋膜鞘

眼球筋膜是一层薄筋膜，包裹眼球的角膜缘至视神经，与形成视神经鞘的硬脑膜在视神经进入眼球处相融合。这层筋膜使眼球与眶周脂肪（位于眼球筋膜和眼肌之间）相隔离。眼肌的肌腱贯穿筋膜，此筋膜形成这些肌肉的肌筋膜鞘。眼直肌的筋膜鞘前端增厚，在与眼球筋膜融合前形成一个明显的筋膜环。筋膜鞘下端增厚形成眼的悬韧带；筋膜鞘分别向内侧和外侧延伸，附着于眶骨壁，形成内颊韧带和外颊韧带，这些韧带一起形成一个吊床样结构支持眼球（图 7.15）。

眼睑和结膜（图 7.16）

上下眼睑相比，上眼睑的体积及运动幅度更大，但除了上眼睑包

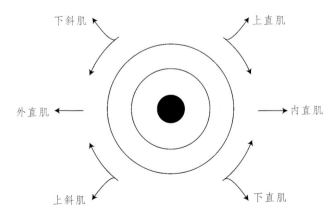

图 7.14　原始位（如向前看时），右眼眼肌作用的方向。

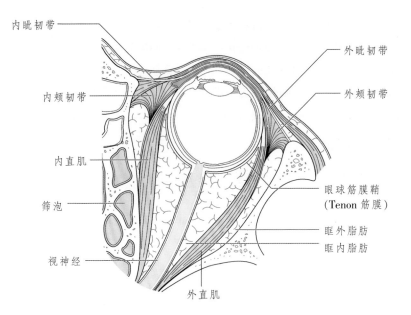

图 7.15 眼眶横截面。

内眦韧带

内颊韧带

内直肌

筛泡

视神经

外直肌

外眦韧带

外颊韧带

眼球筋膜鞘（Tenon 筋膜）

眶外脂肪
眶内脂肪

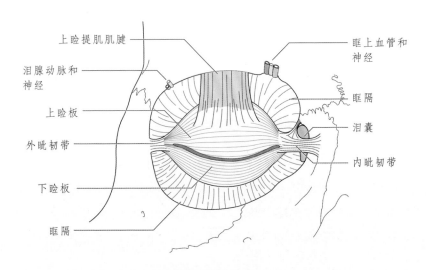

上睑提肌肌腱

泪腺动脉和神经

上睑板

外眦韧带

下睑板

眶隔

眶上血管和神经

眶隔

泪囊

内眦韧带

图 7.16 眼睑的解剖。

含上睑提肌外,其他结构两者基本相同。眼睑从外向内依次为:皮肤、疏松的结缔组织、眼轮匝肌纤维、致密纤维组织的睑板层、睑板腺和结膜。睫毛于黏膜和皮肤的交界处长出,而睫毛的正下方是睑板腺的开口。睑板腺是很大的皮脂腺,在眼睑闭合时它的分泌物可以封闭睑裂,而在睁眼时产生一个薄层液面覆盖眼暴露面。如果睑板腺开口堵塞,将产生睑板腺囊肿。

睑板的内侧由强劲的内眦韧带相接,在泪囊前方连于泪骨嵴前壁及其相邻的上颌骨的额突。外眦韧带连于眶缘的颧骨(图 7.16)。眶隔是一薄层纤维性筋膜鞘,连于眶骨膜。在上眼睑,它与上睑提肌的筋膜相融合;而在下眼睑,它与下睑板的边缘相接。眶隔的前方为眶隔前空间。

上眼睑的感觉神经来自眶上神经、滑车上神经和泪腺神经,这3条神经均是眼神经的分支。下眼睑的感觉神经来自上颌神经的眶下分支和滑车下神经。这些神经位于眼直肌外缘,因此眼球后神经阻滞的效果不佳。眶前神经阻滞对于麻醉眼睑和结膜效果更好。

结膜是眼睑内表面一层柔软的黏膜,位于巩膜前部反折,在此结膜与角膜上皮相连续。眼睑部的结膜较厚且血管丰富,而巩膜处的结膜相对较薄。眼睑到巩膜的反折部分为结膜穹窿;泪腺的开口位于上穹隆结膜。

眼睑的运动(上结膜比下结膜运动多)主要受眼轮匝肌和上睑提肌收缩调节。眼裂的宽度是由这些肌肉的收缩程度和眼球的突出程度决定的。

泪器(图 7.16 和图 7.17)

泪腺位于眼眶外上方的泪腺窝内。泪腺的主要部分形如杏仁,但连于一个小终端即眼睑小叶,延伸到上眼睑的后方。泪腺的排出管有8~12 根,穿过眼睑小叶,开口于上结膜穹隆的外侧。因此,通过眼睑的运动可使泪腺的分泌物在眼表面扩散。

眼泪经泪小管流出,在泪点处被引流,泪点是位于眼睑内眦附近

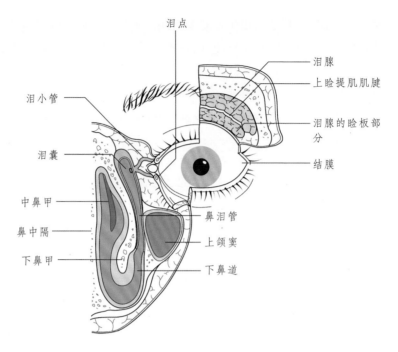

图 7.17　泪腺及其引流系统。

的泪乳头状突起。两根泪小管即上、下泪小管汇入泪囊,泪囊位于眼眶内表面的一小低洼处。泪囊的泪液最终通过鼻泪管流进下鼻道的前部。鼻泪管极少堵塞,大约 12mm 长,位于眼眶内壁的骨性鼻泪道内。

临床要点

眼部手术的局部麻醉

　　过去眼部手术麻醉的目标是镇痛,使眼外肌丧失运动能力和降低眼内压。超声乳化白内障吸除术(用超声波乳化晶状体并吸引出)的广泛使用减少了眼球后神经阻滞的需求。大多眼部手术在眼前部实施,并且可能不需要使用球后神经阻滞技术,球后阻滞发生并发症的概率较高。对目标区域解剖的详细了解,使得我们可以针对特定的临床情况选择合适的神经阻滞方法。目前常用的三种阻滞技术包括:球后阻滞、球周阻滞和眼球筋膜囊下浸润麻醉。

眼球筋膜囊下浸润麻醉是最常用的。在此操作中,用钳子夹住结膜和眼球筋膜,然后做一小切口。置入一弯曲的钝针或套管,至针头或管头到达眼球的赤道部甚至更后方。在此处注入小剂量局麻药(2~5mL),可通过在眼球筋膜下扩散从而麻醉眼球。注射更大剂量的局麻药将有利于麻醉药穿透肌筋膜扩散入眼外肌的肌鞘内,从而阻滞鞘内的运动神经。

球后阻滞的目标是将局麻药注入眶内,因此可能用眶内麻醉来形容更正确。在此区域置入针和局麻药可增加并发症的风险,并发症包括误入血管、球后出血、视神经的直接损伤以及局麻药沿视神经鞘或硬膜鞘扩散至脑干。鉴于此原因,许多麻醉医生现在更喜欢在球周或眶外注射局麻药,在此部位注射并非没有并发症,即使是经验丰富的人操作也可能发生,但是其发生并发症的概率与眶内注射相比要低得多。

第 4 节　腹壁

详细了解腹壁解剖结构,对于任何想要在此区域安全、有效施行局部麻醉的麻醉医生来说都是至关重要的。

标志

一些固定的标志可以使体表标记与深部结构联系起来(图7.18)。剑突位于T9椎体的反面。

肋弓下缘是指从剑突外下到第10肋的下缘,因为第11肋和第12肋延伸不够。胸廓的下界(肋下平面)位于L3水平。

幽门平面通过L1,位于胸骨上切迹与耻骨连线中点平面,此平面

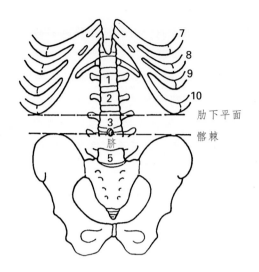

图 7.18　腹部的分界线、骨性标记和椎体水平。

恰好距剑突下一手掌宽。

两侧髂嵴的连线平 L4 水平；此平面为腰穿的安全平面，因为成人脊髓下端常终止于 L1-2 间隙。

脐位于 L3-4 椎间隙平面，它是一个易变的体表标志，儿童、肥胖者及孕妇其位置更低。

筋膜

躯干部没有深筋膜，深筋膜的存在会影响深呼吸及腹部膨胀。然而下腹部的浅筋膜或脂肪常位于深面。习惯上称浅层富含脂肪的皮下组织为 Camper 筋膜，而称深层富含纤维的组织为 Scarpa 筋膜。两个不同的层间不存在真正的解剖差异。

肌肉(图 1.47、图 7.19 和图 7.20)

腹直肌在耻骨嵴与耻骨联合的起点宽度为 2.5cm，其在第 5~7 肋软骨的止点宽为 7.5cm。该肌肉被 3 条与肌肉十字交叉的腱划分为多段，这些腱划分别位于脐平面、剑突平面及两者中间的平面，有时存在

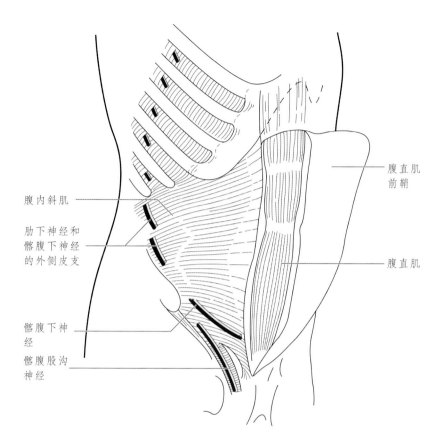

腹直肌
前鞘

腹内斜肌

肋下神经和
髂腹下神经
的外侧皮支

腹直肌

髂腹下神
经

髂腹股沟
神经

图 7.19　示腹直肌前鞘被打开并向内侧反折,移除腹外斜肌,胸壁被解剖至显露
肋间肌。

第 4 条腱划,位于脐下。这些腱划仅存在于腹直肌前部,在此与腹直肌
鞘附着。注射局麻药后,局麻药不能在腹直肌鞘的前鞘自由扩散,但是
在后鞘的扩散并未受阻。

　　锥状肌是一块小的易变的三角形肌肉,它起于耻骨,位于腹直肌
前端,止于腹白线。

　　腹直肌鞘,包绕腹直肌,主要由腹内斜肌腱膜分层形成。鞘的后层
由腹横肌腱膜加强形成,鞘的前层由腹外斜肌腱膜加强形成。

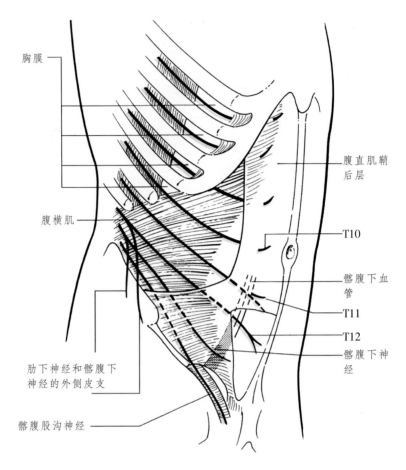

胸膜

腹横肌

肋下神经和髂腹下
神经的外侧皮支

髂腹股沟神经

腹直肌鞘
后层

T10

髂腹下血
管

T11

T12

髂腹下神
经

图 7.20 移除腹直肌后的后鞘。上腹部开一个小窗口切除腹内斜肌显露肋间神经和肋下神经及腹横肌上的 L1 神经。在肋间隙可见最内肋间肌。

这种腹直肌鞘的基本结构在鞘的两端有所改变 (图 7.21)。在肋缘上方,腹直肌直接附于肋软骨上;此处腹直肌鞘的前层仅由腹外斜肌肌腱构成,因为腹内斜肌和腹横肌无法延伸至肋上。在肋缘下 5~8cm,腹横肌仍然强健,几乎靠近中线。在腹直肌鞘上部的后方可以明显看到这些肌纤维。在脐与耻骨连线中点水平以下,此水平被道格拉斯划定为弓状线,三块腹肌的肌腱均穿行至腹直肌前方。此处腹直肌的后

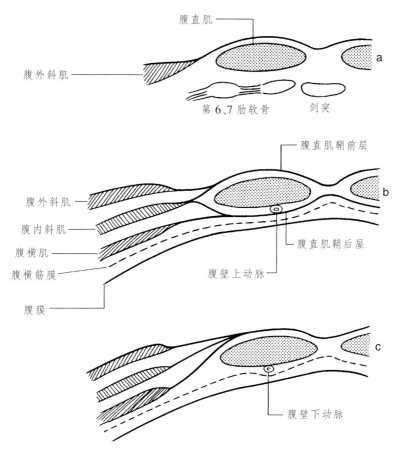

图 7.21　腹直肌鞘组成的横截面:(a)肋缘以上;(b)弓状线以上;(c)弓状线以下。

方依次为腹横筋膜、腹膜外脂肪和腹膜。

　　腹直肌鞘的后层从上至下依次为:

　　1. 肋软骨(肋缘以上);

　　2. 肌肉(腹横肌纤维成为后鞘);

　　3. 腱膜(鞘的主要部分);

　　4. 疏松组织(道格拉斯弓状线以下)。

　　麻醉医生将穿刺针穿过腹直肌鞘前壁坚韧的筋膜时可以明显感

觉到阻力，而腹直肌鞘的后壁在耻骨上水平及上腹部上方均难以界定，因为在耻骨上水平鞘的后壁缺如；而在上腹部上方，鞘的后壁为柔软的肌肉而非坚韧的纤维性腱膜。

形成腹直肌鞘的腱膜从耻骨到剑突在几乎无血管的腹前正中线上交织形成(腹)白线。在下腹部，腹白线很窄因而难以界定，而在脐以上水平则大大增宽。

腹壁的三层肌肉填充在前界为腹直肌，后界为腰椎肌肉，上界为肋缘，下界为髂嵴的区域。这三层肌肉向内侧延伸构成腹直肌鞘，如上文描述的那样，然后在中线位置融合形成腹白线。

在髂嵴水平以上，腹外斜肌的纤维向下向内走行，腹内斜肌的纤维向上向内走行，而腹横肌的肌纤维横向走行。在此水平以下，所有的肌肉均形成腱膜，它们的纤维均向下向内走行，并形成腹股沟管。

腹壁肌肉是呼吸运动的辅助肌，在用力呼气和咳嗽中起重要作用。它们通过增加腹内压和使下部分肋骨向内下移动来发挥作用。肌电图研究表明腹部肌肉在吸气时并不起作用。

临床要点

腹直肌鞘神经阻滞

腹直肌鞘阻滞可以满足前腹壁切口手术的镇痛要求。虽然其操作技术存在许多变化，但其原理还是将局麻药注入腹直肌鞘内，使其少量地从前鞘渗入后鞘。腹直肌鞘阻滞可选择的进针点有很多，在脐上、脐下及腹直肌外侧 2~5cm 均可以进针。当使用短的斜面针或钝针时，针穿透腹直肌前鞘时可以感觉到明显的突破感。当来回移动穿刺针时，可以感觉到一种特异的摩擦感，并据此来识别腹直肌鞘后层。任何多点神经阻滞，尤其是腹直肌鞘阻滞与髂腹股沟阻滞联合用于下腹部切口手术时，必须注意局麻药的剂量。

血供

腹壁有丰富的血液供应,血管的详细分布情况对麻醉医生来说并不重要,但是腹壁上下血管除外,因为它们位于腹直肌后鞘,可能在腹直肌阻滞中受损。这些血管的表面投影是一条线,从腹股沟的股动脉搏动处缓慢地弯向脐外侧一手指宽处,继而垂直向上行走至肋缘。然而其变异也较多;此外,许多动脉的大分支在腹直肌后鞘内向内上方走行。这些都可能会被针或探测器损伤。

腹壁下动脉起自髂外动脉,经腹股沟管深环内侧进入腹直肌鞘后层至道格拉斯弓状线的下方。

腹壁上动脉较腹壁下动脉小,作为胸廓内动脉的终末支,进入到腹直肌鞘上部第 7 肋软骨的后方,垂直向下走行,最终与腹壁下动脉吻合。

神经支配(图 1.46、图 1.47、图 7.19 和图 7.20)

腹壁由 T7–L1 的前支支配。胸壁皮肤的支配呈节段性分布,T7 支配剑突,T10 支配脐部,L1 支配腹股沟。

肋间神经(T7–11)和肋下神经(T12)进入腹壁交错的隔膜与腹横肌之间 (图 7.20)。肋间神经与腹壁肌肉的关系如同其与肋间肌的关系。在胸段,肋间神经位于肋间肌的第 2 和第 3 层之间(内肋间肌和最内肋间肌);在腹壁外侧肌中的走行,肋间神经位于第 2 层和第 3 层之间,即腹内斜肌和腹横肌之间,如图 7.20 所示。在此平面,神经一般走行在腹直肌的后面,最终穿透腹直肌支配覆盖的皮肤。

相反,L1 神经在腰方肌前分为髂腹下神经和髂腹股沟神经,后者穿透腹横肌行于腹内斜肌和腹横肌之间。

髂腹下神经在髂前上棘的前上方穿过腹内斜肌,行向腹外斜肌深面腹股沟管的上方,支配并止于耻骨弓上的皮肤。

髂腹股沟神经也穿过腹内斜肌,经腹股沟管行于精索前方。穿腹股沟管浅环或穿过与其毗邻的腹外斜肌腱膜后分布于阴囊 (或大阴唇)及相邻的大腿上部皮肤。

　　除髂腹股沟神经外，每条神经在腋中线处均发出一外侧皮肤支。T7–11 肋间神经的外侧皮支又分为前支和后支，分别支配前方的腹直肌外侧缘和后方的竖脊肌。T12 和髂腹下神经的外侧皮支不产生分支，但向下行走支配臀部外上部的皮肤(图 1.47)。

　　T7–12 的每根神经分出一小的旁支与之平行走行；同样，髂腹股沟神经被认为是髂腹下神经的旁支，因此它没有外侧皮支。

临床要点

髂腹股沟、髂腹下及生殖股神经阻滞

　　髂腹股沟和髂腹下神经阻滞可以为腹股沟疝修补术提供术中和术后镇痛。如果要求麻醉，那么生殖股神经的生殖支也要被阻滞。髂腹股沟神经和髂腹下神经阻滞可以采用以下操作：用短的斜面针或钝针在髂前上棘内上各 2cm 的皮肤进针，朝耻骨方向成 45°~60°角，针的尖端刺破腹外斜肌腱膜时感觉到突破感或阻力突然消失。然后注入 7~10mL 局麻药，继续进针 1~2cm，感受到腹内斜肌微弱的阻力，再在此处注入 7~10mL 局麻药。在腹股沟韧带下方耻骨结节的稍外侧注入 10mL 局麻药可以阻滞生殖股神经的生殖支。

（王健　呼家佳　黄长盛 译）

第**8**章　疼痛相关解剖

第1节　概述

　　多数疼痛解剖学与神经生理学的知识来源于动物研究及对神经系统受损患者的临床观察。本章节与传统的以解剖学家观察性研究为基础而编纂的解剖学教科书不同,主要是基于神经生理学家与和临床医生的工作,以及近年来日益发展的中枢神经系统影像学知识。人类对疼痛解剖的探索已有很长的历史。早在1644年,笛卡尔提出外周组织与大脑间存在互相连接的纤细通路,其可帮助定位疼痛及形成感知,至此,揭开了持续300多年人类对疼痛中心与通路探寻研究的序幕。随着影像学技术的进步,如正电子发射断层摄影术(PET)和功能磁共振成像(fMRI)技术,疼痛是感觉的组成部分这一观念受到了挑战。PET扫描已经证明,局部脑血流量(CBF)的改变可以反映突触活性的变化,而fMRI则发现其脑部成像信号随脑血流量的变化而发生改变。

　　疼痛在进化过程中的意义是警醒机体存在组织损伤。笛卡尔假设的如线缆一样独立的解剖学通路并不存在。疼痛的传递通路有一定的可塑性,例如,当组织损伤或者炎症反应发生时,会引起通路的功能性改变。组织损伤时,机体内会激活一系列动态且有序的生物应答机制,引起血管舒张、组织肿胀、炎症介质激活,以及通过中枢神经系统引起疼痛的感知。

　　细胞损伤或者有害刺激物会导致介质的产生和释放,而这会使伤害性初级传入神经纤维的电生理活性发生改变。这些即刻反应发生后,化学递质,如神经营养因子可以沿着轴突运输到背根神经节的胞体,从而改变这些感觉细胞的生化特性。感觉神经冲动受到脊髓背角处的细胞环路与大脑皮质-丘脑-脑干下行控制系统的双重调控。感觉神经冲动可以被传递到中枢神经系统的不同部位,从而被感知和定位,并产生有效的应答。独立的疼痛中心在大脑中是不存在的,疼痛应答是大脑疼痛网络不同区域活动整合的结果。

疼痛的定义:疼痛是与组织损伤或者潜在性损伤相关的一种不愉快的躯体感觉和情感体验。疼痛是主观的,受到高级神经系统的调控,特别是情感和情绪。我们可以通过疼痛的各种不同的表现形式来描述。在躯体组织受到损伤时,如外科手术后,可以感到疼痛;在疼痛传递系统受到损伤时,如脊髓损伤或者外周神经病变时,也会感到疼痛。而在一些慢性疼痛状态,以现有技术有时并不能找到与在神经系统或者外周组织受损相关的病因。当有害刺激(如机械性损伤、化学物质刺激或冷热刺激)激活外周感受器时,在中枢神经的处理和调控下,可以启动疼痛的感知。这些感受器称为伤害性感受器,它的激活可以产生伤害性感受。然而,疼痛有时可以在没有伤害性感受器存在的情况下出现,因此,疼痛也可以在没有组织损伤的情况下出现。

第2节 疼痛的分类

疼痛根据功能基础的不同,可以被大致分为外周伤害性感受器活化所产生的伤害性疼痛,以及神经系统功能紊乱或者受损而引起的神经性疼痛,后者可以伴有或者不伴有组织损伤。这种分类在疼痛诊疗时有一定的意义。伤害性疼痛通常对于阿片类药物敏感性更好,而神经病理性疼痛则对于非阿片类药物,如抗惊厥药物、抗抑郁药有更好的反应性。

疼痛也可根据感受部位进行分类。浅表性疼痛,如皮肤或者口腔、肛门黏膜损伤而引起的疼痛,其性质尖锐,定位明确。而深部疼痛,又可以被细分为能定位神经支配节段,疼痛性质为钝痛的躯体痛和难以定位的内脏痛。

第 3 节 外周感受器和传入纤维

初级传入神经元的轴突终止于皮肤、皮下组织、骨膜、关节、肌肉和内脏。它们分支丰富并靠近终端,且无周围神经鞘。这些游离的周围神经终端被称为伤害性感受器,可以感受化学物质刺激、机械性损伤或冷热刺激。与伤害性感受相关的初级传入神经元可根据轴突的大小、髓鞘和传导速度分为两大类,即 Aδ 纤维和 C 纤维,详见表 8.1。

大约 25% 的 Aδ 纤维和比例不定的 C 纤维可以特异性对活化的伤害性感受器产生应答。其余的纤维可以对低强度的刺激产生应答。Aδ 纤维通常传递在有害刺激物出现后 50ms 内的快痛。Aδ 纤维的游离端可以识别潜在有害的机械性刺激和冷热刺激,从而触发快速的伤害性感受并产生保护性反射行为。而 C 纤维不仅可以加强 A 纤维对应激的快速应答,同时也能被组织的损伤或者炎症激活。初级伤害性传入通路介导皮肤、皮下组织、肌肉组织、骨膜、关节和内脏的刺激传入。一些介导有害性的机械性刺激、化学物质刺激和冷热刺激的传入通路则被称为多型伤害性感受器。同时也存在机械性伤害性感受器和机械温度伤害性感受器。

表 8.1 疼痛初级传入神经元特性总结

纤维类型	直径 (µm)	速度 (m/s)	伤害性感受器?	有效刺激	激活物质?	
C	<1.5	0.5~2.0	多变	机械性刺激 冷热刺激	白三烯,前列腺素, P 物质	持续痛 烧伤痛
Aδ	1~4	5~30	25%	机械性刺激 冷热刺激	环腺苷 单磷酸盐,蛋白质 激酶 A,缓激肽前 列腺素,神经生长 因子,白三烯	短痛 锐痛

外周敏感化

当组织损伤和炎症反应出现在疼痛的急性期后,C 纤维能被前列腺素、缓激肽、5-羟色胺等炎症介质敏感化与激活。神经生长因子和细胞因子也可能影响外周感受器的敏感性。这些化学物质通过影响那些将刺激转化为电能的传导蛋白,从而降低刺激的阈值。而这将同时导致损伤后的压痛与外周敏感化的产生,进一步导致刺激持续性传入脊髓,从而引起中枢的超兴奋性。在早期阶段,这些化学物质可以使已存在的蛋白质发生变化;而在晚期阶段,则会引起稍后合成的蛋白质发生一系列变化,例如,可以显著改变离子通道的活性。

皮肤伤害性感受器

在皮肤、皮下组织和筋膜中,上文描述的 3 种伤害性感受器均存在,即 Aδ 热觉纤维、Aδ 冷觉纤维和 C 冷觉纤维。其中在皮肤纤维中 C 冷觉纤维多型伤害性感受器约占总量的 95%。

其他躯体结构

肌肉中同时存在 Aδ 纤维和 C 纤维,它们在肌肉中的游离神经末梢可以对刺激产生反应。肌肉的痛觉大部分是由无髓鞘 C 纤维介导,C 纤维对于机械性刺激有高阈值,但对于任何缺血性肌肉损伤阈值则很低。骨膜也受到 Aδ 纤维和 C 纤维的双重支配,但是对伤害性刺激的阈值与其他结构相比偏低。关节也由 Aδ 纤维和 C 纤维一同支配,其中一部分纤维终止于产生扭转动作的特有受体。然而,大部分纤维在关节腔中形成游离的神经末梢丛。

内脏伤害性感受器

在膀胱中已经发现特殊的内脏伤害性感受器。内脏疼痛具有定位差、感觉模糊、深部疼痛的特征,而这可能和内脏与皮肤的传入纤维都投射到脊髓背角Ⅴ-Ⅷ层的二级神经元有关。大脑不能很好地区分两种传入信号,误将感觉定位到躯体结构,或者内脏传入通路活化时激活了躯体痛的感觉通路。也有观点认为内脏痛产生于丘脑水平。当内脏空腔脏器被扩张、牵拉、撕裂时，或被拉伸、挤压，或是发生炎症，以及其他一切可引起上述伤害性递质释放的刺激如缺血等，均可以产生内脏牵涉痛。内脏伤害性刺激由交感神经纤维通过胸部的颈胸神经节（胸部脏器）、腹部的腹部神经丛（腹部脏器）、盆腔的下腹下神经丛（盆腔脏器）进行传递。来自内脏的传入神经纤维占脊髓背根的比例小于10%，汇集于脊髓背角的一些节段内。每个背根中内脏感觉所支配的区域远大于皮肤感觉所支配的区域，所以内脏痛很难定位。有时内脏病变侵犯了躯体神经支配的区域，可能会使疼痛定位准确；因此，典型的阑尾炎疼痛先出现性质模糊的腹部中央（内脏）疼痛，当累及壁腹膜时，出现转移性的右下腹部麦氏点区域疼痛。

第 4 节　脊髓和中枢投射

脊髓背角

神经冲动由外周神经的伤害性感受器产生并沿神经传输，其胞体位于脊髓背角神经节。大纤维和小纤维一开始无序地走行，但是当轴突经过脊髓背根时，小纤维（C 纤维）大部分聚集于背根外侧。在进入背根区域，背根内侧的小纤维交叉加入脊髓背外侧束（Lissauer 束）。大 A 纤维更多地在背根内侧，虽然有一些也进入 Lissauer 束（图 8.1）。轴突在进入脊髓前或者进入脊髓时也可产生分支，使得中央性突起的数量比神经节中胞体的数量多大约 40% 左右。有证据表明伤害性传入轴突也可以经腹侧神经根进入脊髓，然后经过背侧终止于背角。其数量尚不可知，这或许可以解释为什么背根神经节切断术不能治愈疼痛。

脊髓灰质根据细胞结构研究分为 10 层。Ⅰ–Ⅵ层组成背角，Ⅶ–Ⅸ层组成腹角，Ⅹ层则是脊髓中央水管周围的细胞。Ⅰ层是边缘区，Ⅱ层为脊髓胶状质区[细分为Ⅱo（背）和Ⅱi（腹）]，Ⅱ–Ⅳ层是固有核（图8.2）。每层贯穿脊髓全程，形成了脊髓背角灰质。Aδ 纤维和 C 纤维进入 Lissauer 束时分为上行支和下行支。Aδ 纤维上行或者下行一两个节

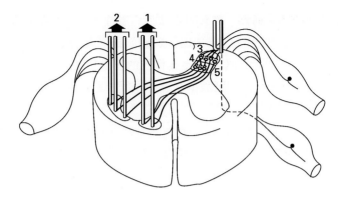

图 8.1 脊髓神经根和脊髓:疼痛传递。1、2,脊髓丘脑束和脊髓网状束。3,Lissauer
束,背根进入区。上升纤维在进入前也会下降,约 12% 的纤维经腹侧角而非背根进
入。4,背角,脊髓胶状质区(板层 3)。5,板层 4、5、6。

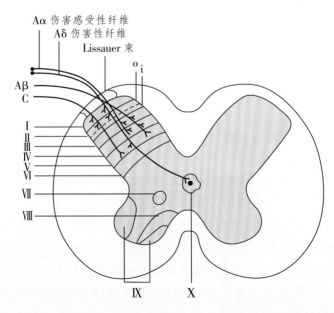

图 8.2 脊髓背角传入纤维与脊髓板层的联系。Aδ,伤害感受性纤维终止于Ⅲ和Ⅳ层;
Aα,机械感受性纤维终止于Ⅰ、Ⅱo、Ⅴ和Ⅹ层;C,传入性纤维终止于Ⅰ、Ⅱo和Ⅴ层。

段,而 C 纤维上行或者下行三个或者更多节段。A 纤维经脊髓背角侧面终止于Ⅰ、Ⅱo、Ⅴ和Ⅹ层,C 纤维终止于Ⅰ、Ⅱo 和Ⅴ层。内脏传入纤维(Aδ 交感纤维和 C 交感纤维)和肌肉传入纤维主要终止于Ⅰ层和Ⅴ层。交感传入神经也终止于细胞核团前内侧。内脏和皮肤传入神经终止于Ⅰ层和Ⅴ层的神经元中,中枢突投射到对侧前内侧纤维束并最终传输到大脑。背角神经元不仅投射到上行系统,同时也投射到脊髓同节段或者其他节段中。来自抑制性或者易化性通路的下行轴突通过脊髓后侧索在脊髓背角发挥作用。脊髓背角中的细胞环路可以对感觉传入进行复杂精细的处理,而不仅仅发挥单纯的中间站的作用。

上行系统

伤害性感觉信息经腹侧或者背侧的脊髓丘脑束,从脊髓背角传递至丘脑或者更高级的神经中枢中心。然而,伤害性感觉信息也能经脊髓网状束、脊髓中脑束(这两者与脊髓丘脑束合称前外侧纤维束)和脊髓背侧的突触后系统传递。有学者认为脊髓中脑束在功能上与脊髓网状束有着本质的区别。

脊髓丘脑束

脊髓丘脑束是伤害性感觉的主要传递通路,其纤维胞体在脊髓背角Ⅰ、Ⅴ–Ⅷ 和Ⅸ层。投射至丘脑腹侧基底核与丘脑后核的胞体集中于Ⅰ层和Ⅴ层,投射至丘脑内侧核的胞体一般在Ⅵ–Ⅸ层,也有在Ⅰ层。感觉传入神经的轴突在一或两个节段内经腹侧白质前联合交叉至对侧与外侧的脊髓丘脑束一并上行。脊髓丘脑束神经元投射到下丘脑、中脑水管周围灰质(PAG),延髓、脑桥和中脑的网状结构,以及丘脑的内侧和丘脑髓板内核。在这些部位,神经的轴突与中间神经元形成突触并与边缘系统和前脑系统连接。来自Ⅰ层和Ⅴ层的轴突投射至丘脑腹侧后核与内侧后核,并与投射至躯体感觉神经皮质层的投射束形成突触连接。脊髓丘脑束和丘脑都有解剖学上的特点,神经束在骶

髓节段位于外侧,随着其上行逐渐位于内侧。脊髓丘脑束的神经纤维
较粗大,少突触,传递速度快。切断脊髓丘脑束可以导致对侧的痛觉减
退,但是其发生概率只有 80%~90%,这可能是由于未交叉至对侧的纤
维也能传递伤害性刺激的冲动。

脊髓网状束

脊髓网状束的胞体可能在Ⅶ层和Ⅷ层。其轴突交叉过中线,并沿
内侧上行至脊髓丘脑束,与脑干网状结构核团建立突触联系。脊髓网
状束纤维也投射至丘脑的小板层内核团。脊髓丘脑束具有纤维细、传
递速度慢、多突触的特点。

脊髓丘脑束和脊髓网状束是人类最主要的伤害性感觉传导通路。
外侧的脊髓丘脑束是较晚进化而来的,在人类中其含量明显高于其他
灵长类动物。在脊髓网状束中,存在着躯体定位成分,并且比其他上行
系统的传递速度更快,其最主要的突触是连接躯体感觉皮质,这部分
可能与定量分析及定向能力有关。除此之外,脊髓网状束与脊髓中脑
束,也可以投射至大脑中发育较早以及与反射、内分泌反应、冲动、恐
惧、痛苦有关的区域。来自感觉性颅神经的伤害性传入冲动沿着延髓
丘脑束传递,后者同脊髓丘脑束一起经三叉神经核团下行至 C2 和 C3
水平。

大脑整合和疼痛网络

在疼痛刺激时, 从丘脑到大脑多个区域的投射是经多个活跃区域
相互作用的庞大网络而实现。这些活跃区域组成的网络包括 PAG(富含
阿片受体的一个区域)、初级和次级躯体感觉皮质层、扣带前回、杏仁核
与岛叶。疼痛网络系统可以被简单地分为内侧系统和外侧系统,而冲动
可经二者代表丘脑的不同部位传递到更高级的神经中枢。在外侧系统
中,神经纤维可以投射到初级和次级躯体感觉皮质层,与辨别力和定向
力相关;内侧系统似乎可以产生疼痛的情感部分;而岛叶可能在以上两
个方面都发挥作用。皮质中的额叶岛盖在电刺激下可产生痛觉。了解皮

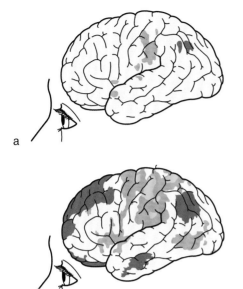

图 8.3　fMRI 可证实大脑不同功能活动。(a)无疼痛。(b)慢性疼痛的患者大脑有不同的活动区域。

质存在多个区域与疼痛感知和痛觉反应相关,是了解疼痛生理的重要结合点(图 8.3)。同时影像学改变了我们对疼痛的理解;fMRI 也证实了慢性疼痛患者大脑活跃区域与正常人存在着不同。

第 5 节　疼痛信号的调控

　　人类大脑通过多种机制调控疼痛冲动的传入。大脑过滤疼痛信号的能力可能是应激反应(如逃跑或攻击反应)的一部分。在战场上有时出现组织损伤却无痛感的情况。心理调控,如分散注意力能够调节疼痛网络的活性,就像使用阿片类药物一样。三环类抗抑郁药可通过作用于下行调控系统发挥镇痛作用。因此,疼痛传入刺激会受到外源性或者内源性机制的影响。

皮质区调控

　　电流刺激 PAG 能产生强效的止痛效应,同时不影响感觉和运动功能。当机体受到强烈应激,引起兴奋性升高,注意力分散,可以调控或者消除对伤害性刺激的疼痛感知。在战场或者运动损伤时会出现上述情况,一般认为内源性阿片类药物(内啡肽)的释放在其中起重要作用。人们发现阿片受体与内啡肽在 PAG 处有高浓度分布。焦虑和抑郁也将会增加特定刺激引起的疼痛感知。这可能与下行抑制性通路的去极化有关,也可能是由于皮质控制区域的功能性改变。PAG也可以接受来自额叶与其他认知区域的冲动,如边缘系统、丘脑和下丘脑。

下行抑制性通路

人体内存在 3 条下行抑制性通路。第一条上行的伤害性感觉冲动从脊髓前对侧束经楔形核传递到延髓、中脑核团(特别是中缝大核)、脑桥和中脑的网状结构,以及 PAG。从 PAG 发出的下行抑制性通路经脑桥到脊髓背角,或经中缝大核处的中间突触在背外侧束中下行至脊髓背角的所有板层,特别是 I 、IIo 和 V 层(图 8.4)。第 2 条为直接的下丘脑脊髓传递通路,其逐渐下行并终止于如延髓背角及脊髓背角的 I 层和 X 层。第 3 条为一条直接的 PAG–脊髓通路,其经基底核投射至延髓背角和脊髓的 I 、IIo、V 和 X 层。这些通路在结构与神经递质上均存在变化。下行疼痛调控通路最主要的神经递质一般被认为是 5-羟色胺和去甲肾上腺素。另外,有研究认为这些下行抑制性通路也存在一定的功能可塑性。

疼痛门控理论

研究认为刺激与疼痛强度没有很强的关联性,疼痛的感知受到生理和心理因素的影响,这引发了 Melzack 和 Wall 提出了疼痛门控学说,并被后人不断地完善。来自大纤维和小纤维的冲动传入脊髓传递细胞与胶质区(II层)。冲动的传递受到脊髓门控系统的调控,也受到相关大纤维与小纤维活性的影响。刺激粗纤维可抑制传递,而刺激细纤维则增强传递,这就如同门控一样。直径粗大的纤维并不是伤害性

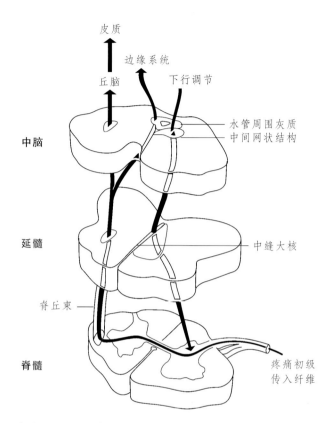

图 8.4　脊髓、延髓、中脑水平疼痛的调控。注意在脊髓背角有最初的疼痛调控。下行调控始于水管周围灰质，中间与外侧网状结构以及中缝大核。下行抑制性传导通路通过脊髓背外侧束后转向背角。(Reproduced with permission from Phillips and Cousins 1986.)

刺激传入所必需的；轻触与挤压皮肤时可以激活脊髓背角从而关闭较小伤害性刺激的传入(图 8.5)。

疼痛的中枢敏感化

初级敏感化的作用是增强进入脊髓的传入性刺激，这或许与其他机制一同产生了中枢敏感化，即增强中枢神经系统神经元的活性，降低其兴奋性阈值。这种兴奋性的增加导致了更多疼痛现象的出现，如

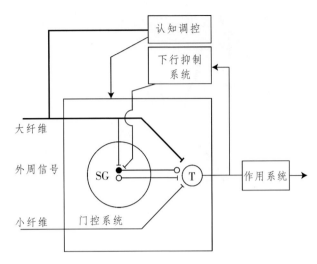

图 8.5　疼痛门控理论。新的模型有从胶质区(SG)到传递细胞(T)的通路,还有脑干系统发出的下行抑制性系统,包括兴奋性(白环)和抑制性(黑环)的联系。圆形的节点处于抑制通路的终端,提示它的作用可能在突触前、突触后或者同时。除了从胶质区到传递细胞这条抑制性通路,其他路径都是兴奋性的。

正常情况下不会引起疼痛的传入性刺激也可能产生疼痛。而这种变化又存在早期与晚期两个阶段,早期时脊髓发生突触连接变化,晚期时则出现蛋白质合成的变化。上述改变可出现在下行调控系统中,可以来自中脑和脑干水平,也有一些来自于自律性情感和疼痛有害方面相关区域。这些系统一般是以 5-羟色胺能系统(主要以 5-羟色胺为神经递质)。同时也可伴随着外周敏感化的出现,表现为可逆性的生理或者药理改变,体现在刺激冲动与疼痛感知间的联系的改变,这是持续性疼痛产生的基础。

第 6 节　自主神经系统和疼痛

在神经细胞轴突的很多水平都发现交感神经系统(SNS)和副交感神经系统与疼痛有着相互作用,SNS 在这方面似乎占据主导地位

(见本章第 4 节)。一般来说,SNS 在大脑的激活可以抑制疼痛,在大脑皮质中疼痛刺激相关区域与 SNS 激活时的区域有一大片重叠区,如扣带前回、岛叶和杏仁核,这些区域都富含 μ-阿片受体。SNS 产生止痛效果可看作是内源性阿片物质释放的应激性反应与下行抑制性通路激活的结果。

关于交感阻滞可以镇痛的机制一直存在争议。如果 SNS 是单纯的传出系统,则不应参与刺激的传入。但是有明确的例子表明,腹腔神经丛阻滞对前肠肿瘤有镇痛效果,而且疗效确切。支配膀胱的交感神经与副交感神经中均存在传入神经,这或许能解释交感神经阻滞的镇痛作用。有学者也提出,伴有交感神经的躯体神经纤维也能通过交感丛阻滞产生镇痛。

(王健　张重 译)

索 引

B

背根传入区病灶切除术 154

贲门括约肌 82

鼻 5

鼻旁窦 8

鼻腔 5

鼻咽 15

鼻咽扁桃体 15

闭孔神经 210

闭孔神经阻滞 211

臂丛 172

臂丛神经阻滞 178

C

尺神经 183

D

大脑整合和疼痛网络 342

大血管畸形 103

骶部副交感神经 253

骶段和尾段脊神经后支 161

骶骨 113,126

骶管裂孔 128

骶管麻醉 130

骶神经丛 212

第 1 肋 306

蝶窦 8

蝶筛隐窝 6

动眼神经 261

窦房结 95

E

腭 2

腭扁桃体 16

腭垂肌 4

腭帆提肌 4

腭帆张肌 4

腭裂 4

腭舌肌 4

腭咽肌 4

耳神经节 286

F

法洛四联症 103

房室结 95

腓肠神经 222

肺 61

肺底 63

肺动脉 75

肺动脉导管 92

肺根 66

肺尖 63

肺门 63

肺叶 64

副交感神经 251

副交感神经传入纤维 253

副神经 303
腹壁 327
腹腔丛 248
腹腔丛阻滞 249
腹直肌鞘神经阻滞 332
隔缺损 103
膈神经 170

G

弓状韧带 78
肱动脉 314
肱二头肌腱膜 314
股神经 208
股神经阻滞 210
骨性眼眶 315
固有口腔 1
冠状窦 96

H

横膈 78
横膈孔 80
喉 24
喉返神经 38
喉上动脉 36
喉下动脉 36
喉咽 17
后纵韧带 135
滑车神经 264
踝关节的神经阻滞 230
环杓侧肌 35
环杓后肌 35
环甲肌 36
环甲膜切开术 29
环甲韧带 27

环甲软骨切开术 29
环状软骨 25
环状软骨气管韧带 27
寰椎 116
黄韧带 135
会厌 25

J

棘间韧带 135
棘上韧带 135
脊神经 155
脊神经后支 155,158
脊神经前支 155,161
脊髓 144
脊髓半切 152
脊髓背角 339
脊髓被膜 137
脊髓空洞症 152
脊髓麻醉 124
脊髓丘脑束 341
脊髓丘脑外侧束切断术 154
脊髓完全横断 152
脊髓网状束 342
脊髓注射 123
脊柱裂 132
脊椎前移 133
甲杓肌 36
甲状软骨 25
甲状舌骨肌 33
甲状舌骨膜 25
交感干 239
交感干神经节 242
交感神经 239

结膜 323
睫状神经节 272
经鼻气管插管 13
经皮气管切开术 33
经食管超声心动图 92
颈丛 161
颈段脊神经后支 158
颈肋 308
颈内静脉 106
颈内静脉置管术 111
颈前静脉 107
颈浅、深神经丛阻滞 166
颈浅神经丛 164
颈深神经丛 165
颈外静脉 107
颈椎 114
胫神经 220

K
口腔 1
口腔前庭 1
口咽 16

L
肋间肌 54
肋间内肌 56
肋间神经 58
肋间神经阻滞 59
肋间外肌 54
肋间隙 54
泪器 325
隆椎 117
颅部副交感神经 251
颅神经 255

M
迷走神经 297
面神经 288

N
内脏伤害性感受器 338
脑脊液 143

P
皮肤伤害性感受器 338
皮质区调控 344

Q
气管 43
气管切开术 30
气室 9
髂腹股沟神经阻滞 334
髂腹下神经阻滞 334
前初级支 199
前庭蜗神经 292
前主支 199
前纵韧带 135
浅表静脉 312

R
桡神经 196
软腭 2
软脊膜 138

S
三叉神经 265
三叉神经阻滞 268
"三合一"阻滞 210
筛窦 9
上颌窦 8
上颌神经 273
上颌神经阻滞 279

杓间肌 35
杓状软骨 25
舌骨会厌韧带 27
舌下神经 304
舌咽神经 293
舌咽神经阻滞 296
生殖股神经阻滞 334
声带肌 36
视神经 258
室上嵴 91
枢椎 117
水平裂 65
锁骨下静脉 107
锁骨下静脉置管术 110
锁骨下血管旁臂丛神经阻滞 180

T

疼痛的分类 336
疼痛的中枢敏感化 346
疼痛门控理论 344
听神经 292
头臂静脉 108
吞咽 20

W

外鼻 5
外周感受器 337
外周敏感化 338
腕部神经阻滞 198
微创气管切开术 29
尾丛 234
尾骨 129
尾神经丛 212

X

下颌神经 280
下颌神经阻滞 282
下颌下神经节 286
下行抑制性通路 344
下牙槽神经阻滞 285
先天性动脉导管未闭 104
先天性肺动脉狭窄 103
先天性心脏 103
项韧带 135
心包 86
心丛 248
心室流出道 91
心脏 88
星状神经节 167
星状神经节阻滞 169
胸段脊神经后支 160
胸骨甲状肌 33
胸廓入口 306
胸膜 50
胸腔插管 52
胸神经 199
胸椎 118
嗅神经 258

Y

咽 14
咽鼓管圆枕 15
咽上缩肌 18
咽缩肌 18
咽下缩肌 19,34
咽隐窝 15

咽中缩肌 19
眼肌 321
眼睑 323
眼眶孔隙 317
眼球 318
眼球筋膜 323
眼神经 269
腰丛 202
腰丛神经阻滞 205
腰段脊神经后支 161
腰交感神经切断术 244
腰交感神经阻滞 244
腰椎 120
腰椎穿刺 124
腋路神经阻滞 181
腋神经 193
翼腭神经节 276
翼腭窝 278
阴部神经 231
隐神经 209
硬腭 2
硬脊膜 137
硬膜外麻醉 142
硬膜外隙 139
硬膜下隙 139
右肺 68
右位心 103
右心房 89
右心室 91

Z

展神经 287

枕-寰-枢韧带 135
正中神经 189
支气管动脉 76
支气管静脉 76
支气管内插管 49
支气管树 73
中心静脉导管 109
中心静脉置入成像术 110
中央舌系带 1
肘部神经阻滞 198
肘前窝 309
蛛网膜 138
蛛网膜下隙 139
主动脉瓣 91
主动脉缩窄 104
主支气管 48
椎骨 113
椎间韧带 133
椎旁间隙 157
椎体异常 131
自主神经传入纤维 238
纵隔 60
左肺 71
左心房 91
左心室 91
坐骨孔 232
坐骨神经 216
坐骨神经阻滞 218

其他

Ludwig 咽峡炎 18